自身免疫性肝病
指南解读与临床实践

主编　郭津生

上海科技教育出版社

图书在版编目（CIP）数据

自身免疫性肝病指南解读与临床实践 / 郭津生主编.
—上海：上海科技教育出版社，2022.9
ISBN 978-7-5428-7772-7

Ⅰ.①自… Ⅱ.①郭… Ⅲ.①自身免疫病–肝疾病–
诊疗–指南 Ⅳ.①R575–62

中国版本图书馆CIP数据核字（2022）第103392号

责任编辑 蔡 婷
装帧设计 符 劼

自身免疫性肝病指南解读与临床实践
主编 郭津生

出版发行 上海科技教育出版社有限公司
（上海市闵行区号景路159弄A座8楼 邮政编码201101）

网 址	www.sste.com www.ewen.co
经 销	各地新华书店
印 刷	上海昌鑫龙印务有限公司
开 本	890×1240 1/16
印 张	14.5
版 次	2022年9月第1版
印 次	2022年9月第1次印刷
书 号	ISBN 978-7-5428-7772-7/R·353
定 价	88.00元

编写者名单

（以姓氏拼音顺序排列）

曹忆嵘	复旦大学附属华东医院消化科
郭津生	复旦大学附属中山医院消化科
侯英勇	复旦大学附属中山医院病理科
纪　元	复旦大学附属中山医院病理科
李　蕾	复旦大学附属中山医院消化科
林光武	复旦大学附属华东医院放射科
倪燕君	复旦大学附属中山医院消化科
欧阳阳阳	山东省济宁市第一人民医院消化科
史颖弘	复旦大学附属中山医院肝外科
吴玉婧	日本京都大学社会健康医学系药剂疫学分野
殷　杰	复旦大学附属中山医院消化科
原子英	青岛大学附属医院消化科
张星鑫	上海市德济医院消化科
张原青	昆明医科大学第一附属医院消化科
张　哲	吉林大学白求恩第一医院重症医学科
曾志萍	南昌大学第三附属医院消化科

序

　　自身免疫性肝病是一组在临床诊断和治疗上具有特殊性的慢性肝病，可进展为终末期肝硬化和出现失代偿期并发症，临床上需注意识别和尽早治疗。本书在对近年来美国、欧洲及亚太肝病学会制定的各种自身免疫性肝病的指南进行了充分解读的基础上，结合临床病例进行讨论，内容丰富，理论与实践相结合，对医务工作者及感兴趣的人员具有裨益和学习参考价值。

　　本书主编郭津生医师是我的学生，已从事消化系统疾病尤其是肝病的医疗、教学和科研30年，跟随我编著肝病、消化病学专著十余本，并担任《循证医学和临床实践》《实用内科学》的编委和秘书。她勤奋好学、严谨治学，多年来笔耕不辍。她与其他参与本书编写的年轻学者，通过阅读国内外文献和积累临床病例，坚持不懈，最终完成本书的编著。相信本书会对读者提高本学科的理论知识和临床实践有所帮助，并最终使广大患者受益。我很高兴为本书作序，并将本书推荐给广大读者。

王吉耀

复旦大学附属中山医院终身荣誉教授

国际临床流行病学资源和培训中心、循证医学中心主任

2022年3月

前言 Preface

　　自身免疫性肝病(autoimmune liver diseases,AILD)是一类病因不明确,但具有自身免疫基础的非化脓性炎症性肝病。AILD表现为机体对自身肝组织失去免疫耐受,肝脏出现病理性炎症性损伤,同时血清中出现与肝病有关的循环自身抗体。AILD根据主要受累的肝细胞类型不同可分为两大类:肝细胞受累的自身免疫性肝炎(autoimmune hepatitis,AIH)、胆管细胞受累的自身免疫性胆管病。后者有胆汁淤积的表现,包括原发性胆汁性肝硬化(primary biliary cirrhosis,PBC)、原发性硬化性胆管炎(primary sclerosing cholangitis, PSC)和IgG4相关硬化性胆管炎(IgG4 related sclerosing cholangitis,IgG4-SC)。这些疾病有时又以兼具2种损伤特征的重叠综合征形式出现,如AIH-PBC重叠综合征;或在疾病发展的不同阶段序贯表现出不同细胞类型的损伤。AILD易患人群也有一定的分布规律。如PBC主要发生在40～60岁的中年女性,女性与男性比约为9∶1;PSC主要累及年轻人,平均诊断年龄40岁,70%的患者是男性,10%～30%的患者会发展成胆管癌。

　　近30年来,国内外关于自身免疫性肝病(AILD)的报告均显著增加,究其原因,除发病率可能升高外,人们对这类疾病的认识的提高、检测方法的不断普及等因素也起到重要作用。如体检项目中纳入对胆汁淤积最为敏感的谷氨酰转肽酶和最为特异的生化指标碱性磷酸酶检查可识别和筛选出生化检查异常的可疑PBC患者。对早期未发生显著肝纤维化和肝硬化的患者,进一步作特异性自身抗体如抗线粒体M2抗体(AMA-M2)的筛查和(或)肝穿刺病理检查(非化脓性小胆管炎)可获得PBC的诊断;而对氨基转移酶(转氨酶)升高为主的肝损伤,患者通过血清自身抗体、免疫球蛋白IgG的检查和(或)病理检查(界面肝炎),同时结合对其他肝病的排查,通过AIH诊断积分标准可获得AIH的诊断。IgG4-SC常累及肝外胆管,常伴发自身免疫性胰腺炎以及其他纤维化性疾病、血清IgG4水平升高和胆管内及肝组织

IgG4阳性浆细胞浸润是其特征性表现。

　　与所有其他慢性肝病一样,AILD如不及时发现和治疗最终可进展为肝硬化和肝衰竭,是肝移植的主要适应证之一,而在纤维化发生早期就明确诊断和及时治疗是阻断疾病进展为失代偿期肝硬化的关键。治疗的总体目标是获得肝组织学缓解、防止肝纤维化进展和发生肝衰竭,延长患者生存期,提高患者的生存质量。在治疗方面,这类疾病有其独特的有效方法。已知AIH对激素等免疫抑制药物治疗敏感,对严重、快速进展的AIH使用免疫抑制药物治疗,可使大部分患者的症状缓解,肝功能和组织学异常改善。对于尚不满足绝对指征的患者的治疗应基于临床判断并给予个体化治疗方案。类似地,IgG4-SC患者使用免疫抑制治疗有效者的长期预后良好。PBC的治疗主要为熊去氧胆酸(ursodeoxycholic acid,UDCA)。部分患者对UD-CA治疗有完全反应,能延长生存期,减少食管静脉曲张及失代偿肝硬化的发生。

　　已知AILD的诊治具有特殊性,临床上应注意诊断和鉴别诊断,并及时治疗。国内外肝病学会均制定了各类AILD的诊治指南,对这类疾病的诊疗提出了共识性、规范化的意见。本书介绍了各种AILD的指南,并通过临床实例解读这些指南的应用。

　　本书读者主要是在内科、消化科工作和培训的内科医生,内科各个专科的临床医生、医学生。自身免疫性肝病患者也可参阅。

　　参加本指南翻译、提供病例和讨论者由复旦大学附属中山医院消化科医生及研究生、病理科和肝外科医师组成,并由富有临床经验的专科主任医师或副主任医师点评、审校。他们在繁忙工作中辛勤笔耕,在此一并表示感谢。本书难免有疏漏和不妥,谨请读者指正。

郭津生

2022年3月28日

目 录 Contents

第五篇　胆汁淤积性肝病的诊断与治疗

第一篇

自身免疫性肝炎的
诊断与治疗

第一章 自身免疫性肝炎指南解读

1. 背景

1.1 概述

自身免疫性肝炎(autoimmune hepatitis,AIH)是一种目前病因尚未明确的免疫介导的肝脏炎症性疾病,可能为环境触发因子、自体免疫耐受机制破坏、遗传易感性共同导致的T细胞介导的对肝脏抗原的免疫攻击,引起肝脏进行性坏死性炎症和纤维化。AIH发病通常较隐匿,初诊时常伴有一些非特异性症状如疲劳、黄疸、恶心、腹痛和关节痛,但是临床表现谱广泛,包括无症状型、急性严重型以及失代偿期肝硬化并发症。诊断主要依据组织学异常、特征性的临床表现和实验室检查结果,包括血清免疫球蛋白的异常和出现1种或多种自身抗体。女性患病率高于男性(性别比为9∶1,成人患者女性占71%~95%,儿童患者女孩占60%~76%),所有种族和任意年龄均可发病。早期流行病学报道提示AIH的发病年龄峰值为10~30岁及40~60岁,但这些发现可能受到转诊偏倚的影响。估计AIH的发生率根据地域和发生年龄在全世界不同。AIH全球年发生率1.37/10万,流行率17.44/10万,亚洲合并的年发生率为1.31/10万,与欧洲的1.37/10万相似,但合并的亚洲年流行率(12.99/10万)低于欧洲(19.44/10万)和美国人群(22.80/10万)。

AIH的自然病程数据资料主要来源于在免疫抑制剂广泛用于AIH治疗以及在临床检测丙肝病毒之前的试验,这些研究显示,多达40%的未经治疗的严重患者在诊断后6个月内死亡。存活者通常进展为肝硬化,发生食管静脉曲张和继发性出血。急性发病较常见(约40%),急性重型发病(以出现症状8周内发生肝性脑病为特征)有时也可见。

随机对照治疗试验显示,泼尼松或泼尼松联合硫唑嘌呤可改善症状、实验室检查结果、组织学表现和存活率。这些研究使免疫抑制疗法被接受成为AIH治疗的标准方法,并支持该病的自身免疫发病机制。肝移植也已经成为失代偿患者的有效治疗方法。现在AIH患者的5年生存率和移植存活率已超过50%。

1.2 发生机制

AIH是一个复杂的免疫介导的炎症性肝病,其发生需遗传、表观遗传、免疫及环境因素的相互作用。一个罕见的例外是位于21q22.3的自身免疫调节基因的常染色体隐性遗传,与自身免疫性多腺体综合征1型(APS-1)相关。环境暴露可能比遗传因素在塑造免疫系统上起到更重要的作用。特殊的环境因素如病毒感染或异生物素暴露可作为对AIH遗传易感的个体自身抗原失去耐受的促发因素。

AIH免疫发病机制的现代概念支持多步骤模式导致肝细胞自身抗原自我耐受的突破和启动免疫反应,引起进行性肝脏坏死炎症和纤维化。第一步:胸腺自身抗原特异性天然T调节细胞(nTregs)在环境因素触发下(如病毒感染或异生物素因素)引起肝脏或全身免疫反应时不能阻止对肝脏自身抗原的免疫反应。第二步:职业抗原呈递细胞(APCs)提呈自身抗原肽给CD4$^+$ Th细胞、CD8$^+$T细胞及APCs活化的黏膜相关恒定T细胞(MAG)表面的自身反应性α或β T细胞受体(TCRs)。协同刺激是重要的第三步:诱导自身抗原特异性CD4$^+$ Th亚群细胞(如Th1,Th2,Th3,Th9,Th17,iTregs,Tr1,Tfh细胞),以及CD8$^+$ CTLs及Tregs两者的增生、分化和成熟所需T细胞基因的表达。第四步:由CD4$^+$ Th细胞亚群分泌的特殊的细胞因子产生一系列免疫事件,包括CD4$^+$ Th2细胞因子刺激B细胞产生自身抗体。CD4$^+$ Tfh细胞活化B细胞成为抗体分泌型浆细胞,Treg通过IL-35机制及细胞因子活化巨噬细胞以及CD4$^+$ Th17细胞介导致病性细胞毒性而刺激Breg发育。第五步是CD4$^+$及CD8$^+$ Tregs和Bregs控制自身抗原特异性效应机制累积失效引起肝损伤。此外,暴露于特异性细胞因子的CD4$^+$可诱导型Tregs(iTregs)可从调节性细胞转化为致病性CD4$^+$ Th17细胞。第六步:产生复杂门脉效应细胞炎性浸润引起门脉周围及肝小叶细胞毒性,肝细胞坏死炎症性破坏导致门脉周围星状细胞激活,使局部炎症反应通过接触依赖及非依赖机制扩大,并引起门脉纤维化进展,如果没有有效的免疫抑制治疗将导致肝硬化。

2. 诊断:标准和方法

AIH的诊断需要有特征性的临床和实验室表现,并排除可引起慢性肝炎和肝硬化的其他病因。临床评估应包括评估饮酒量和肝毒性药物的使用,同时行诊断性评估以排除遗传性疾病(Wilson病和α抗胰蛋白酶缺陷)、病毒性肝炎、酒精性脂肪性肝炎、非酒精性脂肪性肝炎和其他类似AIH的自身免疫病,特别是原发性胆汁性肝硬化(PBC)和原发性硬化性胆管炎(PSC)(图1-1-1)。初始评估还应包括了解患者个人及家族肝病史,以及自身综合性疾病史。症状方面要包括肝脏并发症如胆汁淤积、肝衰竭或门脉高压表现、伴随自身免疫病的情况。有约30%的AIH患者在诊断时就有肝硬化。

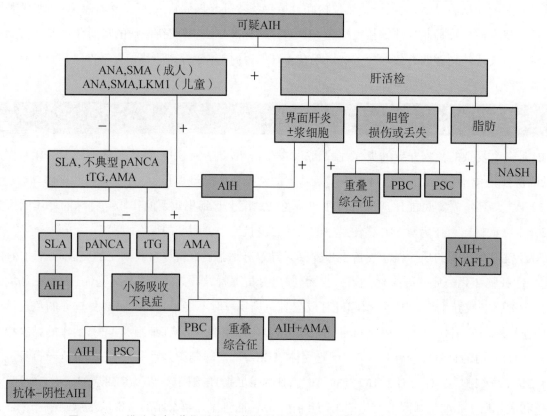

图1-1-1 排除病毒、药物诱导、遗传性及代谢性疾病后评估可疑AIH的诊断流程

ANA及SMA应在成人(绿色)评估,如果ANA以及SMA阴性应检测LKM1。所有儿童患者发病时应评估ANA、SMA及LKM1(绿色)。肝活检的发现(蓝色)可支持AIH的诊断(暗红色)或提示其他诊断,其中可能包括重叠综合征、PBC、PSC、伴NAFLD的AIH,或NASH(紫色)。ANA、SMA及LKM1阴性则应进一步血清学检查包括SLA、不典型pANCA、组织型谷氨酰胺转移酶(tTG)及AMA抗体,这些自身抗体中有一项血清学阳性可支持AIH的诊断(暗红色)或提示其他诊断,包括小肠吸收不良症(紫色)。

注:AIH:自身免疫性肝炎;ANA:抗核抗体;SMA:平滑肌抗体;LKM1:抗肝肾微粒体1型抗体;SLA:抗可溶性肝抗原抗体;pANCA:核周抗中性粒细胞胞浆抗体;tTG:组织型谷氨酰胺转移酶;AMA:抗线粒体抗体;PBC:原发胆汁性肝硬化;PSC:原发性硬化性胆管炎;NASH:非酒精性脂肪肝炎;NAFLD:非酒精性脂肪肝病。

实验室检查应包括丙氨酸氨基转移酶(ALT)、门冬氨酸氨基转移酶(AST),碱性磷酸酶(ALP)、谷氨酰转肽酶(GGT)、白蛋白、总蛋白或γ球蛋白、IgG和胆红素(结合和非结合胆红素)水平测定。在儿童,与ALP相比,GGT可能是鉴别胆源性疾病的一个更好的指标,因为成长发育中的儿童由于骨骼活性ALP也会升高。然而,GGT和ALP都不能区分AIH儿童患者有无胆管病变的存在。

AIH的诊断必须检测传统血清学自身抗体指标,包括:抗核抗体(ANA)、平滑肌抗体(SMA)、抗肝肾微粒体 1 型抗体(LKM1)、抗肝细胞胞质 1 型抗体(SLA)。北美白种成人 AIH 发病时 80% 患者可检测到 ANA,63% SMA 阳性,3% 抗 LKM1 阳性。49% 的 AIH 患者具有 ANA、SMA 或抗 LKM1 作为发病时孤立的血清学发现;51% 检测到多种自身抗体。ANA 也可作为 PSC 发病时的孤立的血清学发现(29%),慢性丙型肝炎(26%),慢性乙型肝炎(32%),非酒精性脂肪肝病(34%),慢性酒精相关肝病(21%);ANA 及 SMA 同时出现在 AIH 以外的肝脏疾病概率<10%,而如果在发病时同时检测到这 2 种抗体,AIH 的诊断准确率可从 58% 升至 74%。

AIH 伴其他自身免疫病较常见(14%~44%),其中包括:自身免疫性甲状腺疾病、风湿性疾病、乳糜泻、炎症性肠病、自身免疫性溶血性贫血、葡萄膜炎、多发性肌炎等。1 型糖尿病及自身免疫性皮肤病(如白癜风、白细胞破碎性血管炎、荨麻疹、斑秃)在 2 型 AIH 最多见。在诊断时约 25% 的患者有肝硬化。抗 SLA 可能是判断预后的指标,它或许能提示激素治疗撤药后易于复发的严重 AIH 患者。

如无禁忌,建议使用肝活检来明确诊断和指导治疗决策。但在急性发病不能获得肝活检病理时也不应禁止治疗。界面性肝炎是主要的组织学特征(图 1-1-2A)且浆细胞浸润也是典型表现(图 1-1-2B)。这 2 种组织学表现对 AIH 均不特异,缺少浆细胞浸润也不能排除这一诊断。嗜酸性粒细胞、小叶炎症、桥接坏死和多腺泡性坏死可能出现,风湿性肉芽肿很罕见。门脉病变通常不累及胆管。除最轻微的类型外,均可见纤维化,随疾病进展可见桥接纤维化和肝硬化。偶尔,小叶中央区(3 区)病变也可出现(图 1-1-2C),该类型病变可向界面性肝炎转化。根据疾病动力学的不同,组织学表现也不相同。与隐匿性发病患者相比,急性重型肝衰竭发病患者更多地表现界面性和小叶性肝炎、小叶排列紊乱、肝细胞坏死、中央坏死和亚大块坏死,但较少出现纤维化和肝硬化。

活检病理对 AIH 诊断非常重要,但由于缺少特异性的组织学特征,需要有经验的病理学专家进行诊断。推荐用 HAI 积分评估炎症活动度。

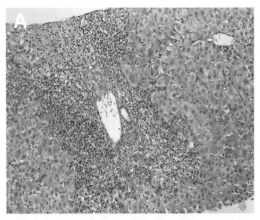

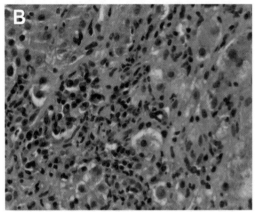

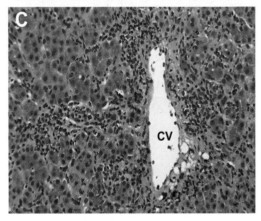

图 1-1-2　AIH 的组织病理表现

(A)界面性肝炎。门管区界板被淋巴细胞、浆细胞浸润而破坏。苏木精和伊红染色,×20 倍。(B)浆细胞浸润。浆细胞以细胞核周围的胞浆晕环为特征,浸润肝实质。苏木精和伊红染色,×400 倍。(C)小叶中央 3 区中度坏死。小叶中央 3 区坏死伴单核炎症细胞浸润。苏木精和伊红染色,×200 倍。

2.1 诊断标准和诊断评分系统

AIH的诊断标准和诊断评分系统在1993年由一个国际AIH小组(IAIHG)制定(表1-1-1),并在1999年重新修订。这一诊断的临床标准能对大多数患者做出明确或疑似AIH的诊断,而修订的评分系统过去被作为一种研究工具以确定临床试验患者的诊断,也可用于不完全符合该标准的试验性诊断病例,在修订的评分系统中对治疗反应也进行了分级且分数在治疗前后有所不同(表1-1-2)。治疗前评分10分或更高或治疗后评分12分或以上提示存在可疑的AIH。治疗前评分10分的敏感性为100%,特异性73%,诊断准确性67%;治疗前评分15分提示有明确的AIH,其敏感性95%,特异性97%,诊断准确性94%。

表1-1-1　国际AIH小组制定的诊断标准

分类	明确诊断标准	疑似诊断标准
肝组织学	中度或重度活动性界面性肝炎,伴或不伴小叶肝炎或中央静脉-门静脉桥接样坏死,但没有胆管病变或清晰的肉芽肿或提示其他病因的显著病变	同"明确诊断标准"
血清生化	任何血清转氨酶的异常,尤其是当血清碱性磷酸酶没有明显升高时。血清α抗胰蛋白酶、血铜、血浆铜蓝蛋白水平正常	同"明确诊断标准",但血铜、血浆铜蓝蛋白异常的患者也可能包括在内,尽管已经排除了Wilson病
血免疫球蛋白	血清球蛋白或γ球蛋白或IgG浓度高于正常值上限的1.5倍	血清球蛋白或γ球蛋白或IgG浓度在正常值上限的任何升高
血自身抗体	ANA、SMA或抗LKM1抗体血清学阳性且滴度大于1:80。低滴度特别是任何LKM1在儿童可能有意义。AMA血清学阴性	同明确诊断标准,但滴度为1:40或更高。这些抗体血清学阴性但本文提及的其他自身抗体血清学阳性的患者可能包括在内
病毒标志物	甲、乙、丙型肝炎病毒感染标志近期阴性	同"明确诊断标准"
其他病因	平均饮酒量<25g/d,且近期无肝毒性药物使用史	饮酒量<50g/d且无明确肝毒性药物近期服用史。饮酒量更大或近期服用可能引起肝毒性药物的患者也可能包括在内,禁酒或停药后仍有持续肝损伤的明确证据

引自:Alvarez F, Berg PA, Bianchi FB, et al. J Hepatol: 1999, 31(5):929~938.

注:ANA:抗核抗体;SMA:抗平滑肌抗体;LKM1:抗肝肾微粒体1型抗体;AMA:抗线粒体抗体。

近年已经提出了简化评分系统以便于临床应用。这一系统是以自身抗体的存在(免疫荧光检测)、血清γ球蛋白及IgG浓度增高、非特异或特异性组织学表现和病毒标志物的缺失为基础(表1-1-3)。

一些患者可同时表现AIH和另一种自身免疫性肝病如原发性硬化性胆管炎、原发性胆汁性肝硬化或自身免疫性胆管炎重叠的变异综合征的特点。一些组织学表现如胆管减少、破坏性胆管炎可能提示出现3种变异类型中的1种。对这些患者而言,修订的原始评分系统能够用来帮助诊断。脂肪变性或铁负荷可

表1-1-2 国际AIH小组修订的原始评分系统(Czaja & Freese, 2002)

评分要素	结　果	分　值
性别	女性	+2
ALP:AST(或 ALT)比值	>3	-2
	<1.5	+2
γ球蛋白或IgG浓度高于正常	>2.0	+3
	1.5~2.0	+2
	1.0~1.5	+1
	<1.0	0
ANA、SMA或抗LKM1滴度	>1:80	+3
	1:80	+2
	1:40	+1
	<1:40	0
AMA	阳性	-4
病毒标志物	阳性	-3
	阴性	+3
药物	有	-4
	无	+1
乙醇(酒精)	<25g/d	+2
	>60g/d	-2
HLA	DR3 或 DR4	+1
免疫性疾病	甲状腺炎、结肠炎、其他	+2
其他标志物	抗SLA、抗肌动蛋白、抗LC 1、pANCA	+2
组织学表现	界面性肝炎	+3
	浆细胞浸润	+1
	玫瑰花环	+1
	以上都无	-5
	胆管变化	-3
	其他特点	-3
治疗反应	完全缓解	+2
	撤药后复发	+3

治疗前累积评分:明确诊断>15;疑似诊断10~15。

治疗后评分:明确诊断>17;疑似诊断12~17。

引自:Alvarez F, Berg PA, Bianchi FB, 等. J Hepatol. 1999, 31(5):929~938.

注:AMA:抗线粒体抗体;抗LC1:抗肝脏1型胞质抗体;抗LKM1:抗肝/肾微粒体1型抗体;抗SLA:抗可溶性肝抗原抗体;ANA:抗核抗体;ALP:AST(或ALT)比:碱性磷酸酶与门冬氨酸或丙氨酸氨基转移酶水平比值;HLA:人白细胞抗原;IgG:免疫球蛋白G;pANCA:核周抗中性粒细胞胞质抗体;SMA:平滑肌抗体。

表1-1-3　AIH的简化诊断积分系统(Hennes EM, et al, 2008)

类　别	评分要素	结　果	积　分
自身抗体	ANA 或 SMA	1:40(间接免疫荧光法)	+1
	ANA 或 SMA	≥1:80(间接免疫荧光法)	+2*
	抗LKM1(替代ANA和SMA)	≥1:40(间接免疫荧光法)	+2*
	抗SLA(替代ANA、SMA及LKM1)	阳性	+2*
免疫球蛋白	IgG水平	>ULN	+1
		>1.1倍ULN	+2
组织学发现	界面性肝炎	符合表现	+1
		典型表现	+2
病毒标志	抗HAVIgM、HBsAg、HBV DNA、HCV RNA	无病毒标志	+2
		可能诊断	≥6
		明确诊断	≥7

注:AIH:自身免疫性肝炎;ANA:抗核抗体;ASMA:抗平滑肌抗体;抗LKM1:抗肝肾微粒体抗体1型;抗-SLA:抗可溶性肝抗原抗体;ULN:正常值上限;HAV:甲型肝炎病毒;HBV:乙型肝炎病毒;HCV:丙型肝炎病毒。

* 所有自身抗体获取总分值最高2分。

能提示其他或额外的诊断,如非酒精性脂肪肝病、Wilson病、慢性丙型病毒性肝炎、药物中毒或遗传性血色病。

在诊断评分系统中,AIH明确诊断和疑似诊断的区别主要在于血清IgG升高的程度、自身抗体滴度、有否暴露于酒精、药物或可引起肝损伤的感染等方面。如没有明确的临床、实验室、组织学表现常可排除诊断。如果经典自身抗体检测阴性,其他自身抗体如非典型核周抗中性粒细胞胞质抗体(PANCA)或抗可溶性肝抗原抗体(SLA)的存在则支持可能诊断。

2.2 自身抗体在AIH诊断中的价值

自身抗体在AIH的诊断和分型中起到重要作用。1型AIH以ANA和(或)SMA/抗肌动蛋白抗体阳性为特征,约占AIH患者的80%。其中,70%为女性且高峰发病年龄为16~30岁。50%的患者年龄超过30岁且23%的患者至少60岁。2型AIH以LKM1自身抗体阳性为特征,并且ANA、SMA常常阴性。多数2型AIH患者为儿童,除IgA以外,血清免疫球蛋白特别是IgG水平通常升高,与其他免疫性疾病共存也比较常见,且可能进展为肝硬化,表现为急性重症疾病。过去提出的第三种类型已经被废弃,因为其血清学标志物抗-SLA在1型和2型AIH也可出现。

达20%的AIH病例缺少ANA、SMA及LKM1自身抗体,尽管具有其他AIH的特征性表现(血清阴性AIH)。如怀疑血清阴性AIH,可能找到其他自身抗体(表1-1-4)。

在北美成人中,96%的AIH患者有抗核抗体、抗平滑肌抗体或两者都有,4%的患者有抗LKM1抗体和

表1-1-4　自身抗体在AIH诊断中的价值

抗　体	靶　抗　原	肝　病	对AIH的诊断价值
ANA*	多靶点包括 • 染色质 • 核糖核蛋白 • 核糖核蛋白复合体	AIH PBC PSC 药物诱导的肝炎 慢性丙型肝炎 慢性乙型肝炎 非酒精性脂肪性肝病	诊断1型AIH
SMA*	微丝(丝状肌动蛋白)和中微丝(波形蛋白、结蛋白)	同ANA	诊断1型AIH
LKM1*	细胞色素P450 2D6(CYP 2D6)	2型AIH、慢性丙型肝炎	诊断2型AIH
LC1*	亚胺甲基转移酶环脱氨酶(FTCD)	2型AIH、慢性丙型肝炎	诊断2型AIH 预测并发症 严重疾病
pANCA (非典型)	核纤层蛋白	AIH PSC	诊断1型AIH 重新将隐源性慢性 肝炎分类为1型AIH
SLA	tRNP	AIH 慢性丙型肝炎	诊断AIH 预示并发症 严重疾病 复发 治疗依赖
LKM3	家族性I型UDP葡萄糖醛酸基转移酶(UGT1A)	2型AIH 慢性丁型肝炎	诊断2型AIH
ASGPR	去唾液酸糖蛋白受体	AIH PBC 药物诱导的肝炎 慢性乙、丙、丁型肝炎	预测并发症 严重疾病 组织学活动 复发
LKM2	细胞色素P450 2C9	替尼酸诱导的肝炎	无,替尼酸停药后不再发生
LM	细胞色素P450 1A2	双肼曲嗪诱导的肝炎 APECED肝炎	诊断APECED肝炎

　　* 是诊断AIH的传统血清学自身抗体指标。当缺乏这些传统自身抗体标志时,其他自身抗体对患者的诊断也可能有用。

　　注:AIH:自身免疫性肝炎,ANA:抗核抗体,APECED:自身免疫性多内分泌病-假丝酵母菌病-外胚层营养障碍,ASGPR:去唾液酸糖蛋白受体抗体,LC 1:抗肝细胞1型抗体,LKM:肝肾微粒体抗体,LM:肝微粒体抗体,pANCA:核周抗中性粒细胞胞质抗体,PBC:原发性胆汁性肝硬化,PSC:原发性硬化性胆管炎,SLA:可溶性肝抗原抗体,SMA:平滑肌抗体,UGT:尿嘧啶双磷酸葡萄糖醛酸转移酶。

（或）抗 SLA1 抗体。抗 LKM1 抗体通常出现在欧洲 AIH 患者中，并且通常不伴有抗核抗体或平滑肌抗体。抗肝肾微粒体 1 型抗体由间接免疫荧光测定，但这一技术测定可能与抗线粒体抗体相混淆，可以通过酶联免疫吸附方法（ELISA）测定细胞色素 P450 2D6 的抗体（抗肝肾微粒体 1 型抗体的主要作用靶点）。自身抗体对 AIH 不是特异的，且它们在疾病发展病程中表达也不同。低自身抗体滴度并不能排除 AIH 的诊断。同样，高滴度（但缺少其他支持性发现时）也不能明确诊断。血清学阴性的个体可能在疾病的后期会有传统抗体的表达或出现非标准的自身抗体。成人自身抗体滴度仅与疾病的严重程度、临床病程和治疗反应大致相关。在儿童人群（年龄≤18 岁的患者），抗体滴度是判断疾病活动性非常有用的生理指标，并能用来监测治疗反应。

自身抗体筛查的主要技术是对新鲜冷冻的啮齿类的胃、肝、肾的组合切片进行间接免疫荧光检测。这项技术不仅能够检测抗核抗体、平滑肌抗体和抗肝肾微粒体 1 型抗体和抗线粒体抗体，而且能够提示有临床重要性的其他自身抗体的存在。如抗肝细胞胞质 1 型抗体和抗肝肾微粒体 3 型抗体。确定有这 2 个抗体存在的主要方法是检测针对它们的分子靶点的抗体，分别是：亚胺甲基转移酶环脱氨酶（FTCD）和 UDP 葡萄糖醛酸基转移酶（UGT1A）。

对缺乏传统血清学表现的患者分类有帮助的其他自身抗体有抗可溶性肝抗原抗体和非典型核周抗中性粒细胞胞浆抗体。非典型核周抗中性粒细胞胞质抗体起初被认为是原发性硬化性胆管炎和炎症性肠病的特异性抗体，该抗体在 AIH 患者也通常出现甚至是能检测到的唯一抗体。抗中性粒细胞胞质抗体通常不和抗肝肾微粒体 1 型抗体共同存在。最近的证据显示非典型核周抗中性粒细胞胞质抗体的靶点位于核膜上，因此更合适的名称应为核周抗中性粒细胞胞质抗体。

抗可溶性肝抗原抗体（anti-SLA）和抗肝胰抗体（anti-LP）起初被描述为 AIH 的 2 个独立的抗体，后来发现他们作用于同一靶抗原且表现为同一血清学物质。现在这些抗体称为可溶性肝抗原抗体或抗可溶性肝抗原/肝胰抗体。它们的分子靶点是一种转录核糖核蛋白，最近抗可溶性肝抗原抗体已被重新命名为 O-磷酸丝氨酰-tRNA:硒氨酰-tRNA 合成酶［Sep（O-phosphoserine）tRNA synthase Selenocysteine Synthase，SEP-SECS］。抗核抗体、抗平滑肌抗体和抗肝肾微粒体 1 型抗体阴性的 AIH 患者有时可出现抗可溶性肝抗原抗体，但是该抗体更多情况下和传统的自身抗体联合出现，尤其是使用敏感的免疫方法进行检测。抗可溶性肝抗原抗体诊断自身免疫性肝病的特异性较高，检测该抗体可能有助于识别有更严重疾病和不良预后的患者。ELISA 方法可用于检测。

表 1-1-4 列举了在 AIH 中出现的传统的和非标准自身抗体。图 1-1-3 为应用自身抗体诊断 AIH 的流程。

2.3 遗传因素

AIH 的多遗传相关性问题已经在不同种族间进行了探讨。主要的相关基因位于主要组织相容性复合体［MHC，人白细胞抗原（HLA）］，已有报道 HLA 等位基因与疾病易感性、临床表型、治疗反应和疾病预后之

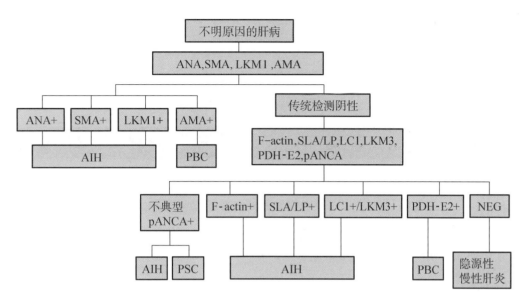

图 1-1-3　应用血清学检测辅助诊断 AIH 的流程

评估不明原因引起的急性和慢性肝炎的血清学试验,首选的血清学项目包括:抗核抗体(ANA)、平滑肌抗体(SMA)、抗肝肾微粒体 1 型抗体(LKM1)、抗线粒体抗体(AMA)的测定。这些传统试验的检测结果有指导诊断的作用。一项或多项试验阳性,应当考虑 AIH 或 PBC 的诊断。如果这些试验阴性,可使用的其他血清学检查包括:抗肌动蛋白抗体(F-actin),可溶性肝抗原/肝胰抗体(SLA/LP),肝胞浆 1 型抗体(LC1),UDP 葡萄糖醛酸基转移酶(LKM3),丙酮酸脱氢酶复合体 E2 亚单位(PDH-E2),核周抗中性粒细胞质抗体(pANCA)。这些补充检测的结果可提示其他诊断,包括原发性硬化性胆管炎或隐源性慢性肝炎。NEG:阴性检测结果。

间的关联。AIH 是一种复杂的多基因疾病,不会遗传给后代。因此,不建议常规检测患者和家庭成员有无遗传标志物。

主要遗传相关因素包括 HLA Ⅰ、Ⅱ 及 Ⅲ 保守的 8.1 祖先单体型聚簇位点,并与 HLA Ⅰ、Ⅱ 以及 Ⅲ 类分子位点的谱系失平衡相关,包括 HLA-A1,Cw7,B8,TNFAB*a2b3,TNFN*S,C2*C,Bf *s,C4A*Q0,C4B*1,DRB1*03:01,DRB1*04:01,DRB1*13:01,DRB3*01:01,DQA1*05:01,DQB1*02:01 与 AIH 相关的单体型 HLA-DRB1*03:01 是额外的遗传重组的结果。AIH 相关的非 HLA 遗传多态性包括细胞毒 T 细胞抗原 4(CTLA4),肿瘤坏死因子-α(TNF-α),Fas(分化簇 95[cd95]或凋亡抗原-1,维生素 D 受体,信号转导与转录激活因子 4(STAT4),转化生长因子 β1;巨噬细胞迁移抑制因子;SH2B 适配蛋白 3,Caspase 补充域家族成员 10,白介素 23(IL23)受体,遗传变异或基因产物缺乏的功能失调可能破坏影响自身反应性 T、B 细胞增殖和存活的稳态机制,调节细胞因子的产生,并调节晚期炎症和免疫反应。

AIH 可在自身免疫性多内分泌器官病变-假丝酵母菌病-外胚层营养不良（APECED）的患者中出现。这种患者有罕见的遗传疾病是由位于染色体 21q22.3 的自身免疫调节子蛋白(AIRE)产生的单基因突变引起的。 AIRE 是一种在胸腺内上皮和树突状细胞表达一种转录因子,它调节自身反应性 T 细胞的克隆删除（即阴性选择）。APECED 具有常染色体显性遗传模式,缺少 HLA DR 关联性和女性易发特点。除 CYP2D6 外,肝脏与 APECED 相关的自身抗原是细胞色素 P450 1A2 (CYP1A2)、2A6(CYP2A6)。细胞色素 P450 1A2

抗体既往被称为抗肝微粒体（抗LM）抗体。这是唯一与AIH有关的以孟德尔遗传模式遗传的综合征,且有必要对患者和家属进行遗传咨询。

3. 诊断难点

3.1 复杂的临床和组织学特点

PSC和PBC可有与AIH相似的临床、实验室检查、组织学和遗传学表现,AIH也可有与这两种胆汁淤积综合征相似的特点。这些非特异性的共同特点使诊断评分系统结果混淆。使用原始的评分系统确定PSC患者中AIH的发生率为21%~54%,但当使用修订的评分系统时该发生率降至8%。1项对141例PBC患者的回顾性综述中使用最初的评分系统,结果显示可疑和明确诊断的比例分别是19%和0。需进行临床判断以确定疾病的主要表型和掌握病程。

3.2 血清学重叠

AIH患者可能表现出提示其他诊断的血清学特征。约5%的缺乏胆源性特征的AIH患者会出现AMA（血清学重叠）,因而混淆了临床诊断。AMA可消失或持续存在长达27年而不进展为PBC。如果AIH的其他特点足够充分,修订的评分系统能使这些可疑AIH的患者获得诊断。

AIH患者有与PBC一致的胆汁淤积实验室/组织学发现,并且AMA阳性时应考虑有PBC重叠综合征。AIH患者有胆汁淤积实验室发现,组织学胆道损伤或消失表现,并同时具有慢性溃疡性结肠炎时应通过胆管造影评估大胆管PSC以确定是否具有AIH-PSC重叠综合征。巴黎标准有助于AIH-PBC重叠综合征的诊断(表1-1-5),但这一标准可能排除了胆汁淤积表现较轻的AIH-PBC患者。修订和简化的AIH的IAIHG诊断积分系统均不能用于重叠综合征的评估。

表1-1-5 AIH发病的特殊表型

特殊表型	表现	含义
急性发病	发生率25%~75% 新发生或已有疾病加重	类似急性病毒性、药物诱导、毒素或缺血性肝损伤,对标准治疗反应好
急性严重（暴发性）发病	发生率3%~6%（北美及欧洲） 发生肝性脑病≤26周 可缺少典型表现 小叶中央坏死占86% 淋巴浆细胞浸润及界面肝炎发生率50%~90% 平扫CT见不均质低衰减区域	类似急性病毒性、药物诱导、毒素或缺血性肝损伤,需肝移植评估 对皮质激素和可能的并发症（坏死）的不同反应

（续表）

特殊表型	表　现	含　义
无症状表现	发生率25%~34% 组织学表现与有症状的患者相似 26%~70%可发展为有症状 可能无需治疗而存活	如不治疗也有低缓解发生率（12%∶63%） 不治疗比治疗的严重AIH患者10年存活率低 （67%∶87%）
自身抗体阴性的表型	用积分系统诊断,占19%~22% 可能表现为急性肝衰竭 抗SLA阳性占9%~31%	用非标准抗体检测 排除乳糜泻
不典型组织学表现	小叶中央坏死占29% 胆管损伤或可能缺失	可反映AIH的严重性和准确性或提示其他诊断
移植后移植物失功能	AIH复发,8%~12%发生在第1年后 新发生AIH,1%~9%在9年内 抗GSTT1在新发AIH中常见	对激素有不同反应 可能发生肝硬化和移植物衰竭 23%~50%需要再移植
重叠综合征	混合AIH+PBC或PSC的表现 AIH+PBC的"巴黎标准"*	对治疗有不同反应 常采用激素+UDCA治疗

　　* AIH-PBC重叠综合征的巴黎标准:PBC应满足以下3点标准中的2点:(1)血清ALP水平≥2倍正常上限(ULN)或血清GGT水平≥5倍ULN,(2)出现抗线粒体抗体,(3)红色胆管损伤的组织学改变。

　　PBC背景下AIH的标准(除界面肝炎外):(1)血清ALT水平≥5倍ULN并且(2)血清IgG水平≥2倍ULN或出现SMA。

　　具有AIH血清学特点的其他不同病因的急性和慢性肝病包括:酒精性和非酒精性脂肪性肝病、急性和慢性病毒性肝炎以及药物导致的肝炎。药物如米诺环素、双氯酚酸、英夫利昔单抗、丙基硫氧嘧啶、阿托伐他汀、呋喃妥因、甲基多巴和异烟肼能够引起一种类似AIH的综合征,可检测到自身抗体但在停药后通常消失。类似地,一种类似AIH的综合征也与多种草药和免疫治疗相关。药物诱导的AIH样损伤与AIH的区别见表1-1-6。

3.3 种族差异

　　不同种族AIH的表现各不相同。美国黑人AIH的肝硬化发生率比白种人高。阿拉斯加土著人急性黄疸性疾病的发生率高于非土著对照人群,而中东地区患者通常有胆汁淤积的特征。亚洲患者通常发病较晚且病情轻微,而南美患者通常为儿童伴有重型肝炎。更为不同的是,北美土著居民发生免疫介导性疾病、在发病时胆汁淤积表现以及发生进展性疾病的频率高;索马里患者多为男性和快速进展性疾病。当对不同种族评估该病的非典型表现时,社会经济学地位、健康护理的可获得性和护理质量等是必须考虑的其他因素。

表1-1-6　类似AIH的药物相关肝损伤

明确相关	很可能相关	可能相关
米诺环素	丙基硫氧嘧啶	伊匹木单抗(抗CTLA4)
呋喃妥因(坦定)	异烟肼	替西木单抗(抗CTLA4)
英夫利昔单抗	双氯酚酸	纳武单抗(抗PD-L1)
α甲基多巴	依那西普(银霄病)	帕博利珠单抗(抗PD-L1)
阿达木单抗	阿托伐他汀	阿替利珠单抗(抗PD-L1)
氟烷	瑞舒伐他汀	黑升麻(草药)
酚丁*	氯美辛(止痛)	大柴胡汤(草药)
双肼苯哒嗪(利普素)*		石蚕属(草药)
替尼酸(高血压、充血性心力衰竭)*		乐脂燃脂丸(营养补充剂)
		三氯乙烯
		罂粟碱
		吲哚美辛(消炎痛)
		伊马替尼

* 已从市场撤药。
缩写:抗PD-L1,程序性死亡蛋白配体1抗体;抗CTLA4:细胞毒性T细胞相关蛋白4抗体。

3.4 AIH发病的特殊表型

　　AIH可表现为急性重型,容易被误认为病毒性或中毒性肝炎,有时AIH可表现为急性肝衰竭。对36%~100%的患者,皮质激素疗法可有效抑制炎症活动,而延迟治疗对疾病的预后有很大的负面影响。此外,尚未认识的慢性疾病可突然恶化或变为急性。如果有急性重型表现并出现肝外内分泌自身免疫特点时,儿童患者必须排除APECED综合征。

　　34%~45%的AIH患者可无症状。这些患者多为男性且与有症状患者相比,血清ALT水平更低,一些患者同时表现出AIH和其他疾病如PSC、PBC或自身免疫性胆管炎,一种变异综合征。无症状患者和有症状患者的组织学表现(包括肝硬化出现的频率)相似。由于多达70%的无症状患者在病情发展过程中会成为有症状患者,建议必须对无症状患者进行终生随访,最好是由同一位专家进行,以监测疾病活动的变化。

3.5 共存的免疫性疾病

　　共存的免疫疾病可能掩盖潜在的肝病。在北美成人中,自身免疫性甲状腺炎、Graves病、滑膜炎、溃疡性结肠炎是最常见的与AIH相关联的免疫介导的疾病,而1型糖尿病、白癜风、自身免疫性甲状腺炎是在欧洲抗LKM1阳性AIH患者中最常见的并存疾病。AIH儿童可有自身免疫性硬化性胆管炎,伴或不伴炎症性肠病(IBD)。同时有AIH和IBD的成年患者,胆管对比造影显示的胆管病变提示约44%的患者有PSC。成人AIH而非IBD患者,磁共振造影显示8%的患者有胆管病变。除非出现胆管病变,共存的免疫疾病通常不会影响AIH的预后。同时,有AIH和IBD的患者以及在常规皮质类固醇治疗3个月后难治的儿童和成人患者,应进行胆管造影检查。在一个前瞻性的儿科研究中,有1型AIH临床、血清学及组织学特征的50%的患者胆管影像检查中发现有与早期硬化性胆管炎相似的胆管异常。

3.6 药物诱导的AIH样损伤

药物诱导的肝损伤(DILI)可类似AIH,在典型AIH表现的患者中可能有2%~17%是由于不可预见的特异质性或高敏感性药物反应所致。米诺环素、呋喃妥因及英夫利昔单抗是最常见的引起AIH样肝损伤药物。免疫相关不良反应,包括肝炎,已在使用免疫活性药物中报道,如免疫检查点抑制剂(ICI)。ICI诱导的肝损伤常也在激素治疗下改善,但缺少AIH的实验室和组织学特征。药物诱导的AIH样损伤的临床表型见表1-1-7。药物暴露到发病间隔从1~8周到3~12个月,伴呋喃妥因和米诺环素潜伏期可超过12个月。病史询问中应详细到所有以前的药物和膳食补充剂的暴露史。DILI的治疗关键是需要停止引起肝损伤的药物并密切监测,直至完全和持续的临床和实验室检查结果的改善,停引起肝损伤的药物后一般会在1个月内恢复(很少需要3个月)。症状或疾病活动度严重的药物诱导的AIH样损伤如符合Hy's定律的DILI患者(Hy's定律即血清氨基转移酶水平>3倍正常上限,总血清胆红素水平>2倍正常上限的患者,死亡或肝移植

表1-1-7　药物诱导的AIH样损伤及AIH表现

临床表现	药物诱导的AIH样损伤	AIH
性别	女性为主	女性为主,但男性也可发生
急性发病	大多数(>60%)	<20%
超敏反应(发热、皮疹、嗜酸性粒细胞增多症)	可达30%	不常见
与药物使用的时间相关性	有	无
HLA DRB1*03:01 或 *04:01 相关性	无	常见
共存自身免疫病	不常见	14%~44%
发病时就有肝硬化	少见	28%~33%
处理	停止使用引起肝损伤的药物±皮质激素治疗	糖皮质激素联合硫唑嘌呤
停药后复发	少见	60%~87%
进展到肝硬化	少见	7%~40%
无移植存活	90%~100%	10年存活率89%~91%

需求增加9%~12%)应给予糖皮质激素治疗。其他考虑激素治疗的指征是停引起肝损伤药物后实验室检查仍加重或观察期内症状和检测异常不改善或加重。激素撤药后实验室指标再度异常者考虑潜在AIH的可能和需使用免疫抑制剂治疗。

4. 治疗

4.1 免疫抑制治疗

成人和儿童AIH如没有发生肝硬化或急性严重AIH,建议布地奈德和硫唑嘌呤(AZA)或泼尼松或泼尼龙和AZA作为一线治疗;有肝硬化或急性严重AIH者不建议用布地奈德。

4.1.1 绝对指征

3项随机对照试验显示如果不治疗,血清AST水平高于正常范围上限10倍以上、血清AST水平高于正常范围上限5倍以上,合并血清γ球蛋白水平高于正常范围2倍以上的患者病死率(6个月内为60%)较高。此外,82%的桥接坏死或多小叶坏死的组织学表现会进展为肝硬化且5年病死率为45%。这些反映疾病严重性的实验室和组织学表现是皮质激素治疗的绝对适应证(表1-1-8)。无论其他反映疾病严重性的指标如何,肝炎有关的致残症状如疲劳和关节痛也是治疗的绝对适应证。

4.1.2 相对指征

对没有或只有轻微症状的患者和实验室和组织学检查结果轻度异常的患者而言,AIH的自然病程是不确定的。尚未对这些患者进行前瞻性随机对照治疗试验,他们的治疗指征仍不确定且高度个体化。非活动性肝硬化的无症状患者不使用糖皮质激素也可有一个很好的短期生存。其他无肝硬化的无症状患者可能有非活动状态的疾病,其10年自然生存率可能会超过80%,但目前还没有指南能帮助识别哪些是不需

表1-1-8 免疫抑制剂治疗的适应证

绝对指征	相对指征	无治疗指征
血AST≥10倍正常值上限(ULN)	症状(疲劳、关节痛和黄疸)	无症状且血清AST和γ球蛋白水平正常或接近正常
血AST≥5倍正常值上限和γ球蛋白水平≥5倍正常值上限	血清AST>和(或)γ球蛋白水平低于绝对标准	非活动性肝硬化或轻微门脉炎症(门脉性肝炎)
组织学检查桥接坏死或多腺泡坏死	界面性肝炎	严重的血细胞减少(白细胞计数≤2.5×10^9/L或血小板计数≤50×10^9/L)或排除硫唑嘌呤治疗所致的TPMT活性完全消失
致残的症状	骨质减少,情绪不稳定,高血压,糖尿病或血细胞减少(白细胞计数≤2.5×10^9/L或血小板计数≤50×10^9/L)	脊柱压缩性骨折、精神病、脆性糖尿病、不能控制的高血压,已知对泼尼松或硫唑嘌呤不耐受

AST:门冬氨酸氨基转移酶,ULN:正常范围上限;TPMT:巯基嘌呤甲基转移酶。

要任何治疗的安全人群。某些轻微疾病的无症状患者可能会自发缓解,但与治疗患者相比,这些患者通常改善少且缓慢(12%:63%,*P*<0.006)。此外,轻微疾病的未治疗无症状患者的10年生存率比治疗对照患者要低(67%:98%,*P*<0.01)。当作出治疗决定时,必须权衡自然改善频率和发生严重的药物相关性并发症的频率(12%:14%)。因为轻微 AIH 可以改善且能够预期有达到正常终点的快速完全的反应,无症状轻微疾病尤其是能够满意地耐受药物治疗的年轻患者推荐使用皮质激素疗法。那些不耐受药物治疗的患者更可能预后不良,其中包括晚期肝硬化,停经后骨质疏松或压缩性脊柱骨折,或情绪不稳定、精神异常、控制不良的高血压、低巯基嘌呤甲基转移酶(TPMT)活性和脆性糖尿病患者。

4.1.3 非治疗指征

糖皮质激素治疗仅对有活动性肝炎的临床、实验室或组织学表现的患者有效。处于非活动状态或肝硬化晚期的患者不能受益于糖皮质激素治疗,且他们发生药物性不良反应的风险增加,因为相关的低蛋白血症、高胆红素血症和门体分流可影响蛋白质结合和游离泼尼龙的分布。脆性糖尿病、椎体压缩骨折、精神病或严重骨质疏松的患者在使用糖皮质激素治疗之前必须审慎评估治疗益处,治疗前血细胞严重减少的患者(血白细胞计数低于 $2.5×10^9$/L 或血小板计数低于 $50×10^9$/L)或已知 TPMT 活性完全缺失的患者应避免使用硫唑嘌呤。

4.1.4 儿童治疗指征

儿童治疗指征与成人相似。儿童的疾病过程似乎比成人要严重,这也许是因为延误诊断或并存其他免疫疾病如自身免疫性硬化性胆管炎。就诊时超过 50% 的儿童有肝硬化,在成人中描述的该病的轻微类型通常在儿童看不到。大多数患儿可监测到疾病进展,且延误诊断和治疗常负性影响患儿的长期预后,只有那些没有炎症活动证据的晚期肝硬化儿童不太可能受益,因此,所有 AIH 儿童在诊断时就都应该治疗。

如果对 AIH 的诊断或成人或儿童的治疗指征仍有疑问,在开始糖皮质激素治疗之前,患者应向肝病专家咨询。

4.2 治疗方案

成人和儿童 AIH 基于出现肝硬化或急性严重表现调整的诱导期和维持期一线治疗方案见图 1-1-4。

4.2.1 成人治疗方案

对严重 AIH 患者 2 种治疗方案同样有效(表 1-1-9)。单用泼尼松(60mg/d)或低剂量泼尼松(30mg/d)联合硫唑嘌呤(美国通常是 50mg/d,欧洲广泛使用的是 1~2 mg/kg 体重)。泼尼松用量可逐渐减量至足以维持缓解的个体剂量。减量从 20mg 开始,每周减量 5mg,直至用量为 10mg/d,然后更缓慢地减量,由每周减量 2.5mg 开始直至用量为 5mg/d。然后继续使用维持治疗直至疾病缓解、治疗失败或药物不耐受。联合泼尼松与硫唑嘌呤联合治疗方案中皮质激素相关不良反应的发生率较高剂量泼尼松方案低(10%:44%),这是首选的治疗方案。晚期肝硬化可显著影响泼尼松向泼尼龙的转化,但这一代谢障碍不足以改变治疗效果或强制使用泼尼龙。在欧洲首选泼尼龙而不是泼尼松,对严重血细胞减少的患者、接受短期治疗试验的人(治疗

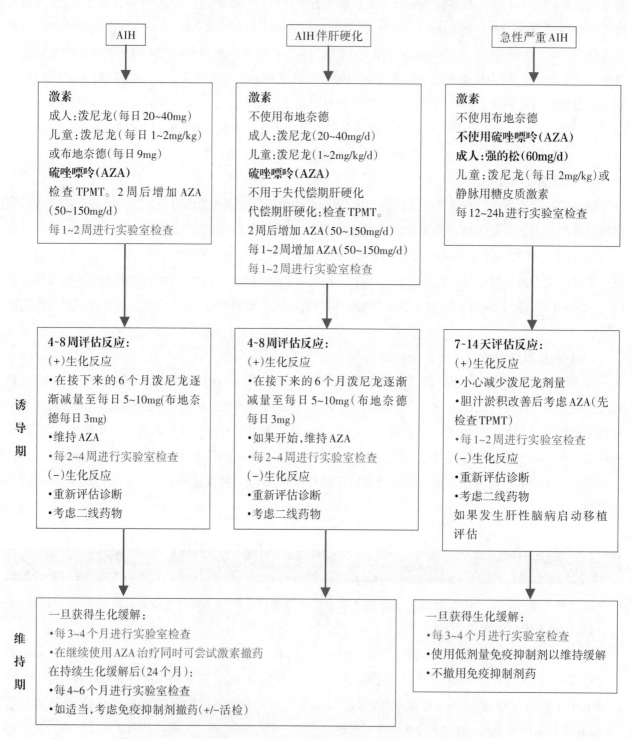

图 1-1-4　成人和儿童 AIH 的一线治疗,基于出现肝硬化或急性严重表现进行调整(Mark CL, et al. 2020)

TPMT:巯基嘌呤甲基转移酶;AZA:硫唑嘌呤;AIH:自身免疫性肝炎。

表1-1-9　成人自身免疫性肝炎免疫抑制剂治疗方案(manns MP, et al. 2010)

联合治疗		单一治疗仅泼尼松*
泼尼松*	硫唑嘌呤	
20mg/d×2周	50~150mg/d	30~40mg/d×2周
15mg/d×2周		25~30mg/d×2周
10mg/d×4周		20~25mg/d×4周
5mg/d维持治疗		减量直到5mg/d维持治疗
选择理由:		
停经后状态、骨质疏松、脆性糖尿病、肥胖、痤疮、情绪不稳定、高血压		血细胞减少、巯基嘌呤甲基转移酶缺乏、妊娠、恶性肿瘤、短期治疗(≤6个月)

＊泼尼龙可等剂量替换泼尼松使用。

期<6个月)、孕妇或打算怀孕、有活动性恶性肿瘤的患者,已知巯基嘌呤甲基转移酶(TPMT)完全缺乏症的患者,泼尼松是唯一的合适药物。联合治疗方案适合于连续治疗至少6个月的患者或药物相关性并发症风险增加的个体(包括绝经后妇女和情绪不稳定、骨质疏松、脆性糖尿病、高血压或肥胖者)。接受泼尼松治疗的患者应定期进行白内障和青光眼的眼科检查,而接收任何剂量AZA治疗的患者应每隔6个月监测有无白细胞减少症和血小板减少症。

辅助疗法应基于对药物可能引起并发症的认识,并向有发生药物并发症危险的患者进行适当介绍。这些疗法包括:常规骨负荷锻炼项目、维生素D和钙的补充。骨活性物质如双磷酸盐的使用可能适合某些个体。长期用糖皮质激素治疗的患者应通过每年检查基线、腰椎和髋部的骨矿物质沉积来监测骨病。

类似患有慢性肝病的其他患者,AIH患者应受到保护以免受乙型肝炎病毒(HBV)和甲型肝炎病毒(HAV)感染。由于反应率下降应尽早甚至在启动免疫抑制药物治疗之前接种疫苗。

可用等效剂量的泼尼龙代替泼尼松。

4.2.2 儿童治疗方案

在某种程度上,儿童治疗方案不如成人建立的规范,反映了不同中心的倾向性选择。尚无儿童AIH的随机对照治疗试验,但有报道显示,儿童方案的有效性与成人使用方案相似(表1-1-10)。尽管发病表现为重型疾病,儿童皮质激素的治疗反应(联合或不联合AZA)通常很好。75%~90%的患者6~9个月的治疗后可观察到肝功能检查的正常化。

实际上,泼尼松是所有报告的儿童治疗方案的主要药物,它的起始用量通常是每日1~2mg/kg(最高至60mg/d)。减量时间差异很大。一些中心提倡快速切换隔日治疗方案,而另一些中心则认为低剂量每日维持治疗是重要的。由于长期中高剂量糖皮质激素治疗对线性增长、骨发育和身体外观有严重影响,通常建议对没有禁忌的所有儿童早期使用AZA(每日1~2mg/kg)或6-巯基嘌呤(每日1.5mg/kg)。儿童单独使用AZA作为维持治疗的经验十分有限,但这种药物仍可用于那些不能耐受完整治疗和坚持到激素治疗完全停

表1-1-10　儿童AIH免疫抑制治疗方案

初始治疗	维持治疗	终　点
泼尼松每日 1~2mg/kg（最高达 60mg/d），单一用药或联合硫唑嘌呤每日 1~2mg/kg，持续 2 周	泼尼松 6~8 周减量至每日 0.1~0.2mg/kg 或 5mg/d 开始持续联合硫唑嘌呤治疗 每日泼尼松使用同时联合或不联合硫唑嘌呤治疗，或切换到联合或不联合硫唑嘌呤的隔日泼尼松治疗以达到治疗反应	治疗期间肝功能检查正常持续1~2年；整个停药期无反复；肝活检未发现炎症

Manns MP, et al. 2010.

止的患者。与更多的传统方案相比，纳入环孢素 A 作为儿童自身免疫性肝炎的初始治疗似乎并没有比传统的治疗方法有更显著的优势，应认为还在研究之中。对甲肝病毒或乙型肝炎病毒易感性的证据提示对儿童应在治疗 AIH 前先接种这些病毒的疫苗。

4.3 治疗相关的不良反应

在开始治疗之前必须向患者解释每项治疗方案不良反应的性质和发生频率（表1-1-11）。

4.3.1 糖皮质激素相关的不良反应

不管使用何种方案，激素治疗 2 年后 80% 患者可发生体表变化，包括满月脸、水牛肩、皮肤条纹、重量增加、痤疮、脱发症和面部多毛症等。严重不良反应包括：伴椎骨压缩性骨折的骨质疏松、脆性糖尿病、精神病、胰腺炎、机会性感染、波动性高血压和恶性肿瘤。严重并发症不常见，但是如果发生，通常是在单一泼尼松（20mg/d）长期治疗（超过 18 个月）之后。

糖皮质激素相关的不良反应是 AIH 最常见的早期撤药原因。13% 的患者由于并发症中止治疗，其中 47% 的患者发生了不能忍受的面部改变或肥胖，27% 有骨质疏松症伴椎体压缩，20% 有脆性糖尿病。

激素治疗前和治疗中应评估所有代谢综合征表现（高血压、高血糖、肥胖、高尿酸血症、血脂异常），如出现，需个体化治疗和改善生活方式。

4.3.2 硫唑嘌呤相关的不良反应

AIH 的 AZA 疗法的不良反应包括：胆汁淤积性肝炎、胰腺炎、恶心呕吐、皮疹、机会性感染、骨髓抑制和恶性肿瘤。5% 的 AZA 治疗患者可发生早期不良反应（恶心、呕吐、关节痛、发热、皮疹或者胰腺炎），需要中止治疗。AIH 患者 AZA 不良反应总的发生率为 10%，AZA 减量或终止治疗后，不良反应通常会改善。AZA 治疗的一个重要但少见的并发症为腹泻综合征，伴有吸收不良和小肠绒毛萎缩（硫唑嘌呤停药后会改善）。

AZA 的主要不良反应是血细胞减少，最严重的后果是骨髓衰竭。AZA 治疗 AIH 患者血细胞减少的发生率是 46%，严重血液系统异常发生率是 6%。这些毒性不能通过 TPMT 活性基因分型或表现型预测，这些患者血细胞减少最常见原因是与肝硬化有关的脾功能亢进。使用 AZA 治疗的患者应该每 6 个月进行血白细胞和血小板计数测定。

表1-1-11 成人AIH治疗相关不良反应的发生率

泼尼松相关不良反应	
类 型	发生率
体表变化(通常轻微)	80%(2年后)
满月脸	
水牛肩	
脱发症	
多毛症	
紫纹	
全身性变化(通常轻微)	
体重增加	
情绪不稳定,焦虑,抑郁	
葡萄糖不耐受或糖尿病	
白内障	
全身性变化(严重)	13%(治疗终点)
骨质减少、骨质疏松、椎体压缩	
糖尿病(脆性)	
脂肪肝	
精神病	
高血压(脆性)	
炎症性或肿瘤性	罕见
胰腺炎	
机会性感染	
恶性肿瘤	
硫唑嘌呤相关不良反应	
类 型	发生率
血液学改变(轻微)	46%(尤其伴有肝硬化时)
血细胞减少	
血液学改变(严重)	6%(治疗终点)
白细胞减少	
血小板减少	
全身性变化(通常轻微)	5%
恶心	
呕吐	
皮疹	
发热	
关节痛	
肿瘤	3%(10年后)
非肝细胞型	
胆汁淤积性肝损伤	罕见(治疗终点)

（续表）

类　型	发生率
骨髓衰竭	
绒毛萎缩	
吸收不良	
怀孕期胎儿畸形	罕见(理论上)

引自:Czaja AJ. Expert Opin Drug Saf,2008,7:319-333.

AIH 的慢性免疫抑制与恶性肿瘤的风险增加有关。AIH 肝外肿瘤发生率为 1/194 患者每年,10 年后肿瘤发生的概率 3%。这些肿瘤没有一种主要的细胞类型且它们与年龄、性别、治疗方案或累积治疗时间无关。在考虑这一免于激素药物治疗的益处时,必须权衡与长期低剂量 AZA 治疗有关的虽然低但增加的恶性肿瘤风险(大于正常的 1.4 倍)。

4.4 药物毒性风险方面的特别问题

4.4.1 肝硬化患者

肝硬化患者药物相关并发症的发生率高于无肝硬化患者(25%:8%),他们血细胞减少(AZA 不良反应所致)的发生率也较高。伴有肝硬化的患者在治疗期间必须密切监测,血细胞减少的患者在使用 AZA 治疗之前应测定 TPMT 的活性。

4.4.2 怀孕的患者

大多数的经验提示,孕妇和婴儿能很好地耐受怀孕和药物治疗。主要的风险是早产且婴儿死亡率和早产的程度直接相关。胎儿死亡通常高于正常,但不大于患有其他慢性病的母亲。报道称通常 20 周之前分娩的胎儿死亡率高达 19%。围产期死亡率是 4%;孕产妇死亡率是 3%;孕产妇发生严重并发症的频率为 9%;任何不良结果的发生率是 26%。AIH 患者的预后类似于一般人群,流产、剖宫产、死产的频率分别是 21%、17% 和 5%。此外,AIH 的母亲比糖尿病母亲(胎儿的损失率为 24%~29%)结果要好。AIH 患者妊娠期间使用药物的安全性报道见表 1-1-12。

建议在怀孕前咨询且尽可能终止免疫抑制剂治疗。应节育以实现怀孕前获得生化缓解达到 1 年。有生育要求的妇女应产前咨询 AIH 活动对妊娠的显著不良影响以及妊娠中及妊娠后突然复发的危险。妊娠期间应持续维持剂量的皮质激素和(或)AZA。MMF 为妊娠禁忌药物。AZA 被美国 FDA 定为妊娠 D 类药物。在孕鼠与先天性畸形相关,6-巯基嘌呤核苷酸治疗可在克罗恩病患者的新生儿检测到。因此,AZA 治疗相关的致畸性是理论上必须考虑的问题,但目前尚无接受该治疗的母亲发生婴儿出生缺陷增加的报道,接受治疗的母亲母乳喂养也无明显的不良后果,也无详细的确立 AZA 对怀孕妇女安全性的人类研究,因此人们怀孕期间仍应谨慎使用 AZA。

表1-1-12 AIH患者妊娠期常用药物的安全性

药　　物	妊娠安全性报道
特利加压素	子宫缺血
奥曲肽	未发现有害作用
β受体阻滞剂	胎儿心动过缓,胎儿生长迟滞
乳果糖	未发现有害作用
利福平	数据有限,未发现有害作用
皮质激素	与腭裂异常有不持续的关联
硫唑嘌呤	早产
麦考酚酯	出生缺陷,自然流产
他克莫司	早产,短暂新生儿肾功能异常

怀孕期间AIH可以改善,这些改善可能允许在怀孕期间免疫抑制治疗药物减量。怀孕期间不治疗或很少治疗是一种对母亲和胎儿的理想的保护措施。

分娩后病情通常会随血雌激素水平下降加重。已经报道分娩后疾病加重的发生率为12%~86%。必须预见其发生,在预产期2周之前必须使用常规治疗且持续至整个产后期。晚期肝病和有门脉高压表现的患者建议避孕,因为在怀孕期间有发生静脉曲张破裂出血的风险。有肝硬化的妊娠或计划近年妊娠的女性AIH患者应在怀孕前或妊娠中期内镜筛查食管-胃底静脉曲张并治疗,产后首个6个月应密切监测以早期检出AIH复发。

4.4.3 低巯基嘌呤甲基转移酶活性患者

红细胞TPMT活性浓度为0的患者使用AZA治疗有发生骨髓抑制的风险。仅0.3%~0.5%的人有严重的TPMT酶缺乏症,并不是所有程度的酶缺乏症患者都会发生骨髓衰竭。TPMT活性异常降低但未达到极限的患者(显性状态)可以很好地耐受50 mg的低剂量AZA治疗,且持续使用该药治疗,酶活性水平可能会增加。AZA致严重骨髓抑制罕见,常规使用的低剂量AZA治疗(50~150mg/d)和不能通过表型和基因型评估可靠地预测风险都不支持对AIH患者常规筛选TPMT活性。治疗前血细胞减少、治疗中出现血细胞减少,或给予高于传统剂量AZA(>150mg/d)治疗时则必须确定酶活性。

4.4.4 HBV感染患者

有血清学既往HBV感染证据[HBsAg和(或)HBV DNA阳性]的AIH患者在使用高剂量糖皮质激素或其他免疫调节剂时,特别是B细胞清除性药物时,具有中等度HBV再激活风险,应考虑给予口服核苷类似物抗乙肝病毒药物治疗。AIH患者诊断时评估发现HBsAg阳性/抗HBC阳性的患者在传统使用泼尼松或泼尼松联合AZA治疗时应定期检查血清HBsAg、HBV DNA以检测HBV再激活情况并按需进行抗病毒治疗。

4.5 治疗终点和处理

成人常规治疗一般持续到病情缓解、治疗失败、不完全反应或产生药物毒性(表1-1-13)。没有明确的治疗的最短或最长持续时间。治疗时间长短以达到完全反应的最短时间或达到个性化期望结果或产生耐药的一个可变的时间为基础。AIH儿童或成人对一线治疗无反应者应重新评估初始诊断的准确性和对药物的依从性。

表1-1-13　AIH初始免疫抑制治疗方案的终结点和处理

治疗终结点	标　准	处理方法
缓解	症状消失,血清转氨酶、胆红素和γ球蛋白水平正常,肝组织正常或无活动性肝硬化	不少于6周以上的泼尼松逐渐减量至停药,减量期间每隔3周和停药后每3个月应测定血AST或ALT、总胆红素和γ球蛋白
治疗失败	尽管依从于治疗,临床、实验室、组织学表现恶化,发生黄疸、腹水或肝性脑病	泼尼松60mg/d,或泼尼松30mg/d联合AZA 150mg/d,持续至少1个月。如改善则泼尼松每月减量10mg,AZA每月减量50mg直至达到标准治疗剂量
不完全反应	尽管依从于治疗2~3年后,临床、实验室、组织学表现有一些或无改善。病情无恶化	泼尼松每月减量2.5mg直至达到能阻止血AST或ALT异常加重的最低剂量(≤10mg/d)。如果皮质激素不耐受,应不限期使用AZA治疗作为可选择的治疗方案
药物毒性	发生不能忍受的面部变化,有症状的骨质减少,情绪不稳定,难以控制的高血压,脆性糖尿病或进行性血细胞减少	减少不耐受有害药物的剂量或终止其使用,使用可耐受的合适剂量的药物维持治疗

4.5.1 缓解期

90%的成年患者2周内血清AST,胆红素和γ球蛋白水平会有改善。患者如血清转氨酶及IgG水平正常超过2年应考虑撤药并获得长期无药物治疗缓解。实验室检查及肝组织学异常超过2年后治疗缓解的可能减少。组织学改善要落后于临床和实验室改善3~8个月。

实验室指标(AST或ALT、γ球蛋白和IgG水平)或活动性肝炎组织学表现的改善是理想的治疗终点和初始治疗目标。平均治疗持续期是18~24个月。终止治疗之前实验室指标正常可使停药后复发的相对风险降低3~11倍(与未达到这一改善的患者相比),且87%达到长期缓解的患者在终止治疗之前实验室指标可达到正常。然而,检查结果和组织学的正常化并不能保护机体免于复发,60%的复发患者属于这种情况,尽管炎症表现已经消失。因此,既往研究中小于2倍正常值高限的生化治疗终点不能作为未来研究的终点或治疗目标,因为那些患者在终止治疗后复发非常普遍。皮质激素疗法实验室检查和肝组织学异常的完全缓解率还不清楚,尽管有希望追寻到理想的治疗终点,必须认识到并不是所有患者都能获得这一结果或能耐受所需的治疗。成人药物的每日维持剂量应保持固定直至达到治疗目标。

在终止治疗之前行肝活检评估是确定疾病是否充完全缓解和达到理想的治疗终点的唯一方法。治疗期间血清氨基转移酶和γ球蛋白水平达到正常的患者中有55%可发现界面性肝炎,且这些患者在终止治疗后通常复发。在撤药之前行肝活检检查以发现这一情况可以合理地延长治疗。因此,AIH在终止免疫抑制治疗之前建议行肝活检,可排除潜在的炎症,减少复发概率,但对成年患者并非强制性进行,因为肝活检是有创的检查。治疗终点应在至少2年治疗之后且患者的肝功能检查和免疫球蛋白水平多次复查正常。

诱导缓解后的终止治疗过程是一个逐渐、监测良好的6周以上的减量过程。长期皮质激素治疗的患者应评估有无肾上腺功能不足。治疗期间和撤药后疾病活动性(疲劳、关节痛、厌食)和肝炎的实验室指标(血AST和γ球蛋白浓度)评估疾病的活动性。撤药期间应每隔3周并在终止治疗3个月后行实验室检查,以后每隔3个月重复检查,之后1年每隔6个月检查,再以后每年1次持续终身。

4.5.2 治疗失败

治疗失败伴有临床、实验室和组织学表现的恶化,尽管依从传统的治疗方案,至少9%的患者可在3~6周内观察到。通过应用终末期肝病模型(MELD)可以早期识别将发生治疗失败、肝衰竭或需要行肝移植的患者。及早认识皮质激素治疗可能失败的患者,可通过改进治疗方案包括适时肝移植来改善预后。

治疗失败者应终止治疗方案,采用泼尼松单药大剂量(60mg/d)治疗或泼尼松(30mg/d)联合AZA(150mg/d)治疗方案。该剂量水平应维持至少1个月。之后在血AST水平改善之后应每月减少泼尼松和AZA的剂量直至达到传统的维持剂量(初始方案)。

70%的患者2年内临床、实验室结果得到改善,且生存率提高,只有20%的患者获得组织学缓解,多数患者仍需继续治疗并有发生药物相关性不良反应和疾病进展的危险。治疗期间肝脏病理学进展、腹水、静脉曲张破裂出血等治疗失败的发生是进行肝移植的指征。

4.5.3 不完全反应

临床、实验室和组织学表现改善但不能获得完全缓解的长期治疗即不完全反应。30%的患者在经过36个月的治疗后不能进入缓解期,这些患者则归类为不完全反应者。这些患者必须考虑其他治疗方案,如长期低剂量皮质激素治疗,泼尼松每月减量2.5mg直至逐渐减量达到最小剂量(<10mg/d),以保持血AST或ALT水平稳定。需持续治疗的皮质激素不耐受的患者,可长期应用AZA(每日2mg/kg)治疗以稳定血AST或ALT水平。

4.5.4 药物毒性

药物毒性使得13%的患者提前终止或改变传统的治疗方案。这些患者中用于治疗的可耐受药物(泼尼松和AZA)应维持在一个合适的剂量,以防止临床表现和实验室指标的恶化。

4.5.5 儿童的治疗终点

儿童的治疗终点与成人相似。几乎所有儿童在使用泼尼松或泼尼松联合AZA治疗的前2~4周内会有肝脏检查的改善。80%~90%在6~12个月内会获得实验室指标缓解。在大多数的治疗方案中,高剂量泼尼松(每日1~2mg/kg)应用达2周,然后再6~8周逐渐减量至维持水平(通常是每日0.1~0.2mg/kg或5mg/d)。通常临床和实验室指标能反映治疗反应的充分性。短期增加皮质激素的治疗剂量可应对疾病活动性的波动(通过血AST或ALT水平升高而检测)。

儿童的治疗目标是尽可能短和用最低剂量药物来获得正常的血AST或ALT水平。推荐长期低剂量治疗。发生情绪、面容等相关不良反应个体化限制了激素的使用。通常患者能很好地耐受长时间AZA单一治疗,该方案是抑制炎症活动和终止激素治疗的一个策略。

应每隔4~6周常规监测肝脏功能、血细胞计数和淀粉酶分析。儿童终止治疗的决定是基于疾病长期不活动的实验室检查证据,仅在20%~30%的患者可以考虑。在2~3年的治疗后,如果肝功能和IgG检查多次正常,自身抗体阴性或滴度≤1:20且至少经历1年的低剂量皮质激素治疗者可考虑减量。这时应行肝活检检查,仅当组织学无炎症证据时考虑撤药。60%~80%的儿童患者撤药后病情会复发,必须告知患者及其父母再治疗的可能性很大。

4.5.6 撤药后复发

复发是指诱导缓解和终止治疗后疾病重新出现活动。它的特点是:血清AST水平升高达正常值高限的3倍以上和(或)血清γ球蛋白升高至2 g/dL以上。该程度的实验室检查变化与肝组织界面性肝炎的重新出现有关。有这些变化时没有必要进行肝活检来确定复发。

与那些初次治疗之后持续缓解的患者相比,多次复发患者更易进展为肝硬化(38% : 4%, P=0.004)、死于肝衰竭、需进行肝移植(20% : 0%, P=0.008)的情况更常见。再者,复发次数与疾病进展和不良临床预后有关。与那些撤药后持续缓解的患者相比,复发和需要再治疗的患者药物相关不良反应的发生率也较高(54% : 26%, P=0.05)。由于部分实验室和组织学的改变在撤药之前,约80%的进入缓解期的患者会复发。预防反复复发和再治疗的最佳时机是在第一次复发之后。

复发的治疗是迅速重新开始初始泼尼松和AZA治疗,直至再次达到临床和实验室改善,然后转换到一个长期的维持治疗方案。如减少泼尼松而增加AZA的剂量,随泼尼松逐渐减量至停药AZA的剂量增加至每日2mg/d,之后无限期使用AZA作为长期维持治疗。

87%的无限期使用AZA维持治疗方案的患者在67个月的中位观察期仍处于维持缓解。随后的肝活检评估显示94%的患者疾病不活动或有轻微的组织学病变;大多数患者皮质激素相关性不良反应改善或消失;且通常患者能够很好地耐受药物。最常见的不良反应是撤药后关节痛,其发生率为63%。骨髓抑制为7%;白细胞减少为57%;与治疗有不确定关系的多种恶性肿瘤的发生率为8%。AZA方案的主要优势为避免使用皮质激素及其可能的不良反应。

另一可选择的治疗方案是指尽可能使用最低剂量的泼尼松来保持血AST水平在正常范围之内或在正常值高限的3倍以下。控制血AST水平在正常值高限的3倍以下,能够降低组织学检查界面性肝炎发生的可能性,且患者通常能够很好地长期耐受小于10 mg/d的泼尼松的剂量。10 mg/d或小于10 mg/d(中间剂量:7.5 mg/d)的泼尼松能长期控制87%的患者。长达149个月的观察显示治疗结果很满意,这使该方案得到持续应用。85%的使用低剂量泼尼松维持治疗的患者早期传统治疗相关的不良反应得到改善或消失,无新的不良反应发生;且与复发后接受标准剂量治疗的患者相比生存率并未受影响。低剂量泼尼松方案的主要优势是:生育期年轻成年患者可避免使用长期AZA治疗方案并消除理论上的致肿瘤性和致畸性风险。再者,现在正在评价用皮质激素布地奈德代替泼尼松或泼尼龙,以减少皮质激素特异性不良反应的发生并获得和维持缓解。

回顾性分析表明长期维持治疗没有必要持续终生。在69±8个月的随访后,使用这些方案治疗的患者12%能够长期撤药,且全部撤药5年后持续缓解的可能性为13%。这些观察结果支持所有长期(≥12个月)非活动疾病的患者可阶段性尝试撤药。不能终止使用AZA使得这一方案必须无限期治疗。

儿童复发以撤药后出现肝炎复发的任意表现为特点。儿童的复发率等于或高于成人。复发通常与未坚持治疗相关。复发后必须重新使用最初的治疗方案,然后在使用皮质激素联合AZA或6-巯基嘌呤抑制疾病的活动后,换用无限期低剂量治疗方案。AZA单药维持治疗是复发儿童的一个治疗选择。

4.6 治疗反应不满意的替代治疗药物

在考虑其他药物如环孢素、他克莫司或霉酚酸酯之前,应使用高剂量泼尼松(60mg/d)或泼尼龙(30mg/d)联合AZA(150mg/d)来处理治疗失败。

已经验性试用于成人治疗失败的替代治疗药物包括环孢素、他克莫司、熊去氧胆酸、布地奈德、6-巯基嘌呤、甲氨蝶呤、环磷酰胺和霉酚酸酯(表1-1-14)。这些药物的使用经验和记载较少,仅熊去氧胆酸被临床随机对照试验所评估,它和布地奈德是所有报道为阴性结果的唯一补救治疗方法。熊去氧胆酸不是一个主要的免疫抑制剂,而布地奈德类似传统皮质激素通过皮质激素受体起作用。它的作用可能来自于90%的肝脏首过清除效应——这可能很少引起激素特异性不良反应且能使AIH维持长期缓解。但肝硬化患者存在门体分流,可能减少布地奈德药物效果并促进不良反应发生,并且有报道使用后患者发生门静脉血栓,因此布地奈德不做为肝硬化或急性肝衰竭(缺乏随机化临床试验数据)患者的一线治疗药物。

表1-1-14　AIH的替代药物治疗方案

临床情景	布地奈德	霉酚酸酯	钙调神经磷酸酶抑制剂
初次治疗	每日6~9mg联合硫唑嘌呤每日1~2mg/kg 青少年AIH的预后等同于标准治疗 倾向于轻度、非硬化性、不复杂的AIH和低激素耐受患者	每日1.5~2g联合泼尼龙每日0.5~1mg/kg 与标准治疗相比没有确定的优越性	环孢素每日2~5mg/kg(谷浓度100~300ng/mL)他克莫司3mg每日2次(血清水平3ng/mL) 等同于标准联合治疗,但不首选
治疗失败	有限的试验中无效 有不良反应并发生肝硬化	在23%的患者有效 避免用于妊娠和严重血细胞减少患者	环孢素在93%患者有效 他克莫司在87%患者有效
药物不耐受	很难在没用严重撤药症状下切换到泼尼松	58%的患者有效 避免用于妊娠和严重血细胞减少患者	在激素不耐受患者使用有限并伴随其他复杂情况

所有的经验补救治疗都不能纳入传统治疗方案。霉酚酸酯和环孢素是最多经验性使用的药物,霉酚酸酯是目前推荐的初始二线药物。能耐受霉酚酸酯治疗的39%~84%的患者病情会改善,但由于不耐受药物(出现恶心、呕吐、胰腺炎、皮疹、秃头症、深静脉血栓、腹泻和肝脏检查不能正常化),34%~78%的患者不能继续意愿治疗。非标准药物的治疗目标人群、剂量和监测方案尚不明确,需要进一步的研究以确定使用这些药物的安全性和表明对AIH患者的预后能带来有成本 – 效益的改善。此外,一些新出现的有待研究的AIH的分子、细胞和药物治疗方法见表1-1-15和表1-1-16。

表1-1-15 新出现的AIH的分子、细胞和药物治疗(Czaja AJ, 2016.)

新出现的治疗	假定的作用	经 验
分子干预		
抗CTLA4(阿巴西普)	阻断CD28与B7配体的结合	批准用于类风湿关节炎 改善鼠PBC模型
抗CD20(利妥昔单抗)	抑制B细胞活化	未经治疗的AIH的患者 在难治性AIH有效
抗TNF-α(英夫利昔单抗)	抑制TNF-α并干扰细胞毒T细胞的成熟	在难治性AIH有效 常有不良反应(27%),特别是感染
非促有丝分裂抗CD3	与T细胞的抗原受体结合,促进免疫细胞凋亡	在糖尿病模型有效 在糖尿患者群增高胰岛素的水平
抗赖氨酰氧化酶样2蛋白	抑制赖氨酰氧化酶并抗肝纤维化,阻止胶原交联	2期研究在NAFLD及PSC预防纤维化 (https://clinicaltrials.gov)
细胞干预		
过继传递调节性T细胞	在细胞群体中纠正缺陷 扩增免疫调节群体	在AIH模型有效 在PBC模型有效
过继传递间充质基质细胞	影响天然及过继免疫,抑制B及T细胞	在类风湿关节炎模型有效 在早期人的研究中有希望
调节天然T杀伤细胞	定制的糖脂抗原,改变双重免疫活性	在糖尿病、类风湿关节炎、系统性红斑狼疮、AIH动物模型有效
药物前景		
抗氧化剂(N-乙酰半胱氨酸,S-腺苷-L蛋氨酸)	减少反应性氧物质 减少肝细胞凋亡 抑制星状细胞活化	在非酒精性脂肪肝病、慢性丙型病毒性肝炎及酒精性肝硬化有效
血管紧张素抑制剂(氯沙坦)	减少肝星状细胞向肌成纤维细胞促纤维化转化	在慢性丙型病毒性肝炎减少肝纤维化

CTLA4:细胞毒性T细胞抗原4;PBC:原发性胆汁性肝硬化;PSC:原发性硬化性胆管炎;AIH:自身免疫性肝炎;NAFLD:非酒精性脂肪肝病。

表1-1-16　基于免疫病理机制进展的现代和潜在AIH治疗

目　标	治　疗	作用机制	开发状态
减少自身免疫效应细胞的数目和（或）功能及致病性自身抗体	免疫抑制药物：CNI，mTOR，抗增生药物	通过减少丝裂原IL-2的量和（或）信号或阻断T细胞分裂的完成来抑制自身抗原活化的CD4及CD8 T细胞	多种AI疾病中SOC。使用亚毒性剂量的2种或多种受关注的药物联合治疗。正在进行对毒性的预防和处理的研究
	抗CD20	去除B细胞	作为超说明书用药用于AIH替代治疗
	抗BAFF	去除B细胞然后从淋巴组织动员记忆B细胞。在活化T细胞内强效抑制BAFF信号	作为SLE中SOC。正在进行AIH的临床实验
	抗BAFF，然后用抗CD20	去除由抗BAFF从淋巴组织动员的记忆B细胞	计划在AI疾病中进行临床实验
	抗CD40	阻断T细胞及B细胞的CD40-CD40L（CD 154）的协同刺激	POC，在肝移植中开始临床实验
	Efgartigimod	第一类阻断FcRn的抗体片段以增加IgG清除并防止IgG再循环	POC以减少致病性自身抗体以及免疫球蛋白自身抗原免疫复合物
	抑制磷酸鞘氨醇受体	阻止活化T细胞从淋巴结进入血液	MS中SOC，对其他AI疾病作为新药在开发中
	骨髓来源的抑制性细胞	抑制自体反应性T细胞的激活和增生	临床前模型POC。计划在RA进行临床试验
减少和（或）抑制促炎性因子	抗TNF-α或TNF-α受体	减少TNF-α介导的组织损伤和促炎性信号通路	在多种AI疾病中SOC，在AIH作为替代性治疗进行研究
	抗IL-6或抗IL-6R	减少促炎性IL-6信号通路在天然和适应性免疫反应中的致病作用	在RA中SOC，在其他AI疾病中正在进行临床试验
	抗IL-12（p40亚单位）	减少促炎性IL-12信号通路在天然和适应性免疫反应中的致病作用	在银屑病及克罗恩病中SOC，也阻断IL-23信号通路
	抗IL-17α或抗-17R	减少IL-17的致病作用	在银屑病及银屑病性关节炎SOC。计划在其他AI疾病中进行临床试验
	抗IL-21	减少IL-21在天然和适应性免疫反应中的多重致病作用	在RA，T1DM及克罗恩病进行临床试验
	抗IL-23（p19或p40亚单位）	减少促炎症性IL-23刺激Th17细胞的致病作用	在银屑病及克罗恩病中SOC
	抗-Blys（B细胞刺激因子）	减少致病性B细胞的选择、分化和自稳	在SLE中SOC
抑制促炎性细胞因子信号	抑制mTOR	通过抑制IL-2信号减少活化CD4及CD8 T细胞增生	在实体器官移植及AI疾病中SOC；作为AIH的替代治疗
	托法替尼（IL-2信号通路JAK3抑制剂）	通过抑制IL-2信号减少活化CD4及CD8 T细胞增生	在RA中SOC；计划进行临床试验

（续表）

目　标	治　疗	作用机制	开发状态
	巴瑞克替尼（IL-6 及 IFN-γ 信号通路 JAK1/2 抑制剂）	减少促炎性 IL-6 通过 IL-6R 的信号通路在天然及过继免疫反应中的致病性作用以及 IFN-γ 信号通路在 NK、NKT、CD4 及 CD8 T 细胞致病性作用	在 RA 中 SOC，在 PBC 中正在进行临床试验
	Pacritinib（IL-12/IL-23 信号通路 JAK2 抑制剂）	减少增加 CD4 Th1 细胞极化和分泌 IFN-γ 及 TNF-α、NK 及 CD8 CTLs 的细胞毒活性以及致病性 Th17 细胞分化的促炎性 IL-12 及 IL-23 信号	已建立 POC。正在进行临床试验
	Filotinib（IFN-α/IFN-β 信号通路 JAK1 抑制剂）	减少 1 型干扰素诱导的免疫致病性基因表达	已建立 POC，正在进行临床试验
	乌帕替尼（选择性 IFN-α/IFN-β 信号通路 JAK1 抑制剂）	减少免疫致病性基因表达	对难治性 RA 的 SOC
增强免疫抑制性细胞因子的作用	rHuIL-10	减少活化 CD4 Th1 细胞的免疫致病性作用	SOC 以预防 ERCP 后胰腺炎试验性用于 UC 但因担心格林巴利综合征而终止
抑制效应细胞从血液穿越内皮细胞迁移到组织	抑制趋化因子受体或整合素	通过阻断效应细胞从血液穿越内皮细胞进入靶组织而防止组织炎症和损伤阻止趋化因子诱导的效应细胞的最终分化	在 UC 中 SOC 抑制 α4/β7 整合素在 PSC 的临床试验无效其他 FDA 批准的趋化因子/整合素抑制剂有临床试验潜能
建立免疫调节控制	低剂量注射 IL-2 以增加自身抗原特异的 iTregs	体内扩增预先存在的自身抗原特异性 iTregs 需要暴露于低浓度的 IL-2	已建立 POC 正在进行临床试验
	注射体外产生的自身抗原特异的 iTregs	在注射后体外产生自体自身抗原特异性 iTregs，免疫控制自身抗原特异性 CD4 Th 细胞亚群反应	POC 在体外建立 iTreg 的产生。计划将在 AIH 进行临床试验。活性、功能及 iTregs 的分布不明
	抑制含溴结构域和额外终端域家族蛋白	抑制疾病特异的表观遗传转录增强子、超级增强子及 RNA 产生增强子以减少自身免疫反应	已建立 POC，正在进行临床试验
	间充质干细胞	抑制天然免疫细胞、效应 T 细胞，诱导自身抗原特异性 iTregs 减少 TNF-α 分泌	已建立 POC，正在进行临床试验
建立妊娠的生理性免疫调节状态	植入前因子（PIF）	产生妊娠的免疫抑制和免疫调节微环境	合成 PIF 在 AIH 中的 1b 期临床试验已完成，正在进行临床试验

Mack L L, et al., 2020.

AI：自身免疫；BAFF：B 细胞活化因子；Blys：B 细胞刺激子；CNI：钙调神经磷酸酶抑制剂；ERCP：内镜下逆行胆胰管造影；IFN：干扰素；iTregs：可诱导型 T 调节细胞；JAK：Janus 激酶；MS：多发性硬化；mTOR：哺乳动物雷帕霉素靶蛋白；PIF：胚胎植入前因子；POC：概念验证；RA：风湿性关节炎；rHuIL-10：重组人 IL-10；SLE：系统性红斑狼疮；SOC：监管照顾标准通过；T1DM：1 型糖尿病。

病情恶化儿童应增加泼尼松和硫唑嘌呤的使用剂量,尽管遵循了最初的治疗方案。替代药物麦考酚酯、环孢素、他克莫司已经用于儿童治疗。持续治疗失败的儿童可推荐进行肝移植。

5. 并发症

1%~9%的1型AIH肝硬化患者会发生原发性肝癌(HCC),年发生率为1.1%~1.9%。发生HCC的危险因素有肝硬化≥10年;门脉高压表现,如腹水、食管静脉曲张或血小板减少;持续炎症,免疫抑制治疗≥3年;男性性别等。建议这些患者每6个月行肝脏超声检查并密切监测血清AFP水平。

5% AIH治疗患者可发生不同细胞类型的肝外恶性肿瘤(宫颈、淋巴组织、乳腺、膀胱、软组织和皮肤)。非黑色素瘤性皮肤癌最常见,肝外恶性肿瘤的标准化发病率为2.7(95% *CI* 1.8~3.9),也应依从随访监测。

AIH患者诊断时应筛查乳糜泻及甲状腺疾病,评估风湿性关节炎、炎症性肠病、自身免疫性溶血性贫血、糖尿病及其他肝外自身免疫性疾病的症状和给予相关治疗。成人和儿童AIH及重叠综合征患者考虑在泼尼松或泼尼龙联合AZA治疗基础上加用熊去氧胆酸。

6. 肝移植治疗AIH

6.1 指征和预后

在美国和欧洲,2%~3%的儿童和4%~6%的成人肝移植(LT)接受者中是AIH患者。急性肝衰竭表现是LT治疗的指征,对进展为失代偿肝硬化且MELD评分≥15的患者或那些符合移植标准伴有HCC的患者而言,LT是治疗的唯一选择。需要LT的可能因素是肝硬化失代偿期的AIH的诊断和治疗失败、免疫抑制治疗的不充分反应和不耐受或不依从治疗。未治疗患者的10年存活率小于30%,且因治疗失败而需进行肝移植常与HLA基因型DRB 0301有关。肝移植治疗AIH患者是比较成功的,5年和10年存活率接近75%。联合泼尼松和钙调磷酸酶抑制剂(他克莫司较环孢素更常使用)的治疗是肝移植后最常使用的免疫抑制治疗方案。

6.2 同种异植体再发生AIH

近30%(12%~46%)成人和儿童同种移植患者会再次发生AIH且平均再发时间为4.6年。肝移植后和终止使用激素后再发频率随时间延长而增加。再发的诊断标准包括:①血AST或ALT水平升高;②自身抗体持续存在;③高γ球蛋白血症和(或)IgG水平升高;④相应的肝脏病理学表现;⑤排除其他病因;⑥对皮质激素治疗有反应。目前尚无诊断再发AIH的前瞻性有效评分系统。已经报道的再发危险因素包括:免疫抑制治疗剂量不足和反应不充分(尤其是终止泼尼松使用)、1型AIH和HLA-DRB1*03或RB1*04阳性的受体。已经证明再发危险性与某些受体患者但并不是所有患者的HLA基因型HLA-DRB1*03或RB1*04有关。他克莫司或环孢素等主要的免疫抑制药物不会影响再发风险。

AIH再发的治疗是经验性的(表1-1-17),还没有对照试验的报道。泼尼松或泼尼龙的重新使用和优化钙调磷酸酶抑制剂剂量的治疗常有效。泼尼松联合硫唑嘌呤的治疗方案也是成功的。偶尔用他克莫司代替环孢素治疗也可能有效。西罗莫司对那些皮质激素和钙调磷酸酶抑制剂无反应的患者可能有益。基于这些报道,应使用合适剂量的泼尼松和硫唑嘌呤来治疗再发的AIH以控制AST或ALT水平,或增加皮质激素剂量、优化钙调磷酸酶抑制剂(尤其是他克莫司)的水平。如血AST或ALT水平不能正常化,在使用皮质激素和钙调磷酸酶抑制剂联合方案之外还需加用麦考酚酯(2g/d)。如果反应持续不充分,应使用环孢素代替他克莫司或西罗莫司代替钙调磷酸酶抑制剂。

表1-1-17 肝移植后再发和新出现AIH的诊断特征、治疗及预后

类 别	AIH再发	新发AIH
临床发现	2个月至12年内移植物失功能 无症状到移植物衰竭 可能只有在肝活检时检测到	AIH以外肝移植适应证 排除富含浆细胞的排异或浆细胞性肝炎
实验室发现	血清AST、ALT、IgG水平增加	血清AST、ALT、IgG水平增加
血清学标志	一些类似于之前AIH的抗体 ANA或SMA常见 LKM 1抗体少见	ANA,SMA,抗LKM1
组织学发现	小叶性肝炎,灶性坏死,假玫瑰花结(早期),界面性肝炎, 淋巴浆细胞浸润(晚期),小叶塌陷,融合或桥样坏死(严重)	界面性肝炎 淋巴浆细胞浸润
治疗	泼尼松30mg/d,以及AZA每日1~2mg/kg 在4~8周内泼尼松剂量减少到5~10mg/d 继续钙依赖磷酸酶抑制剂	儿童 •泼尼松(1~2mg/kg,<60mg/d)以及AZA (每日1~2mg/kg) •其他与成人复发性AIH相同 •与成人复发性AIH相同
拯救方案(经验性)	MMF代替AZA 换为钙依赖磷酸酶抑制剂 雷帕霉素	MMF代替AZA 雷帕霉素
预后	5年患者存活率86%~100% 移植物衰竭8%~50% 再移植33%~60% 在再移植肝脏内AIH复发33%~100%	儿童中优于成年人 生化缓解86% 再移植8% 患者存活95%

AIH再发患者的治疗预后与未再发AIH肝移植患者的预后相似。尽管仅有很小一部分患者进展为肝硬化或需再次移植,难治的再发的AIH患者如向同种异植体丢失进展必须考虑再移植。

（续表）

6.3 肝移植后新发生自身免型性肝炎

儿童和成人肝移植后都可能新发生 AIH。新发 AIH 的危险性似乎与肝移植最初的疾病无关。新发 AIH 的儿童患者肝移植的适应证包括：胆道闭锁、α_1 抗胰蛋白酶缺乏、Alagille 综合征、原发性家族性肝内胆汁淤积、原发性硬化性胆管炎和急性肝衰竭。成人肝移植的主要指征包括：PBC、PSC、酒精性肝硬化、丙型肝炎肝硬化、Wilson 病和急性肝衰竭。因此，所有儿童和成年患者在肝移植后发生同种异植体功能异常都应考虑新发 AIH 这一诊断。不管肝移植的最初指征是 AIH 还是其他疾病，已有治疗经验包括他克莫司、环孢素或西罗莫司方案上加用泼尼松，联合或不联用硫唑嘌呤。

推荐

（1）不明原因的肝功能异常患者都应考虑 AIH 的诊断，AIH 主要表现为慢性肝炎，也可急性发作甚至表现为急性肝衰竭。当有符合 AIH 的临床症状和体征、实验室检查异常（血清 ALT 或 AST 异常，血清总 IgG 或 γ 球蛋白增高）、血清学（ANA、SMA 和抗 LKM-1 或抗 LC1 阳性）及组织学表现（界面性肝炎），并排除能引起慢性肝炎的疾病包括病毒、遗传、代谢、胆汁淤积性疾病等，应考虑 AIH 这一诊断（Ⅰ类，B级）。临床、实验室、血清学或组织学表现少或不典型的疑似诊断病例应使用诊断评分系统进行评估（表 1-1-3，Ⅱa类，B级）。

（2）基于以 ANA 和 SMA（1 型 AIH）或抗 LKM1 和抗 LC1（Ⅱ型 AIH）的分类能够用来特征化临床综合征或标示临床研究中的血清学同质性，应常规检测抗 LKM1 以避免遗漏 2 型 AIH（Ⅱa类，C级）。

（3）传统自身抗体阴性的患者若怀疑是 AIH 时，应检测其他血清学指标，至少包括抗-SLA 和 pANCA（表 1-1-4，图 1-1-3，Ⅰ类，B级）。部分 AIH 患者循环自身抗体可表现阴性，特别是急性 AIH 或皮质激素治疗中的患者（Ⅰ类，C级）。

（4）同时有 AIH 和多内分泌疾病的患者必须通过检测有无自身免疫调节因子基因（AIRE 基因）典型突变以排除 APECED 综合征（Ⅰ类，C级）。

（5）建议对所有血清氨基转移酶异常、IgG 水平增高，肝组织学炎症活动度异常及肝硬度值增加的患者进行治疗，并一般需要终身治疗。对诱导缓解需要用泼尼松（龙）或布地奈德的激素诱导治疗。硫唑嘌呤是维持缓解选择的第一个药物。激素减量应根据患者个体反应和制定个体化方案。AIH 的治疗目标是获得完全生化和组织学缓解以阻止疾病进展。

（6）血清 AST 或 ALT 水平高于正常范围上限至少 10 倍以及血清 AST 或 ALT 水平高于正常范围上限 5 倍以上联合血清 γ 球蛋白水平高于正常范围至少 2 倍和（或）有桥接坏死或多腺泡坏死的组织学表现的病人应使用免疫抑制治疗（表 1-1-8，Ⅰ类，A级）。

（7）无症状和实验室、组织学表现轻度异常的成年患者也可考虑免疫抑制治疗，但是必须个体化且要平衡可能的治疗风险。可考虑在开始治疗之前向肝病专家咨询（Ⅱa类，C级）。

（8）轻微或无疾病活动和非活动性肝硬化的患者不推荐使用免疫抑制治疗，但是这些患者必须密切随访，一般每3~6个月复查（Ⅱa类，C级）。

（9）有严重的并存疾病（椎体压缩、精神病、脆性糖尿病、难以控制的高血压）的患者或已知对泼尼松耐药的患者不应使用免疫抑制治疗，除非疾病严重并进展，并采用能足够控制并存疾病的措施（Ⅲ类，C级）。治疗前必须让患者了解糖皮质激素治疗可能发生的不良反应（表1-1-9，Ⅰa类，C级）。

（10）硫唑嘌呤治疗的患者应注意骨髓抑制的发生。血细胞减少的患者在治疗前或治疗期间必须评估血巯基嘌呤甲基转移酶的活性（Ⅱa类，C级）。治疗前血细胞严重减少的患者（血白细胞计数低于$2.5×10^9$/L或血小板计数低于$50×10^9$/L）或已知巯基嘌呤甲基转移酶活性完全缺陷的患者应避免使用硫唑嘌呤治疗（Ⅲ类，C级）。

（11）成人AIH治疗方案应为：初始采用泼尼松30~40mg/d单药治疗，2周后每周逐渐减量至5~10mg/d维持治疗；或初始泼尼松每日20mg联合硫唑嘌呤50~150mg，2周后逐渐减量至5mg/d联合硫唑嘌呤维持治疗。联合方案为首选，等效剂量的泼尼龙可代替泼尼松（表1-1-9，Ⅰ类，A级）。治疗过程中应定期监测肝脏生化、血清IgG、自身抗体、HCC相关肿瘤标志物、腹部超声及肝硬度。

（12）儿童一经诊断，不管症状如何，都应使用免疫抑制治疗（Ⅰ类，C级）。儿童AIH因疾病过程更为严重因此采用较高的泼尼松剂量。儿童AIH治疗应使用泼尼松（每日1~2mg/kg；最大剂量60mg/d）并早期联合硫唑嘌呤（每日1~2mg/kg）或6-巯基嘌呤（每日1.5mg/kg）（表1-1-10，Ⅰ类，B级）。

（13）长期应用糖皮质激素治疗的患者应在基线监视骨病，检测骨盐密度，评估骨质疏松风险因素，然后每年检测25-羟维生素D（Ⅱa类，C级），并每2~3年复查骨密度。辅助治疗骨疾病的方法包括：经常重量负荷锻炼项目、补充维生素D、钙和适当使用骨活性药物如双膦酸盐（Ⅱa类，C级）。

（14）糖皮质激素治疗3个月后无反应的成人患者应进行胆管造影以排除PSC（Ⅱb类，C级）。所有同时具有AIH和IBD的成年患者都应行胆管造影以排除PSC（Ⅰ类，C级）。

（15）AIH-PBC重叠综合征患者推荐联合UDCA及免疫抑制剂的治疗。AIH-PSC重叠综合征的患者可考虑免疫抑制剂加用UDCA的治疗。

（16）如果之前没有接种疫苗或对这些病毒有感染风险，应在治疗前接种甲肝和乙肝疫苗（Ⅱa类，C级）。AIH合并HBV感染的患者应预防性接受恩替卡韦（ETV）或替诺福韦酯（TDF）或富马酸丙酚替诺福韦（TAF）治疗，然后再开始免疫抑制治疗。AIH合并HCV感染的患者应采用无干扰

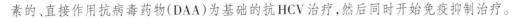

素的、直接作用抗病毒药物(DAA)为基础的抗HCV治疗,然后同时开始免疫抑制治疗。

(17)患者必须告知怀孕期间使用硫唑嘌呤的可能风险,怀孕期间应尽可能终止使用硫唑嘌呤(Ⅲ类,C级)。

(18)必须通过预产期前2周恢复标准治疗并在分娩后每隔3周密切监察血清AST或ALT水平至少3个月等方法来预防AIH的产后加重(Ⅱa类,C级)。

(19)治疗期间应每隔3~6个月监测血AST或ALT水平、总胆红素浓度、γ球蛋白、IgG水平的改善情况(Ⅱa类,C级)。治疗应持续到血AST或ALT水平、总胆红素浓度、γ球蛋白或IgG水平和肝脏组织学正常,没有炎症活动的表现(Ⅱa类,C级)。在至少24个月的治疗之后免疫治疗终止之前,患者应经历短时间的生化缓解期(Ⅱa类,C级)。

(20)传统治疗期间症状、实验室检查或组织学表现加重的患者采用泼尼松单药大剂量(60mg/d)治疗或泼尼松(30mg/d)联合硫唑嘌呤(150mg/d)治疗方案(Ⅱa类,C级)。

(21)连续治疗至少36个月后临床、实验室检查或组织学表现的改善并不能充分满足治疗终点的标准(不完全反应)。应长时间合理使用泼尼松治疗或通过调节硫唑嘌呤剂量来使症状消失和实验室检查稳定(Ⅱa类,C级)。

(22)应减少不耐受药物的剂量或终止其使用(Ⅱa类,C级)。

(23)撤药后的第一次复发应使用与最初治疗相同的泼尼松联合硫唑嘌呤的治疗方案,然后再使用单药治疗并逐渐减量至硫唑嘌呤(每日2mg/kg)长期维持治疗,或对硫唑嘌呤不耐受患者的无限期低剂量泼尼松治疗(<10mg/d)(Ⅱa类,C级)。

(24)对有过复发史的患者长期硫唑嘌呤或低剂量泼尼松维持治疗都应在治疗至少24个月之后且AST或ALT水平持续正常时在仔细评估复发—收益风险后才能尝试逐渐撤药(Ⅱa类,C级)。

(25)治疗失败的成人患者在考虑其他药物如环孢素、他克莫司或麦考酚酯之前,应使用高剂量泼尼松(60mg/d)或泼尼龙(30mg/d)联合硫唑嘌呤(150mg/d)治疗(Ⅱa类,B级)。

(26)在治疗失败患者中,麦考酚酯和环孢素是最经验性使用的替代治疗药物,且麦考酚酯(2mg/d口服)是目前最有希望的药物(Ⅱa类,C级)。

(27)尽管依从了最初的治疗方案,病情恶化的儿童应增加泼尼松和硫唑嘌呤的使用剂量,且可推荐行肝移植(Ⅱa类,C级)。

(28)发生肝硬化的活动性AIH患者的初始免疫抑制治疗与没有肝硬化的AIH患者的治疗相似。对AIH患者应监测HCC的发生,特别是肝硬化、反复复发、老年等有HCC发生风险因素的患者。AIH肝硬化患者应每6个月行肝脏超声检查以监测有无HCC的发生(Ⅱa类,C级)。HCC的治疗同其他肝病病因相关HCC的处理。

(29)急性严重AIH患者应考虑先进行泼尼龙40mg/d治疗2周,对治疗无反应者应停止这一治疗,伴慢加急性肝衰竭(ACLF)的AIH患者接受泼尼龙40mg/d治疗1个月然后逐渐减量可减少ICU停留时间并改善90d存活。

(30)对AIH伴急性肝衰竭、MELD评分≥15的失代偿肝硬化或那些符合移植标准HCC的患者应考虑行肝移植(I类,C级)。

(31)移植后AIH复发的患者应使用标准剂量的泼尼松和硫唑嘌呤治疗以控制AST或ALT水平或增加皮质激素剂量和优化钙调磷酸酶抑制剂水平(尤其是他克莫司)(Ⅱa类,C级)。

(32)疾病复发后如果血AST或ALT持续不能正常化,应调整皮质激素和钙调磷酸酶抑制剂联合方案,加用麦考酚酯(2g/d)(Ⅱa类,C级)。疾病复发后如果治疗反应持续不充分,应使用环孢素代替他克莫司或用西罗莫司代替钙调磷酸酶抑制剂(Ⅱa类,C级)。

(33)所有儿童和成年患者在LT后发生同种异植体功能失常时都应考虑再发或新发生AIH的诊断。不管LT的最初指征是AIH还是其他疾病(Ⅱa类,C级)。再发AIH应重新使用皮质激素或增加剂量的皮质激素联合最佳剂量的钙调磷酸酶抑制剂治疗(Ⅱa类,C级)。再发AIH治疗反应不完全者应在皮质激素联合钙调磷酸酶抑制剂方案基础上加用硫唑嘌呤(每日1.0~2.0mg/kg)或麦考酚酯(2.0g/d)(Ⅱa类,C级)。如果治疗反应持续不完全,应使用环孢素代替他克莫司或用西罗莫司代替钙调磷酸酶抑制剂(Ⅱa类,C级)。

(34)进展为同种异植物衰竭的难治性AIH新发或再发患者必须考虑再移植(Ⅱa类,C级)。

解读指南

1. Manns MP, Czaja AJ, Gorham JD, et, al. Diagnosis and management of autoimmune hepatitis. American Association for the Study of Liver Diseases. Hepatology, 2010, 51(6): 2193-213. doi: 10.1002/hep.23584.

2. Mack CL, Adams D, Assis DN, et, al. Diagnosis and management of autoimmune hepatitis in adults and children: 2019 practice guidance and guidelines from the American Association for the Study of Liver Diseases. Hepatology, 2020, 72(2): 671-722. doi: 10.1002/hep.3106

3. Wang G, Tanaka A, Zhao H, et, al. The Asian Pacific Association for the Study of the Liver clinical practice guidance: the diagnosis and management of patients with autoimmune hepatitis. Hepatol Int. 2021 Apr, 15(2):223-257. doi: 10.1007/s12072-021-10170-1.

第二章　自身免疫性肝炎病例

病　例　1

病史摘要

　　患者,女,26岁。反复肝功能异常4年,腹胀并加重1周于2019年1月14日来院。

　　4年前体检发现肝功能异常于当地医院诊断自身免疫性肝炎予糖皮质激素治疗2年,肝功能改善但未完全恢复。因激素不良反应、面部痤疮停用泼尼松1年半。近1周觉腹胀并加重,检查彩超示肝硬化超声改变、胆囊壁水肿、脾大、腹腔积液。

　　否认既往病毒性肝炎病史,否认外伤手术史。

　　查体:一般可,面部痤疮,颈中部见蜘蛛痣(图1-2-1),腹膨软,中上腹压痛感,肝肋下未及,脾脐上1指,腹部未及包块,移动性浊音(+)。

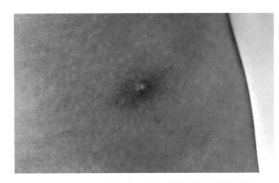

图 1-2-1　颈部蜘蛛痣,为肝硬化特征性体征之一

实验室检查

　　2019年1月14日肝功能检查总胆红素:95.8μmol/L;直接胆红素:59.1μmol/L;总蛋白:69g/L,白蛋白:25g/L;球蛋白:44g/L;白球比值:0.6;蛋白电泳Alb 38.9%,蛋白电泳α_1:3.4%,蛋白电泳α_2:5.2%,蛋白电泳β:8.1%,蛋白电泳γ:44.4%,ALT 248U/L;AST 280U/L;ALP 209U/L;GGT 147U/L;总胆汁酸106.4μmol/L;乳酸脱氢酶:347U/L;前白蛋白<0.08g/L。

　　血常规检查红细胞计数3.71×10^{12}/L;血红蛋白128g/L;红细胞比容:37.5%;平均红细胞体积:101.1fL;平均血红蛋白量:34.5pg;平均血红蛋白浓度:341g/L;血小板计数:45×10^9/L;白细胞计数:5.27×10^9/L;中性粒细胞百分比:63.0%;淋巴细胞百分比:23.5%;单核细胞百分比:11.6%;嗜酸性粒细胞百分比:1.7%;嗜碱性粒细胞百分比:0.2%;中性粒细胞计数:3.3×10^9/L;淋巴细胞数:1.2×10^9/L;单核细胞数:0.61×10^9/L;嗜酸性粒细胞数:0.09×10^9/L;嗜碱性粒细胞数:0.01×10^9/L;红细胞体积分布宽度CV:15.9%;红细胞体积分布宽度SD:

59.7fL。

凝血酶原时间：15.6s，凝血酶原比值1.34，国际正常化比值1.36，凝血酶时间19.2s，活化部分凝血活酶时间32.1s；纤维蛋白原161mg/dL，免疫球蛋白G 31.09g/L；免疫球蛋白M 3.66g/L；补体C3 0.47g/L；补体C4<0.06g/L；总补体测定18.0IU/mL。

自身抗体检查抗核抗体：颗粒1:1000；浆纤维1:100；抗线粒体抗体M2亚型抗体（－）；抗可溶性肝/肝胰抗原抗体（－）；抗肝溶质抗原Ⅰ型抗体（－）；抗肝肾微粒体Ⅰ型抗体（－）。

餐后血糖6.2mmol/L。

辅助检查

2019年1月14日：彩超（肝脾及门脉）：肝肋下斜切86mm或肝脏肋下未及肿大，剑下纵切38mm或两指，肝区回声增强增粗呈结节状；门脉主干内径10mm，右支内径7mm，流速0.20m/s，主干及左右支血流通畅，为向肝血流，流速曲线正常，脾门处脾静脉内径9mm；血流通畅，肝静脉血流通畅，脾肋间切54mm或脐上1指，肝前见12mm无回声区，下腹部见109mm无回声区。

消化科专家分析(一)

（1）诊断与诊断依据

1）自身免疫性肝炎　患者为年轻女性，自身抗体ANA阳性（1:1000，ANA为1型AIH的分型标志），血清转氨酶和IgG升高（高γ球蛋白血症），虽然没有肝穿刺病理检查，但既往发作激素治疗有效，撤药后复发，均支持AIH诊断。患者既往没有病毒性肝炎等传染病史，检查其他肝病病因如乙型及丙型肝炎病毒标志物（－）。根据国际AIH小组修订的原始评分系统，该患者可获得>17分的明确诊断。

2）肝硬化失代偿期　自身免疫性肝炎进展会最终导致肝硬化。患者本次就诊不仅有转氨酶增高的肝损伤表现，还有白蛋白及前白蛋白水平下降、凝血酶原时间延长的肝功能失代偿表现，以及脾肿大、脾功能亢进（血小板减少）、腹水的门脉高压表现，Child-Pugh评分C级（10分）（表1-2-1）。

（2）鉴别诊断

1）病毒性肝炎：乙型、丙型肝炎病毒感染是引起慢性肝炎、肝硬化的常见病因，可通过检查病毒标志物协助诊断，如HBV标志物（"三对半"）、HBV DNA、HCV抗体及HCV RNA。该患者均为阴性，因此排除慢性病毒性肝炎所致肝硬化。

2）酒精性肝病：长期大量饮酒可以导致慢性酒精性肝病，最终可进展为酒精性肝硬化，长期大量饮酒超过5年，乙醇量男性≥40g/d、女性≥20g/d，或2周内有大量饮酒史（≥80g/d）[乙醇量（g）=饮酒量（ml）×乙醇含量（%）×0.8]，酒精性肝损伤还可增加患者对HBV、HCV的易感性。慢性肝病患者对酒精引起的肝损伤敏感性增高。患者年轻女性，否认长期大量饮酒史，因此排除酒精性肝病。

表1-2-1　病例1患者Child-Pugh Turcotte（CPT）评分

	1分	2分	3分	患者评分
肝性脑病	无	轻中度（1~2） 药物可控制	中重度（3~4） 难以控制	1
腹水	无	轻 药物可控制	难以控制	2
胆红素（mg/dL）				
其他病因引起的肝硬化	<34	34~51	>51	3
原发性胆汁性肝硬化或硬化性胆管炎	<68（4）	68~170（4~10）	>170（10）	
白蛋白（g/dL）	>35	28~35	<28	3
凝血酶原时间延长（s）	1~3	4~6	>6	1

注：CPT：A（5~6分），B（7~9分），C（10~15分）。

3）非酒精性脂肪性肝病：是指除外过量饮酒及其他特异的肝损伤因素，而与代谢综合征和胰岛素抵抗有关的肝细胞内过多脂肪沉积性疾病。肥胖、2型糖尿病、高脂血症等代谢综合征是非酒精性脂肪性肝病的危险因素。NAFLD的疾病谱是从非酒精性脂肪肝到出现非酒精性脂肪性肝炎、进而发生肝纤维化和肝硬化的肝脏异常变化的过程，并会进展为失代偿期肝硬化和发生肝癌。肝纤维化的发生是NAFLD全因和肝脏相关疾病死亡的重要预测因子，并且纤维化分期越高，肝脏相关死亡风险呈指数增加。

4）药物或毒物：长期服用对肝脏有损害的药物或长期反复接触化学毒物均可引起药物性或中毒性肝炎，最后演变为肝硬化。

5）肝脏血液循环障碍：慢性右心衰竭、慢性缩窄性心包炎、布加综合征、肝小静脉闭塞病等引起肝内长期淤血、缺氧，最终可演变为肝硬化。

6）血吸虫病：血吸虫卵在门静脉分支中堆积，造成嗜酸性粒细胞浸润，纤维组织增生，导致窦前区门静脉高压，在此基础上发展为血吸虫性肝硬化。

7）遗传和代谢性疾病：如铜代谢异常引起的肝豆状核变性（Wilson病）、铁代谢异常引起的血色病，以及肝糖原累积症等遗传性疾病均可引起肝硬化。

（3）处理

2019年1月16日开始用药：扶正化瘀胶囊每日3次，每次4粒，口服；法莫替丁（信法丁）片每日2次，每次1片20mg，口服；醋酸泼尼龙片5mg/粒，每日1次，每次6粒，口服；熊去氧胆酸胶囊（优思弗）每日2次，每次1片，口服；螺内酯片每日1次，每次5粒，口服；硫唑嘌呤片50mg/片，每日1次，每次1片，口服；呋塞米片每日1次，口服，每次2粒；8-11-复方氨基酸胶囊（和安）每日3次，每次2粒，口服。

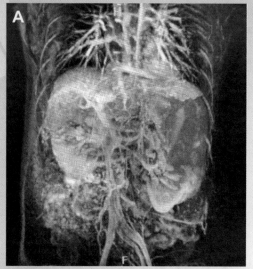

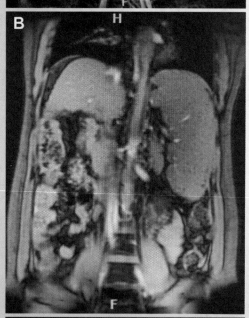

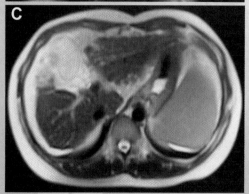

图1-2-2　门静脉增强MRA

（A）门静脉主干及左右支稍增粗，食管下端及胃底静脉曲张；（B）肝硬化，脾肿大；（C）少量腹水

以下为每月随访肝功能等检查的情况，显示腹水消退，肝功能逐渐改善：

2019年2月18日肝功能、肾功能、糖代谢：总胆红素：45.2μmol/L，直接胆红素：24.4μmol/L；总蛋白：68g/L，白蛋白：32g/L；球蛋白36g/L；ALT 90U/L，AST 65U/L，ALP 151U/L，GGT 96U/L；总胆汁酸139.3μmol/L；乳酸脱氢酶：360U/L；前白蛋白<0.11g/L；尿素：4.1mmol/L；肌酐：45μmol/L；估算肾小球滤过率（根据CKD-EPI方程）：>120ml/min/1.73m²；尿酸213μmol/L；钠：137mmol/L；钾：4.6mmol/L；氯：104mmol/L；二氧化碳：23mmol/L；阴离子隙：10mmol/L。

血常规：红细胞计数4.08×10¹²/L；血红蛋白145g/L；红细胞比容：42.3%；平均红细胞体积：103.7fL；平均血红蛋白量：35.5pg；平均血红蛋白浓度：343g/L；血小板计数：53×10⁹/L；白细胞计数：10.95×10⁹/L；中性粒细胞百分比：67.7%；淋巴细胞百分比：24.7%；单核细胞百分比：6.3%；嗜酸性粒细胞百分比：1.0%；嗜碱性粒细胞百分比：0.3%；中性粒细胞计数：7.4×10⁹/L；淋巴细胞数：2.7×10⁹/L；单核细胞数：0.69×10⁹/L；嗜酸性粒细胞数：0.11×10⁹/L；嗜碱性粒细胞数：0.03×10⁹/L；红细胞体积分布宽度CV：18.6%；红细胞体积分布宽度SD：69.5fL。平均血小板体积：12.1fL；血小板压积：0.06%；大血小板比率：41.8%；血小板分布宽度：14.6%。

凝血酶原时间13.9s；凝血酶原时间比值1.28，国际正常化比值1.28。

自身抗体 抗线粒体M2亚型抗体（－）；抗可溶性肝/肝胰抗原抗体（－），抗肝溶质抗原Ⅰ型抗体（－）；抗肝肾微粒体Ⅰ型抗体（－）。

门静脉增强MRA：门静脉主干及左右支稍增粗，管腔内造影剂充填均匀，未见充盈缺损影，食管下端及胃底静脉迂曲增粗，肝脏表面凹凸不平，脾脏增大。影像学诊断：门静脉主干及左右支稍增粗，食管下端及胃底静脉曲张，肝硬化，脾肿大（图1-2-2）。

2019年3月11日肝功能、肾功能、糖代谢：总胆红素：45.1μmol/L，直接胆红素：18.6μmol/L；总蛋白：63g/L，白蛋白：

32g/L;球蛋白31g/L;白球比值:1.0;蛋白电泳Alb 49.9%,蛋白电泳α$_1$:3.8%,蛋白电泳α$_2$:7.4%,蛋白电泳β:9.0%,蛋白电泳β:29.9%,ALT 80U/L,AST 64U/L,ALP 111U/L,GGT 94U/L;总胆汁酸158.1μmol／L;乳酸脱氢酶:324U/L;前白蛋白0.14g/L。

血常规检查红细胞计数3.89×10^{12}/L;血红蛋白143g/L;血细胞比容:42.2%;平均红细胞体积:108.5fL;平均血红蛋白量:36.8pg;平均血红蛋白浓度:339g/L;血小板计数:43×10^9/L;白细胞计数:9.10×10^9/L;中性粒细胞百分比:70.2%;淋巴细胞百分比:20.0%;单核细胞百分比:9.1%;嗜酸性粒细胞百分比:0.5%;嗜碱性粒细胞百分比:0.2%;中性粒细胞计数:6.4×10^9/L;淋巴细胞数:1.8×10^9/L;单核细胞数:0.83×10^9/L;嗜酸性粒细胞数:0.05×10^9/L;嗜碱性粒细胞数:0.02×10^9/L;红细胞体积分布宽度CV:17.3%;红细胞体积分布宽度SD:69.9fL;平均血小板体积:12.6fL;血小板压积:0.05%;大血小板比率:45.7%;血小板分布宽度19.4%;血清淀粉样蛋白A:15.5mg/L。

凝血酶原时间13.3s;凝血酶原时间比值1.22;国际正常化比值1.22。

2019年4月20日肝功能、肾功能、糖代谢:总胆红素:27.2μmol/L,直接胆红素:8.7μmol/L;总蛋白:60g/L,白蛋白:33g/L;球蛋白27g/L;ALT 54U/L,AST 51U/L,ALP 81U/L,GGT 72U/L;总胆汁酸113.5μmol/L;乳酸脱氢酶:351U/L;前白蛋白0.14g/L;

血常规:红细胞计数4.11×10^{12}/L;血红蛋白148g/L;血细胞比容:44.0%;平均红细胞体积:107.1fL;平均血红蛋白量:36.0pg;平均血红蛋白浓度:336g/L;血小板计数:34×10^9/L;白细胞计数:7.87×10^9/L;中性粒细胞百分比:69.0%;淋巴细胞百分比:22.6%;单核细胞百分比:7.8%;嗜酸性粒细胞百分比:0.5%;嗜碱性粒细胞百分比:0.1%;中性粒细胞计数:5.4×10^9/L;淋巴细胞数:1.8×10^9/L;单核细胞数:0.61×10^9/L;嗜酸性粒细胞数:0.04×10^9/L;嗜碱性粒细胞数:0.01×10^9/L;红细胞体积分布宽度CV:14.5%;红细胞体积分布宽度SD:57.3fL;平均血小板体积:12.8fL;血小板压积0.04%;大血小板比积:47.9%;血小板分布宽度:16.3%。

血清淀粉样蛋白A 2.4mg/L。

凝血酶原时间13.6s;凝血酶原时间比值1.25;国际正常化比值1.25。

消化科专家分析(二)

该患者经过3个月的泼尼龙(30mg/d)联合AZA(50mg/d)治疗,肝功能胆红素、肝酶显著改善至接近正常,反映出免疫抑制剂治疗下病情缓解,但因患者为AIH复发病例,并已发生肝硬化失代偿,因此考虑激素逐渐减量至小剂量维持治疗,并定期随访监测。

2019年4月20日肝功能较前明显改善,激素开始减量,每月减少5mg。

用药:醋酸泼尼龙片每日1次,口服,每次5粒,5mg/粒,口服;扶正化瘀胶囊每日3次,每次4粒,口服;螺内酯片每日1次,口服,每次2粒,口服;硫唑嘌呤片每日1次,口服,50mg/片,每次1片,口服;熊去氧胆酸胶囊(优思弗)每日2次,每次1粒,口服;呋塞米片每日1次,每次1粒,口服;8-11-复方氨基酸胶囊(和安)每日3次,每次1粒,口服。

2019年7月13日肝功能、肾功能、糖代谢:总胆红素:27.8μmol/L,直接胆红素:8.3μmol/L;总蛋白:61g/L,白蛋白:38g/L;球蛋白23g/L;白球比值:1.7;蛋白电泳Alb 55.0%,蛋白电泳α_1:3.8%,蛋白电泳α_2:8.8%,蛋白电泳β:10.0%,蛋白电泳γ:22.4%,ALT 33U/L,AST 36U/L,ALP 74U/L,GGT 45U/L;总胆汁酸60.6μmol/L;乳酸脱氢酶:264U/L;前白蛋白0.13g/L;血清淀粉样蛋白A 1.2mg/L,凝血酶原时间14.9s;凝血酶原时间比值1.37;国际正常化比值1.37。

血常规:红细胞计数4.14×10¹²/L;血红蛋白141g/L;血细胞比容:43.4%;平均红细胞体积:104.8fL;平均血红蛋白量:34.1pg;平均血红蛋白浓度:325g/L;血小板计数:36×10⁹/L;白细胞计数:8.27×10⁹/L;中性粒细胞百分比:73.6%;淋巴细胞百分比:16.9%;单核细胞百分比:8.5%;嗜酸性粒细胞百分比:0.6%;嗜碱性粒细胞百分比:0.4%;中性粒细胞计数:6.1×10⁹/L;淋巴细胞数:1.4×10⁹/L;单核细胞数:0.70×10⁹/L;嗜酸性粒细胞数:0.05×10⁹/L;嗜碱性粒细胞数:0.03×10⁹/L;红细胞体积分布宽度CV:14.5%;红细胞体积分布宽度SD:56.3fL。

2019年8月26日肝功能、肾功能、糖代谢:总胆红素:35.9μmol/L,直接胆红素:9.2μmol/L;总蛋白:62g/L,白蛋白:36g/L;球蛋白26g/L;白球比值:1.4;蛋白电泳Alb 58.9%,蛋白电泳α_1:3.4%,蛋白电泳α_2:7.6%,蛋白电泳β:8.9%;蛋白电泳γ:21.2%,ALT 27U/L,AST 32U/L,ALP 63U/L,GGT 40U/L;总胆汁酸80.7μmol/L;乳酸脱氢酶:238U/L;前白蛋白0.12g/L;PT 15.2秒,凝血酶原时间比值1.39,国际正常化比值1.40。

血常规检查红细胞计数3.85×10¹²/L;血红蛋白132g/L;红细胞压积:40.0%;平均红细胞体积:103.9fL;平均血红蛋白量:34.3pg;平均血红蛋白浓度:330g/L;血小板计数:39×10⁹/L;白细胞计数:5.00×10⁹/L;中性粒细胞百分比:70.4%;淋巴细胞百分比:19.8%;单核细胞百分比:8.6%;嗜酸性粒细胞百分比:1.0%;嗜碱性粒细胞百分比:0.2%;中性粒细胞计数:3.5×10⁹/L;淋巴细胞数:1.0×10⁹/L;单核细胞数:0.43×10⁹/L;嗜酸性粒细胞数:0.05×10⁹/L;嗜碱性粒细胞数:0.01×10⁹/L;红细胞体积分布宽度CV:14.3%;红细胞体积分布宽度SD:54.4fL。

2019年10月21日肝功能、肾功能、糖代谢:总胆红素:23.9μmol/L,直接胆红素:7.6μmol/L;总蛋白:63g/L,白蛋白:35g/L;球蛋白28g/L;白球比值:1.3;蛋白电泳Alb 55.3%,蛋白电泳α_1:3.7%,蛋白电泳α_2:3.1%,蛋白电泳β:13.3%。蛋白电泳γ:24.6%,ALT 26U/L,AST 35U/L,ALP 77U/L,GGT 30U/L;总胆汁酸64.6μmol/L;乳酸脱氢酶:270U/L;前白蛋白0.11g/L。

凝血酶原时间(PT)15.4s,凝血酶原时间比值1.41,国际正常化比值1.42。

彩超:盆腔少量积液。

2019年12月16日肝功能、肾功能、糖代谢:总胆红素:38.9μmol/L,直接胆红素:9.9μmol/L;总蛋白:67g/L,白蛋白:39g/L;球蛋白28g/L;白球比值:1.4;蛋白电泳Alb 55.2%,蛋白电泳α_1:3.7%,蛋白电泳α_2:8.2%,蛋白电泳β:9.5%。

蛋白电泳γ:23.4%,ALT 41U/L,AST 42U/L,ALP 73U/L,GGT 122U/L;总胆汁酸47.5μmol/L;乳酸脱氢酶:228U/L;前白蛋白0.143g/L;胆碱酯酶:5455U/L。

血常规：红细胞计数 $4.42×10^{12}/L$；血红蛋白 142g/L；血细胞比容：42.8%；平均红细胞体积：100.9fL；平均血红蛋白量：33.5pg；平均血红蛋白浓度：33.6g/L；血小板计数：$45×10^9/L$；白细胞计数：$5.62×10^9/L$；中性粒细胞百分比：68.7%；淋巴细胞百分比：21.2%；单核细胞百分比：8.5%；嗜酸性粒细胞百分比：1.2%；嗜碱性粒细胞百分比：0.4%；中性粒细胞计数 $3.9×10^9/L$；淋巴细胞数：$1.2×10^9/L$；单核细胞数：$0.48×10^9/L$；嗜酸性粒细胞数：$0.07×10^9/L$；嗜碱性粒细胞数：$0.02×10^9/L$；红细胞体积分布宽度 CV：14.5%；红细胞体积分布宽度 SD：53.1fL；平均血小板体积：12.0fL；血小板压积：0.05%；大血小板比率：39.8%；血小板体积分布宽度：16.1%。

凝血酶原时间 14.8s；凝血酶原时间比值 1.30；国际正常化比值 1.31。

处理：继续维持目前治疗方案，每3个月随访相关指标。

处方：醋酸泼尼龙片 7.5mg 每日1次，口服；硫唑嘌呤片 1盒，每次1片，每日1次，口服；甘草酸二铵肠溶胶囊（天晴甘平）6盒，每次2片，每日3次，口服；利可君（利血生）片 1盒，每次1片，每日3次，口服；8月 11日复方氨基酸胶囊（和安）3盒，每次1片，每日3次，口服；熊去氧胆酸胶囊（优思弗）0.25，每日2次，口服。

2021年11月5日肝功能、肾功能、糖代谢：总胆红素：29.0μmol/L；直接胆红素：10.4μmol/L；总蛋白：68g/L，白蛋白：40g/L；球蛋白28g/L；白球比值：1.4；蛋白电泳 Alb 54.2%，蛋白电泳 α_1：3.3%，蛋白电泳 α_2：8.1%，蛋白电泳 β：8.6%；蛋白电泳 γ：25.8%，ALT 60U/L，AST 64U/L，ALP 78U/L，GGT 26U/L；总胆汁酸 11.5μmol/L；乳酸脱氢酶：212U/L；前白蛋白 0.123g/L；胆碱酯酶：5222U/L。

血常规：红细胞计数 $3.70×10^{12}/L$；血红蛋白 128g/L；血细胞比容：36.5%；平均红细胞体积：98.6fL；平均血红蛋白量：34.6pg；平均血红蛋白浓度：351g/L；血小板计数：$39×10^9/L$；白细胞计数：$3.00×10^9/L$；凝血酶原时间 15.1s；凝血酶原时间比值 1.28；国际正常化比值 1.29。

处理：继续维持目前小剂量皮质激素联合硫唑嘌呤的维持治疗方案，每3个月随访相关指标。

处方：醋酸泼尼龙片 5mg，每日1次，口服；硫唑嘌呤片 1盒，每次1片，每日1次，口服；扶正化瘀片，每次2片，每日3次，口服。

病 例 2

病史摘要

患者女性，80岁。发现皮肤巩膜黄染1周，伴下肢水肿、腹胀。

患者1周前发现皮肤巩膜黄染，同时伴下肢水肿、腹胀、排尿不畅，服用抗生素（可能过量，具体不详）后发生尿色加深变红，立即于外院就诊，查肝功能、PT异常，尿常规白细胞、红细胞+，彩超提示腹腔积液,双侧胸腔积液。腹部CT平扫:右肺中叶及下叶肺膨胀不全,两侧胸腔少量积液;冠状动脉硬化,腹腔积液,肝硬化可能,胆囊多发结石。心电图:窦性心动过速,Q-T间期延长,T波改变。

既往史:甲状腺功能减退、高血压、糖尿病、尿路感染、冠心病、胆结石病。否认饮酒史,否认肝炎及结核病史。否认手术史及过敏史。服用保健品数年,具体成分不详。

查体:神志清,一般可。皮肤、巩膜黄染,腹软,无压痛,移动性浊音(+),双下肢凹陷性水肿。

实验室检查

2021年12月29日肝功能:总胆红素:217.1μmol/L;直接胆红素:151.0μmol/L;总蛋白:65g/L,白蛋白:27g/L;球蛋白:38g/L;白球比值:0.7;蛋白电泳Alb 43.0%,蛋白电泳α_1:3.8%,蛋白电泳α_2:5.4%,蛋白电泳β:9.8%,蛋白电泳γ:38.0%,ALT 310U/L;AST 221U/L;ALP 217U/L;GGT 152U/L;总胆汁酸113.4μmol/L;乳酸脱氢酶:293U/L;胆碱酯酶2586U/L,前白蛋白<0.08g/L。

肾功能:尿素11.9mmol/L,肌酐100μmol/L,估算肾小球滤过率(根据CKD-EPI方程)46ml/(min·1.73m²),尿酸401μmol/L。

葡萄糖8.1mmol/L,糖化白蛋白24.8%;糖化血红蛋白5.7%。

血常规:红细胞计数4.17×10¹²/L;血红蛋白132g/L;血细胞比容:36.8%;平均红细胞体积:88.2fL;平均血红蛋白量:31.7pg;平均血红蛋白浓度:359g/L;血小板计数:225×10⁹/L;白细胞计数:9.96×10⁹/L;中性粒细胞百分比:66.8%;淋巴细胞百分比:20.1%;单核细胞百分比:12.0%;嗜酸性粒细胞百分比:0.8%;嗜碱性粒细胞百分比:0.3%;中性粒细胞计数:6.7×10⁹/L;淋巴细胞数:2.0×10⁹/L;单核细胞数:1.2×10⁹/L;嗜酸性粒细胞数:0.08×10⁹/L;嗜碱性粒细胞数:0.03×10⁹/L;红细胞体积分布宽度CV:22.4%;红细胞体积分布宽度SD:70.2fL。

凝血酶原时间:18.9s,凝血酶原比值1.67,国际正常化比值1.70,凝血酶时间23.5s,活化部分凝血活酶时间32.4s;纤维蛋白原149mg/dL,D-二聚体3.29mg/L。

免疫球蛋白G 25.42g/L;免疫球蛋白M 1.85g/L;补体C3 0.40g/L;补体C4 0.09g/L;总补体测定18.5IU/mL。

自身抗体:抗核抗体:浆颗粒1:1000;抗线粒体抗体(−);抗平滑肌抗体(−);抗线粒体抗体M2亚型抗体(−);抗可溶性肝/肝胰抗原抗体(±);抗肝溶质抗原Ⅰ型抗体(−);抗肝肾微粒体I型抗体(−)。

甲肝病毒抗体IgM(−);乙肝病毒表面抗原(−);乙肝病毒表面抗体96.5mIU/mL;乙肝病毒e抗原(−)0.091;乙肝病毒e抗体(+)0.753COI;乙肝病毒核心抗体(+)0.008COI;丙肝病毒抗体(−)0.0612COI;戊肝病毒抗体IgG(−);戊肝病毒抗体IgM(−);EB病毒壳抗体IgA(−);EB病毒壳抗体IgM(−);巨细胞病毒IgG>500U/mL;巨细胞病毒IgM(−)0.855COI。

CEA 8.4ng/mL,CA199 70.3U/L,CA125 484U/mL。

尿常规:尿隐血(-),白细胞酯酶:阴性;红细胞计数25/μL;白细胞计数5/μL。

甲状腺功能:三碘甲状腺原氨酸1.0nmol/L,甲状腺素75.0nmol/L,游离三碘甲状腺原氨酸:1.9pmol/L,游离甲状腺素:16.2pmol/L,超敏促甲状腺激素0.120μIU/mL;抗甲状腺球蛋白抗体:2928.0IU/mL;抗甲状腺过氧化物酶抗体:<9.01IU/mL;促甲状腺激素受体抗体:<0.8IU/L;反三碘甲状腺原氨酸:30.65ng/dL;促甲状腺激素受体刺激性抗体:<0.10IU/L,皮质醇:197.0nmol/L。

辅助检查

2021年1月5日腹部彩超:胆囊结石,大量腹水。

2021年1月6日上腹部MRI平扫+增强+DWI+MRCP(图1-2-3):肝硬化,食管下段、胃底静脉曲张,胆囊结石,肝及左肾囊肿,局部网膜增厚,腹腔积液。

2021年1月4日心脏超声:室间隔基底段增厚,主动脉钙化。

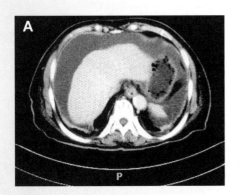 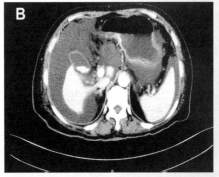

图1-2-3　AIH病例2上腹部MRI平扫+增强+DWI+MRCP

(A)肝硬化,食管下段、胃底静脉曲张;(B)胆囊结石,腹腔积液。

消化科专家分析

(1)主要诊断与诊断依据

1)自身免疫性肝炎:本例患者结合自身抗体ANA、抗可溶性肝/肝胰抗原抗体阳性,免疫球蛋白IgG升高,合并甲状腺、糖尿病自身免疫相关疾病,通过病毒标志物检查可排除病毒性肝炎,应考虑AIH可能。根据国际AIH小组修订的原始评分系统(表1-2-2),该患者可获得16分的明确诊断。AIH可有类似病毒性肝炎活动或药物中毒性肝炎的急性重型表现,有时甚至可表现为急性肝衰竭,并且尚未认识的慢性疾病可突然恶化或变为急性。该患者本次发病就表现为胆汁淤积性肝损伤(血胆红素及肝酶显著异常)伴有肝功能失代偿(低白蛋白血症及凝血酶原时间延长)。

2)自身免疫性肝硬化:自身免疫性肝炎进展会最终导致肝硬化。患者本次就诊虽类似急性起病,但除

表1-2-2　AIH病例2患者的Child-Pugh Turcotte(CPT)评分

	1分	2分	3分	患者评分
肝性脑病	无	轻中度(1~2) 药物可控制	中重度(3~4) 难以控制	1
腹水	无	轻 药物可控制	难以控制	2
胆红素(μmol/L)				
其他病因引起的肝硬化	<34	34~51	>51	3
原发性胆汁性肝硬化/硬化性胆管炎	<68	68~170	>170	
白蛋白(g/L)	>35	28~35	<28	3
凝血酶原时间延长(s)	1~3	4~6	>6	2

注:CPT:A级为5~6分,B级为7~9分,C级为10~15分。

氨基转移酶增高的肝损伤表现,还有白蛋白及前白蛋白水平下降、凝血酶原时间延长的肝功能失代偿表现,以及影像学提示肝硬化,食管下段、胃底静脉曲张及腹水的门脉高压表现,Child-Pugh评分C级(11分)。可诊断失代偿期肝硬化。

(2)鉴别诊断

1)药物或毒物诱导的肝损伤:患者为老年女性,合并疾病多,用药复杂,发生肝损伤应与药物性肝损伤鉴别。长期服用对肝脏有损害的药物或长期反复接触化学毒物均可引起药物性或中毒性肝炎,最后演变为肝硬化。药物性肝损伤(drug-induced liver injury,DILI)是指药物和(或)其代谢产物引起的不同程度和类型的肝脏病变,是引起肝损伤的常见病因。目前已发现有上千种药物有潜在的肝毒性(见LiverTox和HepaTox网站),包括医学处方药物以及因治疗、营养等目的使用的非处方药物、中草药、保健品、膳食补充剂。不同药物可导致相同类型肝损伤,同种药物也可导致不同类型的肝损伤。DILI占非病毒性慢性肝炎的20%~50%,是引起暴发性肝衰竭的重要病因之一(50%以上)。DILI中只有少部分由剂量依赖的毒性药物引起,而绝大多数是在推荐剂量下发生的个体对药物或其代谢产物的特异质性反应,难以预测,无特异性诊断标志物,发病与遗传易感因素、药物的理化和毒理性质以及环境因素有关。

临床支持DILI的诊断依据有:

A.使用已知有肝毒性的药物(如化疗、抗结核、某些抗生素类药物);

B.血液药物分析阳性(如对乙酰氨基酚-蛋白加合物,吡咯-蛋白加合物);

C.肝活检有药物沉积(如维生素A自发荧光)及小囊泡性脂肪肝、嗜伊红细胞、小叶中央坏死、胆管损伤等肝损伤证据。

D.药物过敏或过敏性疾病表现:任何相关的过敏反应如皮疹和嗜酸性粒细胞增多对诊断DILI十分重要。药物过敏反应具以下特点:①服药开始后5~90d及距最后一次用药15d之内出现肝功能障碍。②首发症状主要为发热、皮疹、皮肤瘙痒和黄疸等。③发病初期外周血嗜酸性粒细胞上升(达6%以上)或白细胞增加。④药物敏感试验(淋巴细胞培养试验、皮肤试验)为阳性,血清中有自身抗体。⑤偶然再次用药时可再引起肝病。对于药物过敏反应所致的肝病具①④或①⑤者可以确诊;具①②或①③者可以拟诊。

E. 时序特点:包括以下几个方面:①可疑药物的给药到出现肝损伤的时间间隔多在1~12周。但既往已有对该种药物的暴露史或致敏史的患者可能在较短的时间内发病(1~2d)。1年以前服用的药物基本排除是急性肝炎的诱因。②停药后肝功能异常和肝损伤好转,常常数周内完全恢复。如果停药后临床表现在几天内消失而氨基转移酶在1周内下降超过50%以上,则对诊断非常有意义。③偶然再次给予损伤药物引起肝功能异常的复发。但不可故意重新给予可疑损伤药物,以免引起严重肝损伤的危险,特别是免疫致敏性肝炎,重新给药有时会引起暴发性肝炎。

F. 排除其他能够解释肝损伤的病因:排除标准根据肝损伤的类型而有差别:①急性肝炎患者要询问有无肝胆疾病史、酒精滥用史和流行病学上与病毒感染相符合的情况(吸毒、输血、最近外科手术、流行病地区旅行);②对主要的肝炎病毒应进行血清学分析(A、B、C、D、E型肝炎病毒;某些情况下还包括巨细胞病毒、EB病毒和疱疹病毒);③需排除与心功能不全有关的潜在的肝缺血,特别是老年患者,以及肝脏血管阻塞;④需通过超声或其他适当的检查手段排除胆石症和肿瘤引起的胆道阻塞;⑤还应排除自身免疫性肝炎或胆管炎、一些酷似急性肝炎过程的细菌(如弯曲菌属、沙门菌属、李斯特菌属)感染;⑥HIV感染和AIDS的并发症。年轻患者应排除Wilson病。

DILI的危险因素包括:①肝病史:原来有无病毒性肝炎和其他肝病的证据;②原发病:是否有可能累及肝;③年龄大于50岁;④使用许多药物。

诊断DILI的难点在于某些临床表现不典型的病例,如:①药物用于治疗的疾病本身会导致肝损伤(如细菌感染);②既往已有慢性肝病;③同时摄入几种肝毒性药物(如联合抗结核治疗);④药物处方难以分析的病例:如自服被认为是安全的药物(中草药)、隐瞒信息(非法药物)、遗忘信息(老年),暴发性或亚暴发性肝炎。

CIOMS或RUCAM量表是第一个也是目前所使用的最主要的评估DILI的相对标准化的评分系统。该患者的评分仅2~3分(表1-2-3),因此不能获得DILI的诊断。

表1-2-3 RUCAM量表以及该AIH病例2患者的评分

基 准	分 数	评 分
按时间顺序标准 (按肝损伤的类型:肝细胞型或胆汁淤积型或混合型)		
发病与用药时间的相关性 提示有时间关联(服药开始后5~90d;距最后一次用药15d之内)	+2	
可疑(服药开始后<5d或>90d;距最后一次用药>15d)	+1	1
从停止用药到发病的时间 可疑(15d之内)	+1	0

（续表）

基 准	分 数	评 分
病程		
8d 内 ALT 从峰值下降≥50%	+3	
30d 内 ALT 从峰值下降≥50%	+2	
持续用药,不确定或不详	0	0
危险因素*		
年龄≥55 岁	+1	1
年龄<55 岁	0	
饮酒	+1	
不饮酒	0	
妊娠(胆汁淤积型)	+1 到 0	
伴随药物		
无	0	
时间上不相配	0	0
时间上相配但未知反应	−1	
出现反应的时间相配	−2	
在该病例中被证明起作用	−3	
没有或无可用信息	0	
排除非药物相关原因**		
排除所有原因	+2	
排除6种原因	+1	
排除4种或5种原因	0	0
排除少于4种原因	−2	
非常可能为非药物因素	−3	
药物肝毒性的已知信息		
在说明书中已注明	+2	
曾有报道但未在说明书中	+1	0
已通过SPC进行标记	0	
再次用药		
阳性	+3	
可疑阳性	+1	0
阴性	−2	
未再用药或无法解释	0	
CIOMS/RUCAM 评分结果		
药物与肝损伤的因果相关性:≥8,高度可能或确定;6~8分,很可能;3~5分,可能;1~2分,可能性小;≤0,可排除。		

注:CIOMS:国际医学组织理事会;RUCAM:Roussel Uclaf因果关系评估方法。* 有:1分,无:0分。** 非药物相关原因:病毒性肝炎;胆道梗阻;酒精性肝病;低血压或心力衰竭;潜在其他疾病;CMV、EBV/HSV 感染等。

2）病毒性肝炎：乙肝和丙型肝炎病毒感染可慢性化并导致肝纤维化和肝硬化。但该患者通过检查肝炎病毒标志物均阴性，因此可排除。

3）非酒精性脂肪性肝病：非酒精性脂肪性肝病（nonalcoholic fatty liver diseases，NAFLD）是指临床病理上从仅出现单纯性脂肪肝到发生非酒精性脂肪性肝炎（nonalcoholic steatohepatitis，NASH）以及进一步演变为肝硬化的一种疾病，指除外过量饮酒、促脂肪生成药物、单基因遗传性疾病引起，而与代谢综合征（或称X综合征，具有脂肪肝、腹型肥胖、2型糖尿病、高脂血症、高尿酸血症和高血压等异常中的各种组合）有关肝细胞内过多脂肪沉积的疾病，进而因环境、代谢（营养过剩及胰岛素抵抗）、炎症、氧化应激、肠黏膜屏障损伤及肠道微生态、内质网应激、遗传和表观遗传调控等多重因素导致NASH肝损伤和纤维化发生。因此NASH也被称为"原发性NASH"或代谢性脂肪性肝炎（metabolic steatohepatitis，MASH），可进展导致非酒精性脂肪性肝硬化。该患者虽然有糖尿病、高血压病史，但没有血脂异常和影像学脂肪肝证据，相反，具有明确的自身抗体阳性和急性加重的肝损伤表现、AIH积分支持诊断证据，因此排除为NAFLD。

4）肝脏血液循环障碍：慢性右心衰竭、慢性缩窄性心包炎、布加综合征、肝小静脉闭塞病等引起肝内长期淤血、缺氧，最终可演变为肝硬化。患者心脏超声显示室间隔基底段增厚，并有主动脉钙化的高血压、冠心病表现，但没有心脏扩大、颈静脉怒张、发绀等显著右心功能不全的证据。

5）血吸虫病：血吸虫卵在门静脉分支中堆积，造成嗜酸性粒细胞浸润，纤维组织增生，导致窦前性门静脉高压，在此基础上发展为血吸虫性肝硬化。患者无相关疫水、疫地接触史及特征性"地图肝"超声表现，不符合血吸虫肝病的诊断。

6）原发性胆汁性小胆管炎（PBC）：原发性和继发性胆汁淤积（包括各种原因引起的肝外胆道长期梗阻），导致高浓度胆酸和胆红素对肝细胞的毒性作用，可导致肝细胞变性、坏死、纤维化，进而发展为肝硬化。原发性胆汁性胆管炎以中年女性为主，多数抗线粒体（AMA）阳性，碱性磷酸酶（ALP）、GGT升高，血清胆红素早期可正常，晚期随疾病进展上升，病理表现为肝内进行性非化脓性小胆管破坏伴门静脉炎症和肝纤维化的特点。患者无PBC诊断的依据。

7）原发性硬化性胆管炎（PSC）：为肝内外胆管进行性闭塞性纤维化导致，主要累及年轻人，70%为慢性，血清ALP、氨基转移酶及胆红素可有升高，常发现不典型抗中性粒细胞特异性抗体，胆管造影可见肝内或肝外胆管弥散性、多灶性环状狭窄、短带状狭窄、憩室状突出。患者无PSC诊断的依据。

8）继发性胆管炎（SSC）：引起SSC常见疾病包括胆总管结石、胆管癌、胆管缺血等。患者常有反复发作的化脓性胆管炎、反复发作的胰腺炎、外科源性胆道创伤病史。该患者虽有胆囊结石，但缺少反复发热、右上腹痛等胆道炎症、梗阻性表现。

（3）处理　患者为老年女性，合并糖尿病，不适合长期大量皮质激素治疗，建议联合泼尼松与硫唑嘌呤的治疗方案，并在肝功能改善后尽早减少激素用量。

患者予保肝、退黄、利尿、抗感染，补充维生素K_1，补充白蛋白、降糖等对症支持治疗，并于1~7d起予泼尼松龙30mg，每日1次，口服，并补充钙剂及维生素D_3；内分泌会诊加用利格列汀5mg每日1次，早餐前口服，并调整优甲乐剂量为1.5片口服。

1月15日泼尼龙25mg/d,硫唑嘌呤25mg,隔日1次,口服。

带药医嘱

醋酸泼尼龙片25mg 每日1次,口服(2021年1月20日)开始减量至每天20mg,以后每7d减少1片;硫唑嘌呤片25mg隔日1次,口服(服药期间注意监测血常规,如白细胞低于$3.0×10^9$,血小板低于$75×10^9$,请及时停药就诊);易善复2片,每日3次,口服;优思弗0.25g每日2次,口服;螺内酯60mg,每日1次,口服(注意随访电解质);雷贝拉唑肠溶片,1片,每日2次,口服;阿法骨化醇软胶囊,0.25μg/片,每次1片,每日1次,口服;欧糖宁(利格列汀)5mg/d,每日1次,每次1片,口服;和安(复方氨基酸胶囊)1粒,每日3次,口服;阿卡波糖胶囊1片,每日3次,口服。

同时,建议加强营养,优质蛋白质(0.8g/kg)饮食、低脂低盐清淡饮食,控制糖类(碳水化合物)摄入,避免辛辣、坚硬等刺激性食物,注意饮食卫生。

需遵医嘱定期随访,激素剂量调整需在医生指导下进行,切勿自行减药或停药。

定期随访血糖、血压、电解质、血脂;长期服用激素者易致骨质疏松和胃部不适,常规补充钙质及维生素D,并予制酸剂。

嘱如出现发热、咳嗽、咳痰、呕血、腹泻、腹痛、黑便、尿频、尿急、尿痛、视物模糊、肌痛、皮肤淤点淤斑、牙龈和鼻腔出血等任何不适,请即刻就近就诊。若有全身骨痛、髋关节疼痛、四肢无力等,请及时就诊,尽早排除股骨头坏死等骨科疾病。

随访结果

2021年5月28日复查肝功能:总胆红素:64.1μmol/L;直接胆红素:48.7μmol/L;总蛋白:59g/L,白蛋白:29g/L;球蛋白:30g/L;ALT 26U/L;AST 26U/L;ALP 93U/L;GGT 37U/L;总胆汁酸53.4μmol/L;乳酸脱氢酶:319U/L;胆碱酯酶1975U/L,前白蛋白<0.08g/L。

2021年10月30日复查肝功能:总胆红素:13.4μmol/L;直接胆红素:5.2μmol/L;总蛋白:60g/L,白蛋白:35g/L;球蛋白:25g/L;ALT 51U/L;AST 30U/L;ALP 90U/L;GGT 37U/L;总胆汁酸28.8umol/L;乳酸脱氢酶:159U/L;胆碱酯酶90U/L,前白蛋白84mg/L。

消化科专家医嘱

泼尼龙片5mg,每日1次,口服及硫唑嘌呤25mg,隔日1次,口服,定期(每2~3个月)随访肝功能等。

第二篇
原发性胆汁性肝硬化的诊断与治疗

第一章　原发性胆汁性肝硬化指南解读

1.概述

原发性胆汁性肝硬化(primary biliary cirrhosis,PBC)是一种自身免疫性小胆管非化脓性病变。它有特征性的血清学表现、抗线粒体抗体(AMA)阳性或特殊的胆管病变。PBC病因被认为是由遗传易感性和环境触发因素共同作用引起。PBC影响所有种族,但在不同人种和地区有很大差异。全球总的发生率和流行率分别为17.6/百万及146/百万。亚太地区报道的发生率和流行率分别为8.4/百万及98.2~118.8/百万,低于北美(27.5/百万和218.1/百万)及欧洲(18.6和145.9/百万)。但即使在亚太区域内部PBC的流行病学也存在地理差异,日本和中国的流行率(181.18/百万)高于南朝鲜和澳大利亚(39.09/百万)。

尽管已明确有遗传易感性,但与主要组织相容复合物的相关性多种多样。大的流行病学研究提示尿路感染、生殖激素替代、指(趾)甲油、既往吸烟史、毒性废物污染可能与本病有关,并有用异生物素诱导PBC的动物模型。

一个关键和独特的PBC表现是高度特异的肝内小胆管受累。使用单克隆抗体(针对线粒体自身抗原的抗体)对小胆管的染色显示胆管上皮细胞的顶端表面深染。

PBC血清特征性标志是AMA,一个在90%~95% PBC患者和少于1%的正常对照人群中出现的高度疾病特异的自身抗体。疾病特异的抗线粒体抗体的反应性靶抗原是一个酶家族的所有成员：2-酮酸脱氢酶复合物以及包括丙酮酸脱氢酶复合物、支链2-酮酸脱氢酶复合物及2-酮戊二酸脱氢酶复合物。这些酶催化酮酸底物的氧化脱羧反应并定位于线粒体内膜。在一项研究中少于5%的PBC患者为AMA阴性。免疫荧光和现在更为常用的酶联免疫吸附方法均被用于AMA检测。

PBC患者肝脏和局部淋巴结内的自身反应性CD4$^+$ PDC-E2特异性T细胞比血液中多出100~150倍，浸润肝脏的CD8$^+$ PDC-E2特异性T细胞则比血液多了10~15倍。这些数据强烈提示了抗线粒体反应直接与病理学改变有关，或者与损伤病因密切相关。

2. 自然史

PBC是一种慢性进行性胆汁淤积性疾病，可发展数十年，进展率在不同的个体中显著不同。在过去的几十年，PBC的诊断和治疗方面有许多进展。大多数患者在疾病早期即被发现，许多患者对药物治疗反应好。在欧洲和北美因PBC而肝移植的患者人数逐步下降。有学者建议该病更名为原发性胆汁性胆管炎（Primary Biliary Cholangitis）涵盖早期非肝硬化期的患者。

2.1 熊去氧胆酸治疗前临床疾病的类型和自然史

在无症状以及肝功能正常的患者也可在血清中检测到AMA。有研究显示这样的患者最后可发展到肝功能检测异常而且出现症状，中位随访时间从首次检测到AMA阳性到持续肝功能异常为6年（范围为1~19年）。然而在随访中没有患者发展为肝硬化。据估计，约有0.5%的普通人群AMA阳性，意味着发展为PBC的AMA阳性患者比例不到10%。

最终发生PBC相关症状的无症状患者（定义不统一）比例已在英国、北美和瑞典的几个队列中研究。证据表明有相当比例的患者会发生进展性疾病，在4.5~17.8年的平均随诊期内有36%~89%的患者出现症状。从诊断到出现症状的中位时间为2年和4.2年。

无论有无症状，早期患者如不使用熊去氧胆酸治疗其生存期较健康人群缩短，有报道无症状患者的10年存活率为50%~70%，而有症状的患者中位存活时间从出现症状开始为5~8年。

在一项旧的研究中，来自美国279名患者有症状的中位生存时间为7.5年，比无症状患者的16年要短得多。这一显著的存活差别还没有在英国东北的研究中发现，可能与无症状患者的平均年龄高10岁，以及与肝病无关的死亡有关。

一项包括256名患者（其中28%患有肝硬化）的前瞻性研究对食管静脉曲张发生率及其对生存的影响进行了估测，这些患者的中位生存时间为5.6年。总共有31%的患者发生食管静脉曲张。在发现静脉曲张之后3年生存率为59%，而在首次出血后生存率为46%。

2.2 熊去氧胆酸时代的自然史（大约1990年开始）

熊去氧胆酸是目前唯一一种被批准用于治疗PBC的药物。几个随机试验、联合分析以及长期观察研究发现，这一药物不仅改善生化指数而且可延缓组织学进展和改善无移植患者的存活率。因此，现在大多数患者都使用熊去氧胆酸进行治疗。

在一项早期研究中，UDCA治疗组的组织学进展为肝硬化的发生率比对照组显著降低（13%：49%）。在一项包括192名患者的试验中，中位随访3.4年的患者中熊去氧胆酸治疗显著延缓其组织学分期进展。在一项UDCA的法国试验中，从Ⅰ~Ⅱ期进展到Ⅲ~Ⅳ期的危险性在熊去氧胆酸治疗组为7%±2%，安慰剂组为34%±9%。肝硬化发生的预见因素包括血清胆固醇高于1mg/mL（高于正常值上限5倍），以及肝活检显示中度到重度淋巴细胞碎片样坏死。

熊去氧胆酸治疗对食管静脉曲张发生的影响已在一前瞻性研究中论述。这项研究中的180名患者分别接受熊去氧胆酸和安慰剂治疗，且观察时间长达4年。接受熊去氧胆酸治疗的139名无静脉曲张的患者和41名在基线水平有静脉曲张的患者，在4年后发生静脉曲张的危险为熊去氧胆酸组16%，安慰剂组为58%。然而，熊去氧胆酸并未显示降低较低的出血率。

2.3 预后

为克服在评估长期治疗效果的临床试验中缺少效力这一问题，在研究UDCA对PBC的自然史的影响的研究中使用了Markov模型。这一研究包括262名患者，每日接受13~15μg/kg UDCA平均8年（1~22年期间）的治疗。他们的存活显著优于这一模型的预见。未进行肝移植的患者总的存活率在第10年及20年时分别为84%和66%，好于由最新的Mayo模型对自发存活率所做的预测（相对危险度0.5，$P<0.01$）。根据预测有6%（和22%）的早期患者在10年（或20年）内进展至肝移植或死亡，22%的患者在20年内进展到肝移植或死亡。这些UDCA治疗的患者的存活率与对照人群相似。相反，死亡或肝移植的可能性在晚期才进行治疗的患者中显著增高（相对危险度2.2，$P<0.05$）。

几个临床、生化或组织学表现与PBC患者的预后显著相关。其中胆红素水平是预测存活率的最好指标，并且是预测PBC预后的所有数学模型的重要组成部分。其中一些模型也被用来预测UDCA治疗患者的存活率（http://www.mayoclinic.org/gi-rst/mayomodel.html）。

3. 原发性胆汁性肝硬化（PBC）的诊断

在慢性胆汁淤积性肝病患者排除了其他肝病病因时均应考虑PBC的诊断。诊断基于血清学检测胆汁淤积的肝功能结果，并很大程度由AMA阳性的检测结果所证实。如有必要，可进行肝活检进一步确立诊断。

3.1　肝脏生化检查

大多数PBC患者肝功能检查异常,包括ALP及GGT增高、氨基转移酶轻度增高[ALT和(或)AST]、免疫球蛋白水平增加(主要是IgM)。一些PBC患者可同时出现高球蛋白血症(IgG增高)伴高AST或ALT活性。这一生化改变部分与疾病分期和组织学损伤的严重程度有关。在无肝硬化的患者,ALP水平的上升程度与胆管稀少或胆管炎症严重程度有关;转移酶活性以及IgG水平的增高主要反映门脉周围和小叶肝细胞坏死以及炎症程度;高胆红素血症反应胆管稀少的严重性和胆管的碎屑样坏死。血清胆红素、γ球蛋白及透明质酸水平的上升与血清白蛋白和血小板计数的下降是早期预示肝硬化门脉高压发生的因素。正如其他胆汁淤积性疾病,血清胆固醇水平常上升,患者的血清胆酸水平也可以上升但不被常规检测。

典型的肝功能检查表现为碱性磷酸酶(ALP)、5-核苷酸酶、γ谷氨酰转肽酶(GGT)显著升高。血清氨基转移酶常常仅轻度增高,一般不会增高到正常值上限的5倍。血清胆红素水平早期可正常而晚期随疾病进展上升。高胆固醇血症(多与脂蛋白-X有关)常见,脂蛋白(a)浓度下降。肝合成功能一般保持尚好直至晚期。凝血酶原时间延长提示可能有维生素K的缺乏。

PBC患者血清免疫球蛋白增加,特别是IgM。还可发现许多血清自身抗体,包括抗核抗体、抗血小板抗体、抗甲状腺抗体、抗着丝粒抗体、Ro、La、抗烯醇化酶、淋巴细胞毒抗体等,但AMA及抗核孔复合物成分的抗体与PBC最密切相关。临床上还有一小部分患者虽有典型的PBC的临床、生化和组织学表现,但血清AMA检测阴性,被称为自身免疫性胆管炎或抗线粒体阴性的PBC,这些患者大多数具有ANA或SMA阳性,并常有氨基转移酶活性及IgG增高。

3.2　自身抗体

在接近95%的PBC患者可检测出AMA。在接近一半的PBC患者可检测出抗核抗体和抗平滑肌抗体。在5%~10%的患者,当使用免疫荧光技术时AMA只是低滴度(≤1/80)出现或不出现。抗体的出现与否(而非抗体水平的高低程度)是最重要的。在某些患者,抗核抗体尤其是抗gp210和(或)抗Sp100的出现与预后有关。在其他的一些AMA阴性患者使用酶联免疫吸附方法或者Western Blotting检测到重要抗M2组分(PDC-E2,2-酮戊二酸脱氢酶复合物)抗体出现。

3.3　组织学

PBC是以慢性、非化脓性胆管炎为特征,主要影响小叶内和小叶间隔胆管。当出现胆管周围大量炎性改变和坏死的灶性损伤时,称为"红色胆管损伤"。炎性浸润细胞主要包括与发生坏死的胆管细胞基底膜密切接触的淋巴细胞和单核细胞。这一浸润包括浆细胞、巨噬细胞、多形核细胞(特别是嗜酸性粒细胞),有时出现上皮样肉芽肿并在早期更为常见。如果有也很少有动脉损伤。相反,门静脉常常因炎症反应受压和闭塞。胆管稀少或闭塞定义为少于50%的门脉区域含有胆管。

肝活检标本的大小是重要的。由于损伤的典型片状分布,观察到胆管炎和胆管损伤的可能性随活检观察到的门脉区域的增加而增加。需要观察10~15个门脉区域和多张切片以排除胆管炎和胆管稀少。还可观察到门脉周围或小叶间隔周围的非特异性铜沉积、门脉周围或小叶间隔周围的羽毛样退化,伴或不伴Mallory-Denk小体或胆汁淤积花环。后者一般直到失代偿性肝病发生胆管淤积才被发现。

传统地将组织学损伤分为4期(图2-1-1)。Ⅰ期以门脉炎症为特征,伴或不伴红色胆管损伤。此期炎症仍局限于门脉三角。疾病进展以逐渐增加的门静脉周围损伤并延伸进入肝实质为特征,称为汇管区周围炎期或界面肝炎期(Ⅱ期)。此期门脉周围区域变得局灶性不规则,损伤以细胞坏死或凋亡为特征,肝细胞被炎症细胞和巨噬细胞分隔。有2种主要类型的界面肝炎:第一种是淋巴细胞碎屑样坏死,肝细胞坏死或凋亡伴淋巴细胞与组织浆细胞浸润。类似于在自身免疫性肝炎中发现的损伤。第二种是胆管碎屑样坏死,以显著的胆管反应为特点,有时又称为胆管增生并伴有水肿、中性粒细胞浸润、胆管周围纤维化或肝细胞坏

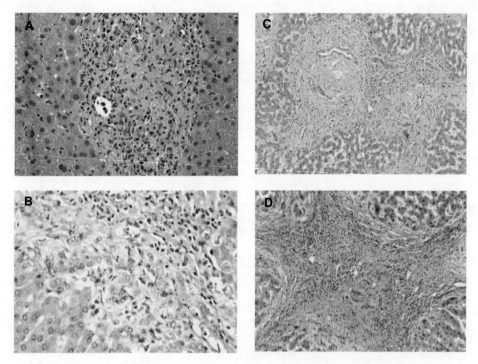

图2-1-1　PBC组织学损伤的病理分期

(A)Ⅰ期(胆管炎期):以胆管损伤和坏死为特点,胆管上皮细胞皱缩和空泡样变,周围伴有含淋巴细胞、浆细胞、组织细胞、嗜酸性粒细胞和巨细胞的肉芽肿性损伤,局灶胆管阻塞伴肉芽肿形成(旺炽性胆管损伤),是PBC最特殊的病理特征;(B)Ⅱ期(汇管区周围炎期)表现:炎症从门静脉三角区延伸出去并伴有胆管片状坏死,可见显著的胆管炎、肉芽肿及胆管增生。门静脉周围肝细胞的空泡变性,围绕泡沫样变性的巨噬细胞;(C)Ⅲ期(进行性纤维化期)表现:进展性纤维化和瘢痕,邻近的门静脉之间以纤维间隔连接起来,小管稀少(定义为小叶间胆管丢失50%)更为常见,引起胆汁淤积和肝铜在门静脉及间隔周围肝细胞内的沉积;(D)Ⅳ期(肝硬化期)表现:以具有纤维间隔和再生结节的胆汁性肝硬化形成为特点。

死,后者伴有胆汁淤积。已证实界面肝炎的严重程度对发生广泛纤维化有高度的预见性。Ⅲ期以肝结构紊乱和大量纤维间隔产生为特征。有大量再生结节的硬化期定义为Ⅳ期。

由于AMA阳性对PBC这一疾病的高度特异性,肝活检对PBC的诊断价值在ALP活性≥1.5倍正常值或AST<5倍正常值的意义是存在疑问的。推荐仅对AMA阴性患者做肝活检以排除其他共存疾病如AIH和非酒精性脂肪肝炎。

3.4 影像学检查

对所有具有生化证据的胆汁淤积患者进行非侵袭性肝、胆道影像学检查是必需的。如果诊断不明确,则必须采用磁共振成像或胆管造影的无创诊断方法来排除原发性硬化性胆管炎或其他胆道疾病。瞬时弹性成像(Fibroscan,Echosens)是新的非侵袭技术以评价肝纤维化程度,并且已经在PBC患者中进行了研究。

3.5 诊断方法

PBC的诊断一般是基于以下标准:①胆汁淤积的生化证据和ALP活性增高;②出现AMA;③如果进行肝活检可见到非化脓性胆管炎的组织病理学证据以及小的或中等大小的胆管破坏。鉴别诊断包括胆汁淤积性药物性肝损伤、胆道阻塞、肉芽肿、AIH以及原发性硬化性胆管炎(表2-1-1)。

表2-1-1 PBC的鉴别诊断

肝内胆汁淤积	肝外胆汁淤积
肝细胞相关	胆石症
自身免疫性肝炎	炎症性狭窄
酒精性肝病	恶性病变
药物诱导的肝病	
胆管相关	
原发性硬化性胆管炎	
继发性硬化性胆管炎	
IgG4相关硬化性胆管炎	
血管性疾病	
血窦阻塞综合征	
布加综合征	
充血性肝病	
隐源性	
结节病	
肝脏淀粉样变	
朗罕斯细胞组织细胞增生症	

4. 原发性胆汁性肝硬化的临床表现

4.1 症状

4.1.1 无症状类型

又分为无症状肝功能正常及无症状肝功能异常2种。这些患者中相当一部分(60%)在诊断时已经发生肝纤维化,80%的患者在随访的第1个5年出现PBC的症状和体征。

4.1.2 有症状类型

有症状的PBC患者表现为慢性进行性胆汁淤积,主要表现为伴或不伴黄疸的瘙痒(25%~70%)、非特异的症状如乏力(65%~85%)、右上腹痛以及肝硬化失代偿表现如腹水、食管胃底静脉曲张出血等。体检可发现有皮肤色素沉着、搔痕,眼睑黄斑瘤和黄瘤(皮下大量胆固醇沉积)。肝脾肿大在早期就常见,而门脉高压的体征可能在发展成肝硬化之前就出现。

(1)乏力　乏力是PBC最常见症状,并在多达78%的患者中发现。乏力是非特异性症状,可发现于许多PBC以外的其他疾病。乏力与疾病的严重程度、组织学分期以及病程无关。严重的乏力会影响PBC患者的生命质量,常导致过度的白天嗜睡,并与总的生存期下降有关,其病因不明,可能与自主神经病变有关,也可能是在20%的PBC患者中出现的甲状腺功能减退的表现。乏力不随抗抑郁治疗而改变,并经常持续存在。

(2)瘙痒　瘙痒是PBC中比乏力更为特异的症状,过去常发生于20%~70%的PBC患者。但是现在这种症状并不常见,因为PBC患者常在无症状期即获得诊断。它可以是局部或弥漫性的,常在晚间卧床时加重,常因接触羊毛、其他纤维、热源或者怀孕而加重。一旦瘙痒在PBC中发生,它的严重程度可随时间减轻。然而,如果不治疗似乎很难完全消失,直至出现硬化或肝衰竭。PBC的患者瘙痒的病因未明。推测胆汁淤积引起的瘙痒包括继发于PBC的瘙痒至少部分是由于阿片能神经传递增多所致,而其他研究支持胆盐成分的作用。

(3)其他症状　干燥综合征(Sjögren综合征,亦称Sicca综合征,SS综合征)[眼干和(或)口干]比较常见。皮下钙化、雷诺现象以及吞咽困难是少见的相关并发症。

4.2 体征

体格检查往往正常,偶尔可发现黄斑瘤和黄瘤。门脉高压时可发现蜘蛛痣和脾肿大。晚期患者可出现黄疸和腹水。

4.3 门脉高压

与其他肝病相似,门脉高压常在晚期已发生肝硬化的PBC患者发生。然而,与其他肝病相反,门脉高压也在早期、硬化前的PBC患者中出现。这些患者因食管静脉曲张、胃底静脉曲张或者门脉高压胃病而易致出血。一些患者在发生食管胃底静脉重度曲张并出血的同时甚至还保留有正常或接近正常的肝合成功能。结节性增生与门静脉消失有关并可引起门脉高压。患者在静脉曲张出血及时有效处理后不移植也可存活多年。腹水和肝性脑病可在组织学进展的PBC和肝硬化中发生。

4.4　骨病

骨质疏松是PBC患者中最常见的骨病,因维生素D缺乏、激素应用、缺少日照等因素引起。可发生于1/3以上的患者。PBC患者的骨质疏松相对危险与性别年龄匹配的健康人群的相比为4.4。这种疾病通常是没有症状的与任何特异的实验室异常无关,可通过骨密度扫描进行检测。在几十年前看到的常伴有多发性骨折的退行性骨病现在并不常见。PBC退行性骨病的病因不明。PBC患者表现为低转化骨质疏松,其骨形成受到抑制,骨吸收低或正常。PBC患者的维生素D代谢正常,除了有黄疸或临床进展性疾病的患者。

4.5　高脂血症

血清脂质在PBC患者可显著升高。PBC患者高脂血症的原因与其他疾病不同。高密度脂蛋白胆固醇水平明显升高,而不常见的脂蛋白颗粒如脂蛋白X可能积聚。在2项PBC患者的研究中,平均胆固醇水平是370mg/dL和265mg/dL,而总胆固醇正常范围为200mg/dL以下或者3~5.2mmol/L。在个体患者该指标的范围为120~1775mg/dL。高密度脂蛋白胆固醇与低密度脂蛋白胆固醇不成比例地上升,而且PBC患者不因动脉粥样硬化而增加死亡危险。高胆固醇血症胆固醇沉积引起黄瘤、黄斑瘤。

4.6　维生素缺乏

尽管PBC患者胆酸分泌可减少,导致脂蛋白吸收不良的危险增加,临床上脂溶性维生素A、D、E、K的水平可能下降,导致相应的夜盲、骨质稀少、反射异常、本体感觉减退、共济失调等神经系统异常以及凝血酶原活性下降,并因胆酸向小肠排泌异常、胰腺外分泌功能不全、细菌过度生长等引起脂肪泻。

4.7　其他自身免疫病及结缔组织病

发生于80%的PBC患者。特别是Sjögren综合征(75%)、硬皮病或CREST综合征(C-钙质沉着、R-雷诺现象、E-食管动力异常、S-硬皮病和T-毛细血管扩张)中的任一项(10%以上)、类风湿关节炎、皮肌炎、混合结缔组织病、近端或远端肾小管酸中毒等。部分患者可检测到抗甲状腺抗体(抗微粒体、抗促甲状腺激素抗体)并出现淋巴细胞性甲状腺炎,Graves病及甲亢少见。少于5%的患者可出现不明原因的肺纤维化和炎症性肠病。约1/3的PBC患者可发现具有胆石症。此外,有研究认为,PBC患者发生肝细胞性肝癌及总的发生其他肿瘤(如乳腺恶性肿瘤)的危险度增加。

5.特殊病例

5.1 抗线粒体抗体(AMA)阴性的原发性胆汁性肝硬化

AMA阴性PBC指那些AMA阴性,但临床表现、肝组织学和自然史几乎与典型的AMA阳性PBC患者相似的患者。几乎所有这类患者都具有抗核抗体和(或)抗平滑肌抗体。

在AMA阳性和阴性患者的组织病理、免疫学以及人的细胞抗原状态区别很小。线粒体抗原在AMA阳性或阴性患者的胆管上皮细胞的膜上端表达,提示它们的病理机制相似。

AMA阴性的PBC诊断需要肝活检发现胆管破坏的典型PBC病理表现。如果出现肉芽肿,则诊断更为明确。日本的一项大的回顾性研究显示,AMA阴性的PBC患者较少出现瘙痒,而更多出现非肝自身免疫病(如风湿性关节炎和硬皮病)。IgM水平在AMA阴性患者比阳性患者低。

Meta分析研究结果认为,AMA阳性和阴性的PBC患者在对UDCA的生化反应方面的比较没有区别。

5.2 重叠综合征

5.2.1 AIH和PBC重叠

现并没有AIH和PBC重叠综合征的正式定义。PBC的重叠表现通常指在诊断AMA阳性的PBC患者同时具有AIH,而并非指AIH患者同时具有AMA。至今没有足够大样本的研究提示PBC重叠AIH与PBC并发AIH的诊断有什么程度的明确区别。有限的观察数据提示对用来治疗PBC和AIH重叠的熊去氧胆酸的反应与那些仅有PBC的患者是没有区别的。最近的一系列报道认为PBC和AIH重叠综合征可以是患者先后出现PBC和AIH;在AIH之后发生PBC的病例较少见。

5.2.2 PBC和AIH重叠

有两个积分系统被用来评价PBC患者同时重叠AIH的证据。第一个是国际自身免疫性肝炎小组(IAIHG)积分,这一积分后来被修订。但这个IAIH-G的积分是为AIH设计的,而且当没有与诊断PBC有关的因素如病毒性肝炎和酗酒时AIH的阳性分值已经给出。此外,IAIHG中已分配对AMA和(或)生化/组织学胆道疾病表现的负值(减数)分数。已有另一个积分系统即"巴黎标准"被用于判断PBC和AIH重叠的存在:①ALT活性>5倍正常上限;②IgG≥2倍正常上限和(或)抗平滑肌抗体阳性;③肝活检有中度或严重的门脉周围或间隔周围炎症。在出现以上3个表现中的2个时可以诊断AIH。巴黎标准中对PBC的诊断也需满足以下3项中的2项,即:①血清碱性磷酸酶(ALP)水平至少超出正常值上限2倍或血清γ谷氨酰转移酶水平至少超出正常值上限5倍;②出现抗线粒体抗体(AMA);③肝活检标本显示红色胆管损伤。

存在的问题是临床上生化、血清和免疫学数据收集的同时可能还不能得到肝组织学数据,并且外部因素如药物反应或伴随疾病会影响检查结果。

5.2.3　重叠综合征的临床病程

一项小型研究报道了PBC和AIH重叠患者的预后。26名PBC和AIH重叠患者随诊平均5~6年与135名具有典型PBC的患者进行比较。这个研究显示,就门脉高压、死亡或者对肝移植的需求方面,当PBC患者有可能或明确的IAIHG积分时,预后较差。然而,每组约50%的患者接受UDCA治疗,而两组中均有部分患者接受一系列其他的治疗。UDCA联合或者不联合免疫抑制剂皆被应用,但对于这些患者的理想治疗方案并没有达成共识。大部分患者需联合UDCA及免疫抑制剂治疗以获得完全反应(CR)。对表现为AIH或PBC可疑为重叠综合征又达不到诊断标准的患者应根据主要的临床表型为主进行治疗。

5.2.4　连续发生的PBC和AIH

有病例报道对UDCA治疗有生化反应的AMA阳性PBC患者随后出现AIH的临床表现,这些患者可以不再有AMA血清阳性,肝活检也变得更具AIH的典型表现,并对免疫抑制治疗有反应。同时几乎所有的患者都有胆道损伤的证据并常有胆汁淤积的表现。有一个关于长期随诊280例PBC患者的研究表明其中有4.3%同时具有PBC和AIH的表现,2.4%在PBC基础上发生急性AIH。作者还记录了5个AIH患者随后发生PBC的病例。另有报道在1400多例PBC患者中发现8例在多年稳定的PBC之后又发生AIH。

5.3　抗线粒体抗体阳性自身免疫性肝炎

很少有关于检测到AMA的同时又有典型AIH表现的流行情况。这些数据可从组织学上有AIH表现的患者中获得,在这些患者中,小胆管病变可叠加在AIH背景下。在一个166名患者的系列中,5名AMA阳性患者在肝组织学检测中没有一例发生胆道改变。有病例报道尽管具有明显的AIH但AMA阳性的患者在长期随访中并没有发生PBC。

有必要长期分析PBC和AIH的自然史,并监测治疗对IAIHG积分及其组分的影响,以明确这些重叠特性的自身免疫性肝病的临床重要性。

6. 原发性胆汁性肝硬化的治疗

6.1　一线治疗:熊去氧胆酸

经初始评估证实确诊PBC的所有患者(图2-1-2)应开始给予一线治疗药物熊去氧胆酸(UDCA),并进行基线临床评估,包括患者的年龄、性别、肝硬化并发症史,瘙痒、乏力和干燥综合征症状,以及骨密度检查。同时还推荐进行共存自身免疫病、心血管风险和代谢综合征的评估(图2-1-3)。其中诊断时年龄轻(如<45岁)是熊去氧胆酸治疗反应不充分和疾病进展的风险因素。男性患者诊断PBC时常较为晚期,因此也应重视。

每日13~15mg/kg的熊去氧胆酸是美国食品和药品管理局(FDA)批准的唯一治疗方案。该药物逐渐开始而且一般分为每日2次给药。许多研究已经说明了对这种疾病使用熊去氧胆酸的益处和肝生化指标改善的一致性证据。一些进行长期随访的研究也显示该药能改善存活。一些Meta分析质疑这些结果,但这些荟萃分析常包含短期研究以及那些使用现在看来是剂量不足的熊去氧胆酸的研究。

熊去氧胆酸被广泛应用并能减少因此病而进行肝移植的需求。这一药物可用于任何时期的肝生化指标异常PBC患者。在很多情况下已不再需要用肝活检来诊断PBC,肝活检分期不能决定是否应该使用熊去氧胆酸,但对治疗策略的制定具有重要意义。具有早期组织学分期的患者一般来说对熊去氧胆酸更有反应,但即使是晚期患者也可用其进行治疗,以改善存活和减少对移植的需求。

熊去氧胆酸的剂量是很重要的。一项比较3种不同剂量熊去氧胆酸的研究表明,每日13~15mg/kg的剂量在生化反应和费用方面优于每日5~7mg/kg或者较高剂量每日23~25mg/kg。至今还没有对PBC患者进行不同药物配伍之间的直接比较研究。一项在正常志愿者身上进行的药物动力研究表明在生物利用度的显著差别,消胆酸或其他胆酸结合物可干扰熊去氧胆酸的吸收,一些抗酸药物可结合胆酸,因此应在不同时间给药。熊去氧胆酸剂量不必因肝病或肾病而调整。可使用肝生化指标而不常用肝活检进行监测。肝功能的改善可在数周后检测到,而在6~9个月内约90%的患者可得到改善。约20%的患者在2年后可有肝生化指标的正常化,而在5年之中又会有15%~35%正常化。这一治疗效果可基于血清ALP活性或Mayo危险积分的反应,后者的计算基于年龄、白蛋白、胆红素、凝血酶原时间以及是否出现液体潴留。熊去氧胆酸的使用与血清低密度脂蛋白胆固醇水平下降、发生静脉曲张危险性降低以及组织学进展减慢相关。然而,熊去

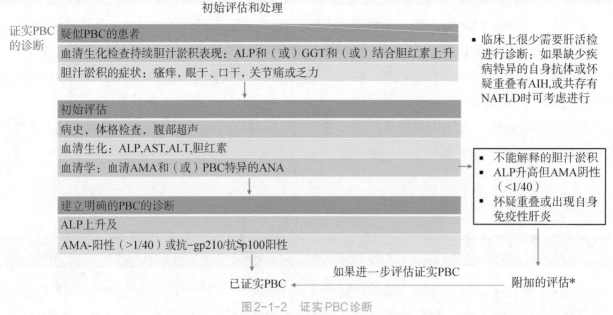

图2-1-2　证实PBC诊断

注:AIH:自身免疫性肝炎;ALP:碱性磷酸酶;ALT:丙氨酸氨基转移酶;AMA:抗线粒体抗体;ANA:抗核抗体;AST:门冬氨酸氨基转移酶;GGT:γ谷氨酰转移酶;NAFLD:非酒精性脂肪肝病;PBC:原发性胆汁性胆管炎。

*胆汁淤积性肝病包括PBC患者常伴高脂血症,需进一步个体化评估。

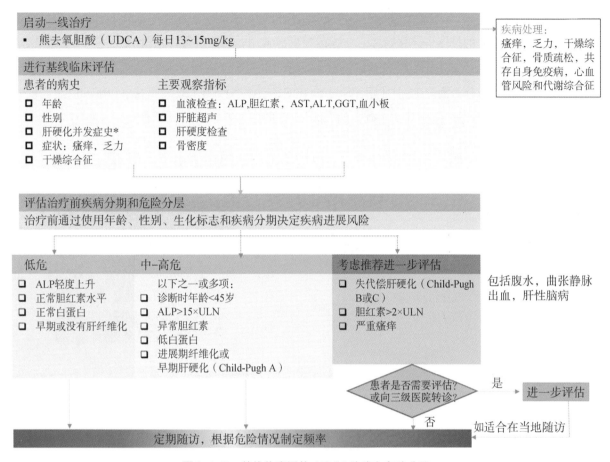

图2-1-3　基线临床评估，UDCA治疗和危险分层

缩写：ALP:碱性磷酸酶；ALT:丙氨酸氨基转移酶；AST:门冬氨酸氨基转移酶；GGT:γ谷氨酰转移酶；PBC:原发性胆汁性胆管炎；

UDCA:熊去氧胆酸；ULN:正常值上限。

氧胆酸治疗并不改善乏力、瘙痒、相关性骨病或者与PBC有关的自身免疫性表现。熊去氧胆酸的不良反应很小，使用后体重增加、大便松软和(或)头发稀疏偶有报道。

　　熊去氧胆酸一线治疗的患者应每6~12个月评估治疗反应及进展风险(图2-1-4)。有显著比例的患者(25%~50%)对UDCA一线治疗不能获得充分的反应而可靠地阻止疾病进展。常用12个月的治疗期评估熊

治疗评估

| 在6~12个月评估UDCA治疗反应 |
| 血液学检查：ALP,胆红素，AST,ALT,GGT,白蛋白，血小板 |
| 评估肝纤维化或硬化证据，如：弹性成像 |

疾病处理：
瘙痒，乏力，干燥综
合征，骨密度，共存
自身免疫病，心血管
风险和代谢综合征

基于对治疗的反应评估进展风险

图2-1-4　评估一线治疗反应

缩写:ALP:碱性磷酸酶；ALT:丙氨酸氨基转移酶；AST:门冬氨酸氨基转移酶；GGT:γ谷氨酰转移酶；UDCA:熊去氧胆酸。

去氧胆酸治疗的生化反应(治疗前评估为疾病中-高危进展的患者应每隔6个月评估)(图2-1-5)。ALP及胆红素是预测PBC预后的最佳个体化指标。一线治疗反应常用二分法进行评估(包括巴黎Ⅰ、巴黎Ⅱ、多伦多、巴塞罗那评估方法,表2-1-2),其中巴黎Ⅱ标准最为简单和广泛应用于疾病早期评估。巴黎Ⅱ标准定义熊去氧胆酸反应不充分为治疗12个月后ALP>1.5×ULN;或AST>1.5×ULN;或胆红素>1mg/dL,患者疾病进展的风险增加,因而需考虑个体化评估基础上的二线治疗(图2-1-6)。

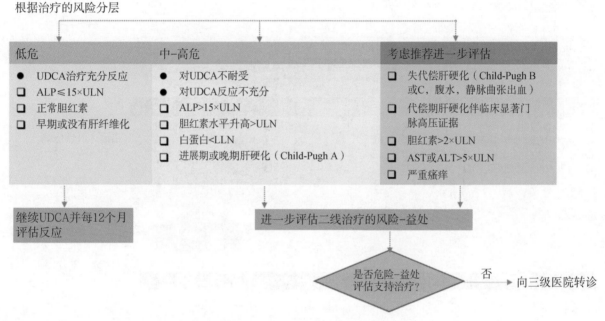

图2-1-5　根据治疗的风险分层

缩写:ALP:碱性磷酸酶;ALT:丙氨酸氨基转移酶;;AST:门冬氨酸氨基转移酶;LLN:正常值下限;UDCA:熊去氧胆酸;ULN:正常值上限。

表2-1-2　评估PBC治疗的生化反应

按年排列	发表年份(年)	治疗"反应"标准(≤)
Rochester Ⅰ(罗彻斯特Ⅰ)	1999	ALP 2×ULN
Barcelona(巴塞罗那)	2006	ALP从基线下降40%或正常化
Paris Ⅰ(巴黎Ⅰ)	2008	ALP 3×ULN;AST 2×ULN以及TB 1mg/dL
Rotterdam(鹿特丹)	2009	TB <1×ULN以及白蛋白>1×ULN
Toronto(多伦多)	2010	ALP 1.67×ULN
Paris Ⅱ(巴黎Ⅱ)	2011	ALP 1.5×ULN;AST 1.5×ULN以及TB 1mg/dL
Rochester Ⅱ(罗彻斯特Ⅱ)	2012	ALP 2×ULN
Global(全球)	2014	ALP 2×ULN

ALP:碱性磷酸酶;AST:门冬氨酸氨基转移酶;TB:总胆红素;ULN:正常值上限。

启动二线治疗

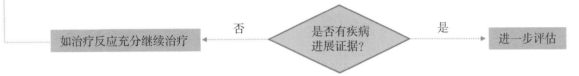

咨询患者后二线治疗

- 许可的治疗：奥贝胆酸

- 其他尚未获许可的治疗（未列入现有指南）
- 临床试验药物也可考虑

持续评估并定期随访

- 每3~6个月监测血指标（根据患者的危险情况）：ALP,胆红素,AST,ALT,白蛋白，血小板
- 使用弹性成像监测肝纤维化进展
- 每6个月进行腹部超声检查监测严重肝纤维化后代偿期肝硬化患者的肝细胞性肝癌的发生

否　←　是否有疾病进展证据?　→　是

如治疗反应充分继续治疗　←　　　　　　　　　　　　　　　　　　　　进一步评估

图2-1-6　启动二线治疗

ALP:碱性磷酸酶;ALT:丙氨酸氨基转移酶;AST:门冬氨酸氨基转移酶。

应答不理想的患者须考虑患者依从性问题、重叠其他肝病以及共同给予诸如消胆酸或降脂树脂之类的胆汁螯合剂等问题。

6.2 二线治疗用的药物

奥贝胆酸(OCA)是目前唯一获得许可的对熊去氧胆酸不耐受或反应不充分患者的二线治疗药物,长期随访一般耐受好,但瘙痒(77%)和乏力(33%)是Ⅲ期POISE临床试验中最常见的不良反应,可导致15%(OCA 10mg)至38%(OCA 50mg)的患者终止治疗。OCA治疗的患者还表现为高密度胆固醇减少。2017年9月美国FDA还警告失代偿肝硬化的PBC患者(child B及C)使用OCA与临床恶化甚至死亡风险相关。贝特类药物做为尚未许可的二线药物正在被评估。患者应每3~6个月定期随访ALP、胆红素、氨基转移酶、白蛋白、血小板;每年进行肝脏弹性扫描(熊去氧胆酸充分反应者每2年评估)以监测纤维化进展。有严重纤维化或代偿期肝硬化的患者每6个月应进行腹部超声检查以监测肝癌的发生。其他评估的参数还包括血脂和肌酸激酶。如果患者对治疗能耐受、治疗反应充分并且没有疾病进展的证据则应继续二线治疗。尽管已进行二线治疗仍然有疾病进展证据的患者应推荐到PBC专家或机构进一步治疗。

其他一些药物也曾试用于PBC的治疗,但没有获得有效的证据。这些药物包括苯丁酸氮芥、青霉胺、环孢素、皮质类固醇、硫唑嘌呤、麦考酚酯、沙立度胺、甲氨蝶呤、马洛替酯以及秋水仙碱。现并未发现使用双倍剂量熊去氧胆酸以及给予秋水仙碱、甲氨蝶呤或水飞蓟素比单独使用熊去氧胆酸效果更好。泼尼龙可能有效,但存在争议。

互补或可替代的药物很少被研究。已有水飞蓟素联合熊去氧胆酸的试验,但只有微小的获益。没有其他关于草药的临床安全性或者有效性的临床证据存在。

7. PBC症状的处理

7.1 乏力的处理

乏力可以是多因素引起。PBC以外的因素也应考虑,包括贫血、甲状腺功能减退、抑郁以及睡眠紊乱。没有关于熊去氧胆酸治疗会影响PBC患者疲劳程度的报道。尚没有针对PBC引起的乏力的治疗推荐。

血清素神经递质的改变可介导慢性肝病的乏力症状。但恩丹西酮作为一种血清素受体3的拮抗剂(5-羟色胺拮抗剂)却不能缓解乏力。氟西汀(百忧解)是一种选择性血清素再摄取抑制剂,也不能改善乏力症状。

PBC患者常有乏力与睡眠改变的症状,特别是白天过度嗜睡。莫达非尼是一种用于治疗与轮班工作有关的白天嗜睡的药物,可减轻PBC患者的乏力,这一初始观察在一项公开标签的研究中得到证实。使用PBC-40问卷评估研究发现与基线水平相比,莫达非尼100~200mg/d的剂量显著改善乏力区域积分。此外,莫达非尼与白天嗜睡的显著缓解有关。

7.2 瘙痒的处理

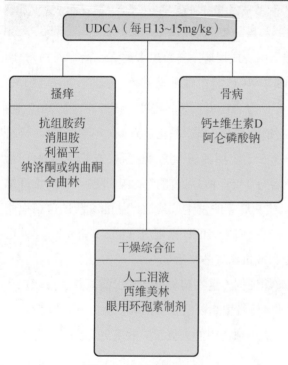

图2-1-7 PBC的治疗

熊去氧胆酸通常并不能减轻瘙痒,因此,需要处方特异的抗瘙痒药物(图2-1-7)。继发于胆汁淤积的瘙痒的治疗药物可根据干预目标分类如下。

7.2.1 去除体内引起瘙痒的物质的治疗

一般认为引起瘙痒的物质产生于肝脏,分泌入胆汁,并作为胆汁淤积的结果积聚于组织。胆汁酸螯合剂消胆胺是一种用于治疗高胆固醇血症的非吸收性离子交换树脂;其他树脂包括考来替泊和考来维仑(colesevalam)。现有共识认为考来烯胺能使许多PBC患者瘙痒缓解。推荐剂量为每次4g,最多16g/d,在UDCA之前或之后2~4h给药,晨起给药最好。总的来说,考来烯胺耐受性好,尽管有患者诉说腹胀、便秘和腹泻。还没有评估考来替泊和考来维仑治疗胆汁淤积瘙痒的对照研究。

对口服治疗无反应的严重瘙痒的患者可使用从血浆中分离出瘙痒原的方法,包括体外人工肝支持系统。

7.2.2 利福平

利福平是一种酶诱导剂,已在几个临床研究中被用于PBC患者瘙痒的治疗。在一项研究中,如果胆红素小于3mg/dL则使用150mg/d的剂量,如果是3mg/dL或更高则使用150mg每日2次。

两篇已发表的Meta分析报道利福平治疗可缓解胆汁淤积引起的瘙痒。其中一项Meta分析包含了4项共有57名患者的临床试验。另一项Meta分析含共有61名患者参加的3项双盲、随机前瞻性研究和两项随机对照交叉设计研究。利福平组瘙痒缓解人数的比例比对照组高,比值比为15:2(可信区间5.2~45.6,*P*=0.001)。利福平组的不良反应仍然是比较严重的问题,包括肝炎、肝衰竭、溶血、肾损伤以及药物代谢的改变。因此,如果把利福平作为处方药,对包括肝功能和血细胞计数在内的血液检测进行密切而又规律地随访是非常必要的。利福平的使用可消除血清素再摄取抑制剂的抗抑郁效果,故这些药不能同时使用。

7.2.3 阿片拮抗剂

阿片神经紧张性增加与胆汁淤积时的瘙痒有关并可被阿片拮抗剂治疗缓解,表明阿片受体及神经递质的改变介导瘙痒现象。阿片拮抗剂如纳洛酮可以减少瘙痒。在一项包括5个试验共84人的Meta分析中,有3项检测口服阿片拮抗剂的效应,另外2项检测静脉用纳洛酮的效应。阿片拮抗剂组比对照干预组更可能显著减轻瘙痒。

使用阿片拮抗剂的限制因素是这种药物会导致鸦片样戒断反应。这种戒断反应的特征性表现为腹痛、血压升高、心动过速、恐怖、做噩梦以及人格解体。无法预测谁会发生戒断反应。临床经验表明有严重瘙痒的患者的阿片神经紧张性更高,而且存在发生更为严重的戒断反应的风险。纳曲酮应从低剂量每天1/4片的剂量(12.5g)开始调整,每3~7d增加1/4片,直至瘙痒症状改善。或者患者可以像先前报道的那样入院接受静脉纳洛酮输注,在终止输注之后开始口服纳曲酮。如果又发生戒断反应的迹象,应先维持给药或者保持剂量不变,因为这种反应有自发减退的倾向。纳曲酮的肝毒性不常见但曾经被报道,因此一般推荐对肝生化指标进行随访。由于随肝病进展瘙痒趋于减轻,因此可减少和终止使用纳屈酮。慢性疼痛综合征与长期使用阿片拮抗剂有关。

7.2.4 其他药物

血清素拮抗剂:血清素系统参与疼痛刺激反应的神经传递过程,为评价血清素3受体拮抗剂恩丹西酮药物治疗胆汁淤积引起的瘙痒提供了合理性。恩丹西酮18mg每日3次可以减少与胆汁淤积相关的瘙痒。然而,应用行为方法学以PBC患者为研究对象进行的研究资料表明,恩丹西酮对瘙痒只有很微弱的治疗作用。

抗抑郁药:包括选择性血清素受体再吸收抑制剂在内的抗抑郁药被报道具有抗瘙痒作用。舍曲林可减轻瘙痒;这种作用独立于抑郁症状的改善。

苯巴比妥:苯巴比妥以往用于镇静治疗但会引起牙龈增生的不良反应。

抗组胺药:抗组胺药对胆汁淤积患者可能具有非特异性抗瘙痒作用,这可因其镇静作用所致。抗组胺药物介导的镇静作用可以帮助患者入睡,这对有瘙痒症状的患者来说会是很困难的事情。然而,和这种药物相关的黏膜干燥可能会限制它在PBC合并干燥综合征的患者使用。有严重瘙痒的患者有罹患抑郁症以及具有自杀想法和行为的风险。这些患者可能需要入院接受包括阿片拮抗剂在内的肠外给药的治疗。难治性瘙痒是进行肝移植的适应证。

7.3 干燥综合征的处理

加强眼部保健的一般方法包括湿化家庭环境和人工眼泪,后者是干眼病的最初治疗方法,包括羟丙基甲基纤维素和羧基甲基纤维素,每日按需治疗。抗炎药和免疫抑制药可被用于治疗干眼症。环孢菌素眼用乳剂是唯一一种被批准用于治疗干眼症的处方药,在对照临床试验中与安慰剂比较可显著增多眼泪的产生。在难治性病例,可联合人工眼泪及阻塞泪腺以阻止眼泪排出的方案。

有一例患有严重干燥综合征的患者出现显著的PBC并有猛性龋。对干燥综合征患者来说,改善口腔健康的一般方法包括经常看牙医、清洗口腔、使用含氟化物的牙膏、每天用牙线清洁牙齿以及避免在两餐之间吃糖。咀嚼无糖口香糖和硬糖可刺激唾液分泌,以油脂为基础的唇膏或唇棒可减轻口唇干燥。对口腔干燥患者推荐使用唾液替代物。胆碱能药物如毛果芸香碱和西维美林可经验性地用于干燥综合征。吞咽困难可能与PBC患者的口腔干燥症有关;要推荐一些能增加唾液分泌和改善咀嚼过程的干预措施。口腔假丝酵母菌病可能是口腔干燥的一个并发症,并需要特殊的抗真菌治疗。由于Sjögren综合征和偶尔存在食管运动障碍,在使用吞咽后能刺激食管的药片如补钾剂、四环素或者阿仑唑奈(阿仑膦酸钠,alendronate)时,要小心谨慎。值得强调的是服药后要喝足够量的水并保持直立体位。

阴道干燥也是干燥综合征的表现。阴道保湿剂是有效的但并不推荐常规使用润滑剂,因为它们不是保湿剂。雌激素乳膏的使用有特定的适应证,需在妇科医生的指导下使用。

皮肤干燥引起的瘙痒症状使干燥综合征的症状变得复杂,这进一步加重了因胆汁淤积引起瘙痒的患者的痛苦。可用高保湿乳膏或药膏治疗皮肤干燥。

8. 预防保健和其他相关治疗

大多数可诊断为PBC的患者没有可归咎于肝病的症状,症状的缺乏常使无症状PBC患者忽视早期防治PBC策略的重要性。这些策略不仅影响肝病的预后,也影响相关疾病如干燥综合征、甲状腺疾病以及骨病的发生和发展。

从肝病进展方面讲,对其他类型肝病的一些建议也同样适用于PBC患者,包括避免摄入过多酒精、肥胖、吸烟。这些共同疾病均促进疾病进展,并可使个体处于在随后晚期需要时不能接受肝移植的危险。

所有已知肝硬化患者应被告知使用非甾体抗炎药物(NSAIDs)、苯二氮䓬类以及氨基糖苷类抗生素存在风险。除此之外,应建议这些患者将他们患有肝硬化的情况告知其他医师,尤其是外科医师和(或)麻醉科医师,因为低血压和用盐水扩容均有危害。

8.1 一般建议

8.1.1 激素替代和怀孕

雌激素促进胆汁淤积,因此口服避孕药片和补充雌激素可以诱发或加重瘙痒。相似地,PBC患者在怀孕期间甚至在怀孕早期瘙痒也会加重,而且在分娩之后瘙痒不能完全缓解。

和其他肝硬化怀孕妇女一样,建议在怀孕的第二个3个月母亲的血容量显著增多时检查是否有静脉曲张,对孕妇使用β受体阻滞剂治疗以降低门脉压力是安全的,短暂的第二产程是治疗最佳时机,因为Valsalva动作可以促进静脉曲张破裂出血。

8.1.2 筛选家族成员

PBC患者的家庭成员患此病的风险性增加,尤其是姐妹和女儿等一级直系女性家属。一般通过测定血清ALP水平进行筛查。如果ALP升高则检测AMA。

8.1.3 长期随访

应无限期进行熊去氧胆酸治疗。每3~6个月对肝功能进行监测,这有助于发现进一步发生AIH的少数患者。甲状腺情况应每年监测一次。对已知有肝硬化的Mayo风险积分>4.1的患者,应每2~3年做一次上消化道内镜评估食管静脉曲张情况,每2~4年检测一次骨密度,频次视基线骨密度和胆汁淤积严重程度而定。同样地,应每年对黄疸患者的脂溶性维生素水平进行监测。对肝硬化及老年PBC患者,应每6~12个月进行超声等影像学检查和甲胎蛋白监测来筛查肝细胞癌(表2-1-3)。

表2-1-3 PBC患者的随访

- 每3~6个月检查肝功能
- 每年检查甲状腺状态(TSH)
- 每2~4年查骨盐密度
- 如果胆红素>2,每年检查维生素A,D,K
- 如发生肝硬化或Mayo危险积分>4.1,每1~3年进行胃镜检查
如已知或疑似肝硬化发生则进行超声和甲胎蛋白检查*

---

* 随访间期由以前食管胃病变的发现决定。
* 血小板<140 000/mm³(140×10⁹/L)或Mayo(梅奥)危险积分≥4.1。
TSH:促甲状腺激素。

8.2 肝硬化相关并发症

8.2.1 肝细胞癌

无论是何种类型肝硬化患者,其肝细胞癌的风险都增加。对肝硬化特别是失代偿期患者建议规律的每

6~12个月行彩超、CT或MRI和甲胎蛋白检测以对肝细胞癌进行筛查。在没有进行肝活检的患者中,考虑对那些血小板计数低、Mayo危险分数>4.1或者静脉曲张破裂的患者进行筛查。

8.2.2 门静脉高压和静脉曲张

究竟何时对PBC患者进行食管静脉曲张的筛查最为合适存在争议。有一项研究认为血小板计数<200×10⁹/L,另一项认为血小板计数<140×10⁹/L可能是静脉曲张存在的分界点。还有研究表明,除非Mayo危险积分为4.1或以上,否则不会发现有静脉曲张存在。预防PBC患者静脉曲张破裂出血的措施与其他门脉高压患者相同。尽管也可考虑内镜下套扎预防首次出血,但首选治疗仍为口服降门脉压药物非选择性β受体阻滞剂如卡维地洛和普萘洛尔。

8.2.3 门脉高压的处理

PBC患者发生门脉高压是胆源性肝硬化的结果,甚至发生于此病的硬化前阶段,与结节再生有关。PBC患者肝硬化胃食管静脉曲张和破裂出血处理主要依据相关指南,在疑有肝硬化诊断时可行上消化道内镜检查,特别是有血小板计数下降或Mayo危险积分增加时进行。非选择性β受体阻滞剂用于出现大的高危食管静脉曲张患者。有高度出血危险的患者内镜下曲张静脉套扎术可预防曲张静脉破裂出血的发生。但使用何种干预措施需根据当地专家、医疗资源情况以及患者的选择。

静脉曲张破裂出血对药物及内镜治疗效果不佳而处于硬化前阶段的PBC患者提出了一个特别的挑战,因为对肝脏合成功能较好的患者进行原位肝移植是不合适的。在这种情况下,一种并不影响肝脏供血的远端肾脾静脉分流术或经颈静脉肝内门体分流术可供选择。远端肾脾静脉分流术不会加速手术治疗静脉曲张破裂出血后患者的肝衰竭。

8.3 与慢性胆汁淤积相关的并发症

8.3.1 骨质减少或骨质疏松

PBC患者与其同龄和同性别的对照组相比发生骨质减少和骨质疏松的风险更高,应对骨密度行基线和和规律的筛检(每2~3年)。对于所有绝经前和绝经后妇女,如果没有肾结石病史,可以每天补充钙1500IU/d和维生素D 1000IU/d。对于晚期患者需要每年检测一次维生素D水平。有研究表明,在诊断为骨质疏松的患者,在随机对照试验中阿仑唑奈比安慰剂组和依替膦酸钠(Etidronate)组更显著改善骨密度。雌激素替代治疗可部分改善骨盐密度,但由于这些药物存在安全隐忧所以较少应用。

8.3.2 高脂血症

慢性胆源性肝病都可能并发高脂血症。尽管回顾性研究未发现PBC合并高胆固醇血症的患者发生心血管疾病的风险增加。当存在脂代谢异常或心血管疾病家族史时,仍需要考虑适当的、根据脂质类型采用的降胆固醇药物治疗,如他汀类药物(3-羟-3-甲基谷氨酰辅酶A抑制剂)及贝特类药物。UDCA也具有降低低密度脂蛋白胆固醇水平的作用。

9. 肝移植

在美国PBC是肝移植的第六大主要指征。接受过肝移植的PBC患者中有20%~25%在10年之后复发。以环孢素为基础的方案进行的长期免疫抑制治疗似乎与PBC的复发减少有关。增加PBC复发的危险因素包括他克莫司治疗和高龄捐赠者。熊去氧胆酸可改善肝生化指标并且可以延缓组织学进展，但是它对复发疾病自然史的影响需要在随机对照试验中进一步研究。肝移植可改善疲劳和瘙痒症状，但并不能改善Sjögren综合征，骨病起初会加重，随后得到改善，AMA可能持续存在或再次出现，但并不是PBC复发的信号。

10. 天然史和预后

PBC的自然史可分为四期：临床前期、无症状期、症状期和终末期。在没有UDCA药物之前，PBC患者常常因缺少肝功能生化（特别是ALP及GGT）筛选和监测、AMA检查及UDCA治疗的可获得性有限，PBC患者的中位存活期为6~10年。

UDCA治疗显著改善了PBC患者的预后。对UDCA治疗完全反应的早期患者的存活率与一般人群相似。即使在UDCA治疗不完全反应者无肝移植存活率也显著优于不治疗者。除对UDCA的生化反应外，一些临床、生化和组织学表现也对PBC患者的预后有显著意义。基线肝硬化和高胆红素血症已公认为长期预后不良的预测因素。饮酒、抽烟和出现症状也是不良预后的预测因素。是否男性PBC患者长期预后较差尚存在争议。报道抗gp210及抗sp100抗体与病程进展和不良预后相关。此外，组织学表现包括肝纤维化或硬化、界面活性、胆管稀少及慢性胆汁淤积是预测PBC患者生化反应及临床预后的重要因素。

既往HBV感染对PBC患者预后的影响有争议。一项研究发现，既往HBV感染是PBC患者发生HCC的风险因素。但另一项大型对照研究显示，既往HBV感染（HBsAg阴性而抗HBc阳性）不影响PBC患者的预后。

总之，基线疾病分期和对UDCA的生化反应是PBC患者存活的2项最重要的预测因子。基于临床、生化和组织学表现的危险分层有助于PBC患者优化临床处理方案。

推荐

（1）诊断：当下面3个标准有2项成立时，即可诊断为PBC：①胆汁淤积的生化证据：主要以ALP和GGT增高为主；影像学排除肝外胆道梗阻；②出现AMA，特别是AMA-M2；如AMA阴性，出现其他PBC特异的自身抗体包括Sp100或gp210；③组织学非化脓性胆管炎和小叶间隔胆管破坏证据（Ⅰ类，B级）。

（2）符合其他标准如具有胆汁淤积肝生化表现和PBC特异的自身抗体如Sp100或gp210阳性，对AMA阴性PBC的诊断不需要肝活检。

（3）对不能以其他病因解释的胆汁淤积性肝生化表现，而 AMA 及抗 gp210 或抗 Sp100 阴性的患者建议进行肝活检病理证实 PBC。

（4）PBC 患者如丙氨酸氨基转移酶活性超过正常上限 5 倍应考虑肝活检以除外共存有 AIH 或其他肝脏疾病。如可疑 PBC/AIH 重叠，治疗应针对主要的组织学损伤表现类型。

（5）不管组织学分期如何，推荐所有 PBC 患者给予 UDCA 每日 13~15mg/kg 口服治疗（Ⅰ类，A级）。UDCA 的治疗应该长期坚持并检查其依从性。所有 UDCA 治疗的患者在 6 个月或 12 个月治疗后用相应的标准（如巴黎Ⅱ标准）评估生化反应。

（6）推荐对 UDCA 单药治疗反应不充分或不耐受 UDCA 治疗的 PBC 患者（无肝硬化或 Child A 期肝硬化）联合奥贝胆酸治疗（OCA，5mg/d 开始，如耐受好则 6 个月后增加至 10mg/d）。使用 OCA 的患者应详细告知潜在风险和不良事件可能，并仔细评估和适当监测。

（7）有血脂增高或心血管疾病风险的患者应考虑降脂治疗。UDCA 单药治疗反应不完全者推荐加用苯扎贝特（400mg/d）或非诺贝特（200mg/d）治疗。需密切监测不良事件，特别是在肝硬化的 PBC 患者。

（8）对熊去氧胆酸反应不充分的非肝硬化 PBC 患者可加用布地奈德（6~9mg/d）治疗。

（9）可疑肝硬化的患者应在 PBC 诊断时进行内镜下胃食管静脉曲张的筛查。

（10）肝硬化的 PBC 患者特别是男性患者应每 6 个月进行常规影像学 HCC 筛查。

（11）胆汁酸螯合剂应作为有瘙痒症状的 PBC 患者的初始治疗（Ⅰ类，B级）。对于需要胆酸螯合剂的患者，熊去氧胆酸应在给其摄取前至少 1h 或之后 2~4h 服药（Ⅰ类，C级）。

（12）下面几种药物用于胆汁酸螯合剂难以控制的瘙痒：①利福平 150~300mg，每日 2 次（Ⅰ类，A级）；需密切监测不良反应。②口服阿片拮抗剂如纳曲酮，每天 50mg（Ⅰ类证据，A级）；③当其他方法都失败时可尝试使用舍曲林（75~100mg/d）（Ⅰ类，B级）。

（13）干眼症的处理包括以下方法：①人工眼泪用于初始治疗（Ⅰ类，C级）；②对人工眼泪也难以治疗的患者使用毛果芸香碱或者西维美林（cevimeline）（Ⅱa类，B级）；③环孢素眼用乳剂可用于其他药物难以治疗的患者，最好在眼科医生的监督指导下使用（Ⅰ类，A级）。

（14）以下治疗用于口腔干燥症和吞咽困难：①可尝试使用非处方的唾液替代物（Ⅰ类，C级）；②如果患者使用唾液替代物治疗之后仍然有症状，可使用毛果芸香碱或者西维美林（Ⅰ类，B级）。

（15）阴道干燥患者给予保湿剂治疗（Ⅰ类，C级）。

（16）PBC 患者每天的饮食中如需补充应提供 1000~1500mg 的钙以及 1000IU 维生素 D（Ⅰ类，C级）。所有 PBC 患者应评估血清维生素 D 状态及骨质疏松，特别是停经后妇女。如果患者在没有胃酸反流和已知的食管静脉曲张存在的情况下发生骨质减少，可考虑口服阿仑唑奈每周 70mg，或伊班磷酸每月 150mg，或其他有效的双磷酸盐（Ⅰ类，A级）。有胃酸反流或已知食管静脉曲张的患者应避免口服双磷酸盐。

（17）脂溶性维生素缺乏的患者应肠外或给予水溶性增补剂治疗。

（18）表现为终末期肝病的PBC患者如终末期肝病模型评分（MELD）超过15分或Mayo危险积分>7.8，应推荐进行肝移植（Ⅱ类，A级）。

（19）肝移植后UDCA的治疗对改善肝功能和防止PBC复发是安全和有效的（Ⅱ类A级）。

（20）诊断有AIH表现的PBC（即PBC/AIH重叠综合征）应在PBC诊断基础上符合以下3点中的2点：①肝组织学中、重度界面肝炎；②血清ALT/AST超过正常上限5倍；③IgG水平超过1.3倍正常上限，或出现抗平滑肌抗体（ASMA）（Ⅲ类，B级）。治疗采用免疫抑制剂（包括皮质激素联合或不联合硫唑嘌呤或麦考酚酯，或其他二线免疫抑制剂如他克莫司或环孢素A）并可在UDCA基础上加用（Ⅲ类，B级）。

（21）育龄期PBC患者应审慎妊娠。有肝硬化表现的PBC患者应明确告知母亲或胎儿可能发生的并发症。尽管妊娠和哺乳期熊去氧胆酸治疗的数据有限，这些PBC患者应考虑持续使用UDCA治疗（Ⅲ类，B级）。

解读指南

1. Hirschfield GM, Dyson JK, Alexander GJM, et al. The British Society of Gastroenterology/UK-PBC primary biliary cholangitis treatment and management guidelines. Gut, 2018, 67(9):1568-1594.

2. Lindor KD, Bowlus CL, Boyer J, et al. Primary Biliary Cholangitis: 2018 Practice Guidance from the American Association for the Study of Liver Diseases. Hepatology, 2019, 69(1):394-419.

3. You H, Ma X, Efe C, Wang G, et al. APASL clinical practice guidance: the diagnosis and management of patients with primary biliary cholangitis. Hepatol Int 2022 Feb, 16(1): 1-23. doi: 10.1007/s12072-021-10276-6.

第二章　原发性胆汁性肝硬化病例

病　例　1

病史摘要

患者,女性,56岁,中上腹痛1周,当地医院上腹部彩超检查示肝门部、胰头旁及腹膜后多发肿大淋巴结。

查体:神志清,一般可,腹软,无压痛,未扪及包块。

实验室检查

2020年1月10日:肝功能异常,总胆红素:10.0μmol/L,结合胆红素:4.2μmol/L;总蛋白:74g/L,白蛋白:44g/L;球蛋白30g/L;ALT 38U/L,AST 44U/L,GGT 65 UL,ALP 169U/L;前白蛋白:187mg/L;胆碱酯酶8212U/L。

血常规检查RBC 4.07×10^{12}/L,Hb:129g/L;PLT 104×10^9/L,WBC 4.02×10^9/L,中性粒细胞百分比:43.3%。

自身抗体:抗核抗体:颗粒1:3200,浆颗粒1:320;抗线粒体抗体(+);抗平滑肌抗体(−);抗线粒体M2亚型抗体(+);抗可溶性肝/肝胰抗原抗体(−);抗肝溶质抗原Ⅰ型抗体(−);抗肝肾微粒体Ⅰ型抗体(−);中性粒细胞胞质抗体(胞质型)(−);蛋白酶3<2.00RU/mL;髓过氧化物酶<2.00RU/mL。

凝血酶原时间:12.0s;凝血酶原时间比值0.98,国际正常化比值0.98。

肿瘤标志物:甲胎蛋白(AFP):1.2ng/mL;癌胚抗原(CEA):1.8ng/mL;糖类抗原19-9(CA19-9):15.6U/mL;糖类抗原125(CA125):20.0U/mL;细胞角蛋白19片段:3.9ng/mL;神经元特异性烯醇化酶:12.8ng/mL;鳞状上皮细胞癌抗原:0.6ng/mL。

肝炎病毒标志:HBsAg(−) 0.362COI;HCV Ab(−) 0.0558COI。

辅助检查

超声弹性成像:肝右叶实质的弹性硬度测值平均为6.1kPa,肝右叶弹性硬度测值正常。

消化科专家分析（一）

（1）诊断与鉴别诊断　患者为非常典型的 PBC，中年女性，生化指标中胆汁淤积的特异性指标血清碱性磷酸酶 ALP 及敏感性指标 GGT 的水平上升；血清抗线粒体 M2 抗体和 ANA（颗粒 1：3200，浆颗粒 1：320）（+）。

PBC 需与其他胆汁淤积性肝病进行鉴别，其中主要包括肝外胆管阻塞、原发性硬化性胆管炎、肝炎肝硬化、药物性肝病、结节病、重叠自身免疫性肝炎综合征、原因不明的成年人胆管稀少等。

超声检查常用于排除肝外胆管阻塞引起的黄疸。CT 或磁共振能提供其他信息如门脉高压（表现脾大、腹腔内静脉曲张以及门静脉逆向血流）和可能的隐性进展性疾病。PBC 患者中 15% 可出现门静脉周围腺病，需与恶性肿瘤鉴别。

（2）处理　治疗药物：熊去氧胆酸 0.25g，每日 2 次，口服；甘草酸二胺（甘平）2 片，每日 3 次，口服。

2020 年 7 月 1 日复查生化：ALT 23U/L；AST 38U/L；GGT 14U/L，凝血酶原时间：12.2 s，显示生化指标显著改善。

消化科专家分析（二）

该患者 6 个月熊去氧胆酸治疗已获巴黎 II 标准的充分治疗反应，患者预后可能较好。建议继续服用熊去氧胆酸并定期随访。

病　例　2

病史摘要

患者，男性，45 岁。因发现肝功能异常 4 年入院。

患者于 2007 年单位体检发现肝功能异常：ALT 110 U/L，AST 82 U/L，γ-GT 566 U/L，三酰甘油 2.97 mmol/L；查乙肝"两对半"阴性，于当地医院就诊并服用保肝药物（具体不详），1 个月后自行停药，后未再复查，2008 年体检仍有肝功能异常，ALT 75U/L，AST 54 U/L，γ-GT 582 U/L；总胆固醇 9.74mmol/L，三酰甘油 3.52 mmol/L；患者每年体检仍有肝功能异常，表现为氨基转移酶升高。本次 2011 年查肝功能 ALT 99U/L，AST 70 U/L，γ-GT 1227 U/L；总胆固醇 9.74mmol/L，三酰甘油 4.26 mmol/L；腹部 B 超：肝内布满略强回声区，肝占位可能。患者遂至当地医院就诊复查肝功能：ALT 199U/L；AST 115U/L；γ-GT 1112 U/L，总胆固醇 9.36mmol/L，三酰甘油 4.26 mmol/L；CT 示肝右叶示肝癌

（MHCC）可能大，B超：肝硬化（弥漫结节样回声改变）。后至我院就诊，查肝功能（2011年5月30日）总胆红素19.4μmol/L，结合胆红素8.24μmol/L，ALT 195 U/L；AST 108 U/L；γ-GT 1674 U/L；碱性磷酸酶：641 U/L，总胆汁酸10.9μmol/L，查AFP、CEA、CA199正常。CT：肝纤维化不除外，未见确切占位性病变，为进一步肝穿刺明确病因收入院。患者一般情况可，食欲可，夜眠可，近1年内体重减轻5000g。

既往无糖尿病、高血压等重大疾病史，无肝炎及结核等传染病史；有阑尾炎手术史；否认重要药物应用史；否认外伤及输血史。

无烟酒等不良嗜好。否认疫区驻留史。

已婚。否认家族遗传病史。

入院查体：无异常发现。

实验室检查

2011年6月2日（括号内为正常值范围）。

肝功能：总胆红素14.5μmol/L（3.4~20.4μmol/L）；结合胆红素6.5μmol/L（0.0~6.8μmol/L）；总蛋白82g/L；白蛋白37g/L；球蛋白45g/L（23~38g/L）；蛋白电泳A₁b 52.4%（55.8%~66.1%）；蛋白电泳α₁ 2.7%（2.9%~4.9%）；α₂ 7.4%（7.1%~11.8%）；蛋白电泳β 13.6%（8.4%~13.1%）；蛋白电泳γ 23.9%（11.8%~18.8%）；ALT 167U/L（<75U/L）；AST 99U/L（<75U/L）；ALP 584U/L（53~140U/L）；GGT 1517U/L；总胆汁酸25.7μmol/L；LDH 193U/L（109.0~245.0U/L）；胆碱酯酶5095U/L；前白蛋白0.33 g/L。

肾功能：尿素6.7mmol/L（2.9~8.2mmol/L），肌酐78μmol/L（44~115μmol/L）；尿酸404μmol/L。

葡萄糖5.1mmol/L（3.9~5.6mmol/L）；血沉105（20mm/h）。

血常规：红细胞计数4.33×10⁹L（4.09~5.74×10¹²L）；血红蛋白128g/L（131~172g/L）；血小板计数243×10⁹L（85~303×10¹²L）；白细胞计数4.45×10⁹L（4.00~10.00×10⁹L）。凝血酶原时间：11.8s（11.0~13.0s）；凝血酶原时间比值1.03（0.8~1.2）；国际正常化比值1.03（0.5~1.2）。HBVDNA低于检出下限（采用实时荧光定量检测，最低检出限5×10²拷贝/mL）。病毒抗体：HIV-Ab、梅毒非特异性抗体、梅毒特异性抗体：阴性。

肝硬化相关标志物：透明质酸：29.5ng/mL；层粘连蛋白：26.3ng/mL；Ⅳ型胶原：33.0ng/mL；Ⅲ型胶原：10.2ng/mL。肿瘤标志物：PSA、fPSA、fPSA/PSA正常；铁蛋白519.7ng/mL（30.0~400.0ng/mL）。血脂：总胆固醇8.24mmol/L（<5.2mmol/L）；三酰甘油1.72mmol/L（0.60~1.70mmol/L）；HDL-CH 1.66mmol/L（>1.04mmol/L）；LDL-CH 5.80mmol/L（<3.12mmol/L）；Non-HDL 6.58mmol/L。

免疫球蛋白：IgG 18.14g/L（7~16g/L）；IgA 4.65g/L（0.7~4g/L）；IgM：7.88g/L（0.4~2.3g/L）；IgE<10IU/mL（<200IU/mL）；C3 1.39g/L（0.79-1.52g/L）；C4 0.22g/L（0.16~0.38g/L）；转铁蛋白2.54g/L（2~3.6g/L）；CER 0.23g/L（0.2~0.6g/L）；hsCRP 2.3mg/L（0~3mg/L），总补体测定67.5IU/mL（50.0~100.0IU/mL）。

辅助检查

2011年6月2日胸片:两肺未见实质性病变。

彩超:肝肋下斜切127mm(肝肋下未肿大),剑下纵切59mm(肝肋下两指),肝区回声呈结节状,肝内布满大小10~15mm的高回声团块;门脉主干内径10mm;右支内径8mm;流速0.20m/s;主干及左右支血流通畅,为向肝血流,流速曲线正常,脾门处脾静脉内径5mm,血流通畅。肝静脉血流通畅。脾肋间切29mm/(−)。胆囊66mm×27mm,胆总管5mm,胰头14mm,胰体11mm,胰尾13mm。右肾101mm×43mm×45mm,肾盂分离(−),左肾103mm×44mm×49mm,上盏见13mm强回声伴声影,肾盂分离(−)。双侧输卵管未见明显扩张。双侧肾上腺区未见明显占位。膀胱充盈尚可,未见明显异常。CDFI示肝胆胰肾血流正常。结论:肝脏弥漫性病变,左肾结石。

CT:肝纤维化不除外,未见确切占位性病变。

消化科专家分析(一)

该患者的诊断及鉴别诊断如下:

(1)自身免疫性肝病:患者肝功能表现为氨基转移酶升高,GGT异常升高至1674U/L,提示存在胆汁淤积性肝损伤。腹部彩超未提示胆管扩张等胆道梗阻等情况,亦无肝静脉回流受阻引起的布加综合征依据。患者还有显著的免疫球蛋白IgM升高,需考虑患者存在自身免疫性肝病特别是PBC引起的肝功能异常。原发性胆汁性肝硬化更多见于中年女性,临床有瘙痒、黄疸、肝肿大、骨质疏松等表现,绝大多数患者还可伴有其他自身免疫病及结缔组织病。该患者需进一步检查自身抗体并行肝穿刺病理检查以排除男性PBC可能。

(2)原发性硬化性胆管炎:也以梗阻性黄疸为表现,男性多见,临床表现有乏力、黄疸、瘙痒、体重减轻、右上腹痛、发热,可伴有溃疡性结肠炎等,抗线粒体抗体阴性,磁共振胆道成像(MRCP)、ERCP和肝活检病理检查有助于诊断。患者目前依据不足。

(3)病毒性肝炎:国内以乙型病毒性肝炎最为常见,同时亦有丙型、丁型病毒性肝炎。病毒的持续存在是演变为肝硬化的主要原因,发展到肝硬化的病程可短至数月,长达20~30年,本例查乙肝"两对半"阴性,故基本可排除。

(4)酒精及药物性肝损:患者无酗酒史,无明确肝毒性药物服用史。

肝穿刺标本病理

该患者入院后行肝穿刺病理检查:

巨检:灰黄色条索样组织2枚,长均为1.8cm,直径为0.1cm。

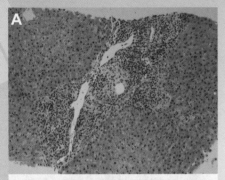

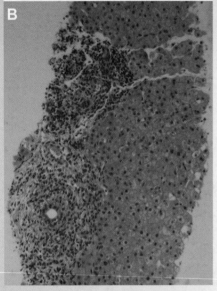

图2-2-1　PBC病例2患者肝穿刺病理HE染色

(A)汇管区见多量炎细胞浸润,以淋巴细胞、浆细胞为主,部分胆管见炎细胞浸润,伴少量嗜酸性粒细胞,累及界板;(B)邻近的门静脉之间以纤维间隔连接起来,符合G3S3~4。

镜下:见约12个肝小叶,小叶内见点灶状坏死,部分肝细胞浊肿,胞质水样变性,肝细胞脂肪变,范围小于5%,汇管区见多量炎细胞浸润,以淋巴细胞、浆细胞为主;部分胆管见炎细胞浸润,伴少量嗜酸性粒细胞,累及界板,少量纤维组织增生,符合G3S3~4。

2011年6月3日补充报告:(肝穿刺)符合慢性活动性肝炎,G3S3~4,请结合临床排查原因。免疫组化(2011-N2780):LCA(淋巴细胞阳性),CD20(部分阳性),CD3(散在阳性),CK7(胆管上皮阳性),HBcAg(−),HBsAg(−),HCV(−)。特染:网染(显示网状纤维增生),Masson(+),铜染色(−),铁染色(−)。

病理科专家分析

PBC的诊断性病理特征是非化脓性胆管炎或肉芽肿性胆管炎。肝脏组织病理变化分为4期。第1期(胆管炎期)以胆管损伤和坏死为特点,主要为肝小叶间胆管和中隔胆管慢性非化脓性炎症,汇管区扩大,而肝实质无明显受累,无胆汁淤积。受损胆管上皮细胞皱缩和空泡样变,周围伴有含淋巴细胞、浆细胞、组织细胞、嗜酸性细胞和巨细胞的肉芽肿性损伤,局灶胆管阻塞伴肉芽肿形成(又称红色胆管损伤),是PBC最特殊的病理特征。第2期(小胆管增生期):可见显著的小胆管炎、肉芽肿及胆管增生,小叶间胆管消失。炎症从门脉区发展到肝实质,可出现肝细胞片状坏死,并可有淤胆现象,胆汁淤积以汇管区周围较中心明显。第3期(瘢痕期):表现为进展性纤维化和瘢痕,邻近的门静脉之间以纤维间隔连接起来,胆汁淤积及小管稀少(定义为小叶间胆管丢失>50%)更为常见。第4期(肝硬化期):以具有纤维间隔和再生结节的胆汁性肝硬化形成为特点。该患者病理表现符合G3S3-4(图2-2-1)。

消化科专家分析(二)

处理:结合患者临床及病理,考虑患者诊断为自身免疫性肝病,PBC。给予复方甘草酸苷(美能)、熊去氧胆酸(优思弗)治疗。

2012年10月15日复查自身抗体ANA颗粒1:320,浆颗粒1:100,抗线粒体抗体(+),抗线粒体M2(−);

PT 10.6s(10.0~13.0s),国际正常化比值0.97(0.5~1.2s);

血常规:血小板217×10⁹/L[(125~350)×10⁹/L],血红蛋白152g/L[130~175g/L],白细胞5.71×10⁹/L[(3.50~9.50)×10⁹/L];肿瘤标志物AFP、CEA、CA19-9(-)。

血清淀粉样蛋白A(SAA)7.0mg/L,高敏C反应蛋白0.8mg/L(0.0~3.0mg/L);免疫球蛋白G4(IgG4)0.77g/L。

肝功能:总胆红素/直接胆红素13.0/3.8μmol/L(3.4~20.4μmol/L/0.0~6.8μmol/L),白蛋白47g/L(35~55g/L),丙氨酸氨基转移酶(ALT)53U/L(9~50U/L),门冬氨酸氨基转移酶(AST)37U/L(15~40U/L),碱性磷酸酶(ALP)145U/L(45~125U/L);γ谷氨酰转移酶(GGT)318U/L(10~60U/L)。

血脂:总胆固醇7.20mmol/L(3\0n增高5.2~6.2\1n很高>6.2\2n适宜<5.2mmol/L);三酰甘油3.14mmol/L(3\0n增高1.7~2.3\1n很高>2.3\2n适宜<1.7mmol/L);低密度脂蛋白胆固醇4.26(3\0n增高3.4~4.1\1n很高>4.1\2n适宜<3.4mmol/L);非高密度脂蛋白胆固醇5.69(3\0n增高4.1~4.9\1n很高>4.9\2n适宜<4.1mmol/L),载脂蛋白A-11.80g/L(1.10~1.70g/L),载脂蛋白B1.41g/L。免疫球蛋白G(IgG)15.67g/L(7.00~16.00g/L);免疫球蛋白M(IgM):2.27g/L(0.40~2.30g/L)。

彩超:肝脂肪浸润,肝区回声稍增粗。

消化科专家分析(三)

熊去氧胆酸是国内外指南推荐为PBC治疗的一线药物,治疗有效的患者(约2/3)可达到"良好生化应答",即治疗1年后,ALP≤3×ULN、AST≤2×ULN,ALP下降>40%或降至正常值(巴塞罗那标准),或治疗1年后,血清胆红素≤1mg/dL(17μmol/L)且ALP≤1.5×ULN,且AST≤1.5×ULN(即符合"巴黎Ⅱ标准")。完全应答者随访14年的非移植生存率高达95%,与正常人群相当。未达到"良好生化应答"患者应选择其他补充治疗。该患者显示熊去氧胆酸治疗应答良好,肝功能已明显改善,嘱进一步继续优思弗治疗,并因血脂异常加用降脂药物力平之(非诺贝特)。定期随访(每3个月)肝功能、血脂等。

病 例 3

病史摘要

患者,女性,50岁。反复呕血伴黑便2个月余,于2011年10月5日入院。

患者2个月前进食杏仁后出现恶心,并呕吐2次鲜红色血液,共约700mL,后解暗红色血便200mL,不成形,伴头晕、乏力,出冷汗。急至我院急诊查血常规Hb 110g/L,给予以禁食、止血、抑酸等对症支持治疗,并收入我院周转部观察。2天后再次呕血1次,量约700ml,伴头晕、乏力、出冷汗,血压明显下降,查 Hb 79g/L,PLT 73×10^9/L,WBC 5.51×10^9/L,N 72.5%,PT 12.2s,急予以止血、抑酸、扩容等对症支持治疗,后血压恢复正常,未再有呕血、黑便。于2011年5月11日行内镜检查发现重度食管静脉曲张给予套扎治疗,5月14日开始大便转黄后出院。2天前进食硬物后再次感恶心、上腹不适,并呕吐200ml鲜血,当时无明显头晕、乏力、四肢发冷等不适。急诊就诊查 Hb 90g/L,WBC 2.96×10^9/L,N 56.8%,TB/CB 6.3/2.4μmol/L,白蛋白 34g/L,ALT/AST 33/41U/L,钠/钾 142/3.5mmol/L,血氨9μmol/L,PT 13.4s,D-二聚体0.5mg/L,予禁食、止血、抑酸、降门脉压等对症支持治疗。患者昨日解1次不成形黑便,量约500ml,呈柏油样,上腹不适较前有所好转,为进一步治疗收治入院。追问病史,患者2010年6月因肝功能异常至外院诊断为"自身免疫性肝病",后服用熊去氧胆酸治疗。当时行超声检查未提示肝硬化。2010年11月曾行胃镜检查提示:慢性胃炎(糜烂型),未见明显静脉曲张。

既往史:患者2年前开始查出血压升高,一般在140~150/70~80mmHg,未服用抗血压药物,否认糖尿病史。1988年曾患甲肝,否认乙肝、结核等传染病史。2018年前曾行剖宫产;2017年前曾因右膝部纤维瘤行纤维瘤切除术。否认食物药物过敏史。偶有喝酒、抽烟史。否认输血史。

婚育史:已婚,育有一子,健康。

月经史:15,5~7/28~32,周期正常,否认痛经史。

家族史:否认家族性遗传病及传染病史。

体格检查

T 37℃,P:80次/分,R:20次/分,BP:146/70mmHg。

神志清晰,精神尚可,呼吸平稳,营养中等,表情自如,发育正常,自主体位,应答流畅,查体合作。贫血貌,全身皮肤无黄染,无肝掌、蜘蛛痣。全身浅表淋巴结无肿大,头颅无畸形,巩膜无黄染,眼球无突出,瞳孔等大等圆,对光反射灵敏;听力正常,外耳道无分泌物,耳郭、乳突无压痛;鼻中隔无偏曲,鼻翼无扇动,鼻窦区无压痛;口唇红润光泽,口腔无特殊气味,伸舌居中,扁桃体无肿大,腮腺正常;颈软,气管居中,甲状腺未及肿大;胸廓无畸形,双肺叩诊清音,听诊呼吸音清,心前区无隆起,心界不大,心率80次/分,律齐;腹部平软,肝肋下未及,脾肋下4指,肝肾区无叩击痛,肠鸣音4次/分;肛门及生殖器未检,四肢脊柱无畸形,活动自如,神经系统检查(−)。

实验室检查

2011年10月5日总胆红素:11.9μmol/L;结合胆红素:6.5μmol/L;总蛋白:72g/L;白蛋白40g/L;球蛋白:32g/L;白球比值:1.3;丙氨酸氨基转移酶:21U/L;门冬氨酸氨基转移酶33U/L,碱性磷酸酶:156U/L;γ谷氨酰转肽酶:37U/L,总胆汁酸:23.2μmol/L;乳酸脱氢酶:159U/L;胆碱酯酶:4912U/L;前白蛋白0.14g/L;尿素氮5.7mmol/L,肌酐52μmol/L;尿酸232μmol/L。

钠:143mmol/L;钾:3.8mmol/L;氯:105mmol/L;钙:2.20mmol/L;无机磷:1.34mmol/L;镁:0.88mmol/L。

红细胞$3.41×10^{12}$/L;血红蛋白:80g/L;血小板:55×10⁹/L;白细胞:2.2×10⁹/L;中性粒细胞百分比:66.0%;淋巴细胞百分比:28.6%。

活化部分凝血活酶:28.3s,TT:18.2s,凝血酶原时间12.6s;凝血酶原时间比值:1.09;国际正常化比值:1.09;纤维蛋白原188mg/dL。

乙肝病毒表面抗原(-)0.502COI;乙肝病毒表面抗体:<2.0mIU/mL;乙肝病毒e抗原:(-)0.093COI;乙肝病毒e抗体:(-)1.47COI;乙肝病毒核心抗体:(-)1.75COI。

AFP:2.4ng/mL;CEA:72ng/mL;CA199:6.2U/mL;CA125:84.7IU/mL。

自身免疫性肝病相关抗体检查:ANA:着丝点1:320;ANA:浆颗粒1:320;抗双链DNA:68.1IU/mL;抗RNP抗体:(-);抗SM抗体:(-);抗SSA抗体:SS-A(-);抗SSB抗体:SS-B(-);抗SCL-70抗体:(-);抗PM-Scl抗体:(-);抗JO-1抗体:(-);抗着丝点抗体(+);抗PCNA抗体:(-);抗核小体抗体:(-);抗组蛋白抗体:(-);抗核糖体P蛋白抗体:(-);抗AMA-M2抗体:(+);抗线粒体抗体:(+);抗平滑肌抗体:(-);胞浆型抗中性粒细胞胞浆抗体CANCA:(-);核周型抗中性粒细胞胞浆抗体(pANCA):(-);蛋白酶3:6.8RU/mL;髓过氧化物酶:3.4RU/mL;抗SLA/LP抗体:(-);抗LKM-1抗体(-);抗LC-1抗体(-)。

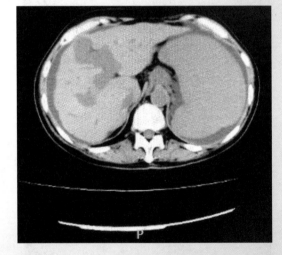

图2-2-2　PBC病例3腹部CT表现

见门脉增宽,脾肿大,腹水。

辅助检查

腹部CT见图2-2-2。

消化科专家分析

(1) 肝硬化的诊断与鉴别诊断

1) 原发性胆汁性肝硬化:PBC典型的肝功能异常表现为ALP、5-核苷酸酶、GGT升高,血清氨基转移酶常仅轻度增高,血清抗线粒体抗体间接免疫荧光或免疫印迹法检测阳性,血清免疫球蛋白增加,特别是IgM,肝组织活检符合PBC表现,具有伴有肝损伤、肝纤维化或硬化及其并发症的慢性进行性胆汁淤积的自然病程。与其他肝病相似,PBC患者门脉高压常在晚期已发生肝硬化时发生。然而,门脉高压也在早期、硬化前患者中出现。这些患者因发生食管静脉曲张、胃底静脉曲张或者门脉高压胃病而易致出血。该患者自身抗体ANA:着丝点1:320;ANA浆颗粒1:320;抗-AMA-M2:阳性;抗线粒体抗体(+),虽然没有病理组织学证据,也可因AMA-M2阳性明确诊断为PBC。该患者临床表现也以显著的门脉高压、食管胃底静脉曲张破裂出血为主要表现。

2）自身免疫性肝炎肝硬化:AIH多见于女性,有疲乏、嗜睡、不适和（或）恶心、食欲缺乏症状,血清中有非器官和肝特异的自身抗体,血清转氨酶和IgG增高,组织学上门脉大量浆细胞浸润和界面肝炎为特点,常有抗核抗体、抗平滑肌抗体及其他相关抗体阳性,而抗线粒体抗体阴性。该患者抗线粒体抗体阳性,因此考虑为PBC。

3）PBC-AIH重叠综合征:患者或先后,或同时在临床、生化、血清学、伴或不伴组织学特征出现PBC和AIH这2种疾病的表现。发生于8%~10%的PBC患者。PBC和AIH的诊断需联合血清、生化和组织学特征。至少同时具备2种疾病的2~3个诊断指标才能诊断PBC-AIH重叠综合征,包括PBC诊断标准:①ALP>2×ULN或GGT>5×ULN;②AMA≥1:40;③肝组织学示非化脓性破坏性胆管炎。AIH诊断标准:①ALT>5×ULN;②IgG>2×ULN或抗平滑肌抗体(SMA)阳性;③肝组织学示中重度界面性肝炎。其中组织学表现中重度淋巴细胞碎屑样坏死(界面性肝炎)是诊断所必需的。该患者缺少AIH的证据。

4）病毒性肝炎肝硬化:乙型与丙型病毒性肝炎可以引起反复肝细胞坏死和纤维化,发展成肝硬化,患者往往有多年的慢性肝炎病史,检查乙肝标志物、HBV DNA,或丙肝抗体、丙肝RNA阳性可建立诊断。该患者乙型和丙型肝炎病毒标志物检测均为阴性,不支持病毒性肝炎肝硬化的诊断。

（2）消化道出血的鉴别诊断

1）门脉高压致食管胃底静脉曲张出血:患者有慢性肝病（原发性胆汁性肝硬化）证据,2个月前胃镜检查已发现食管胃底静脉曲张并套扎治疗（图2-2-3）,本次仍需考虑门脉高压所致食管胃底静脉曲张破裂出血,进一步复查胃镜明确并酌情再次治疗。

2）消化性溃疡:可表现为反酸、嗳气、中上腹不适、腹痛、恶心、呕吐。出血量大者也可类似食管胃底静脉曲张破裂出血。表现为呕血、黑便,伴头晕乏力。但患者多有溃疡病史,没有慢性肝病史。平时有进食后或空腹时疼痛表现,体检可发现上腹部压痛,经胃镜检查可明确。该患者胃镜检查未见胃十二指肠球部溃疡。

3）应激性溃疡:多指在严重烧伤、颅脑外伤、脑肿瘤、颅

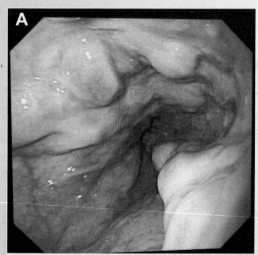

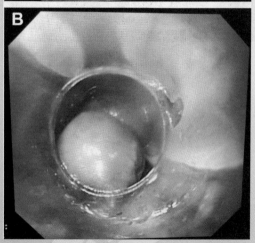

图2-2-3 PBC病例3胃镜检查食管静脉曲张及套扎治疗

（A）食管下端重度食管静脉曲张;（B）食管静脉曲张套扎治疗。

内神经外科手术和其他中枢神经系统疾病、严重外伤和大手术、严重的急性或慢性内科疾病等应激的情况下出现,在胃十二指肠、食管产生的急性黏膜糜烂和溃疡。该患者目前不考虑应激性溃疡。

4) 胃癌:典型的可有上腹痛、食欲不振、晚期可有持续大便隐血阳性、食欲缺乏、消瘦等症状,肿瘤标志物可疑阳性。目前患者胃镜检查已经除外胃部肿瘤。

5) 食管贲门黏膜撕裂出血:多由于剧烈呕吐而诱发,多在剧烈呕吐或干呕之后出现呕血,胃镜可见胃与食管交界处有黏膜撕伤,与胃、食管的纵轴相平行。该患者的病情不符合。

6) 急性糜烂出血性胃炎出血:患者常有应激、颅脑损伤、服用非甾体抗炎药物(NSAIDs)、酒精或化学刺激物史,胃镜可见胃黏膜广泛出血、糜烂。该患者目前暂不考虑。

7) 胃黏膜下活动性动脉破裂出血:如胃黏膜下恒径动脉破裂出血(Dieulafoy病),出血量多而迅速,活动性出血时胃镜下甚至可见出血灶。目前该患者诊断证据不足,不考虑。

2011 年 10 月 12 日行食管静脉曲张硬化剂注射+胃底组织胶注射治疗,胃镜检查:食管距门齿 33~40cm 见 4 条直行曲张静脉,下段黏膜红色征。40cm 过贲门,行 1% 乙氧硬化醇注射,在 33~40cm 不同平面上注射,每点 2~3ml,过程顺利,少量出血,术后镜身压迫。胃底见 1.5cm 静脉曲张,内镜下注射碘油+组织胶(0.5ml×2),未见明显出血,过程顺利。术后禁食 4h,以后冷流质,并予质子泵抑制剂治疗。予以禁食、抑酸、止血、生长抑素维持 24h 降门脉压力,补液支持等对症治疗。术后无胸痛、黑便、呕吐、发热等不适,无活动性出血表现,给予进流质,继续抑酸、抗炎、支持治疗。

消化科专家医嘱

PBC 患者在出现门脉高压并发症如食管胃底静脉曲张破裂出血后的治疗主要是针对并发症的治疗。该患者需定期随访胃镜和酌情治疗,生活方面注意半流质饮食,忌粗糙、辛辣食物,忌酒,注意休息,避免劳累,如有不适及时就医。

病 例 4

患者,女性,65 岁。皮肤巩膜黄染伴瘙痒 3 年余,加重伴腹胀、食欲缺乏 5 个月。于 2021 年 12 月 14 日就诊入院。

患者 2019 年底出现皮肤巩膜黄染伴瘙痒。2020 年 1 月 23 日至外院住院治疗,查总胆红素:124.6μmol/L;结合胆红素:95.4μmol/L;非结合胆红素 29.2μmol/L,白蛋白 28g/L;丙氨酸氨基转移酶:

39U/L;门冬氨酸氨基转移酶91U/L,碱性磷酸酶:362U/L;γ谷氨酰转肽酶:146U/L,ANA阳性(着丝点型);抗Sp100抗体352.11RU/mL,腹部增强CT检查提示肝硬化、脾大、腹腔积液、胆囊炎,诊断为原发性胆汁性肝硬化失代偿期,给予阿拓莫兰、天晴甘美保肝、优思弗、丁二磺酸腺苷蛋氨酸利胆退黄治疗。治疗后肝功能稍有改善,后继续优思弗等药物口服治疗。2021年7月开始患者无明显诱因下出现腹胀不适,全腹部为主,呈持续性,不剧烈尚可忍受,进食后明显,伴食欲缺乏、乏力,无呕吐、腹泻、呕血、黑便。2021年7月中旬出现发热,体温37.8℃,当地医院保肝利胆药物治疗效果欠佳。2021年10月25日查腹盆腔CT平扫:肝硬化,脾大,门脉高压伴侧支循环形成,腹腔积液。2021年12月9日肝功能总胆红素:191μmol/L;结合胆红素:107.3μmol/L;丙氨酸氨基转移酶:64U/L;门冬氨酸氨基转移酶171U/L,碱性磷酸酶:386.3U/L;γ谷氨酰转肽酶:187.9U/L,血钙:2.07mmol/L,血常规:Hb 102g/L,PLT 103×10⁹/L,觉腹胀加重,体重增加,并少尿,尿色深黄。

既往史:否认传染病史,否认高血压、糖尿病等慢性病史。否认外伤、手术史及特殊用药史。

家族史:母亲及双胞胎妹妹均有胆汁淤积性肝病。

体格检查:慢性病容,皮肤巩膜黄染,无肝掌及蜘蛛痣,腹部膨隆,肝脏肋下未及,脾脏肋下及3指。腹部压痛(+),无反跳痛,Murphy征阴性,移动性浊音(+)。肠鸣音不亢进,双下肢轻度凹陷型水肿。

实验室检查

2021年12月14日肝功能:总胆红素285.8μmol/L;结合胆红素245.6μmol/L;总蛋白53g/L,白蛋白29g/L;球蛋白24g/L,丙氨酸氨基转移酶44U/L;门冬氨酸氨基转移酶76U/L,碱性磷酸酶246U/L;γ谷氨酰转肽酶110U/L,总胆汁酸244.8μmol/L,白蛋白29g/L,胆碱酯酶1388U/L,前白蛋白<80mg/L。

血常规:红细胞计数2.97(4.09~5.74×10¹²/L);血红蛋白115(131~172g/L);血小板计数125[(85~303)×10¹²/L];白细胞计数8.7[(4.00~10.00)×10⁹/L]。

凝血酶原时间:14.3s(11.0~13.0s);凝血酶原时间比值1.17(0.8~1.2);国际标准化比值1.17(0.5~1.2)。

肾功能:尿素5.0mmol/L,肌酐62μmol/L,尿酸177μmol/L;钠130mmol/L,钾4.0mmol/L,氯96mmol/L,钙2.18mmol/L,无机磷0.80mmol/L。

炎症标志物:高敏C反应蛋白:143.7mg/L;血清淀粉样蛋白A:47.9mg/L。

自身抗体:抗核抗体着丝点1:1000,抗PM-Scl抗体、抗着丝点抗体(+),抗线粒体抗体M2(±),抗RNP抗体、抗Sm抗体、抗SS-A抗体、抗SS-B抗体、抗Scl-70抗体、抗JO-1抗体、抗PCNA抗体、抗组蛋白抗体、抗核糖体P蛋白抗体、抗核小体抗体(-)。

免疫球蛋白:IgG 8.75g/L,IgM 0.77g/L。

心脏标志物:氨基末端利钠肽前体356.0pg/mL。

肝炎标志物:乙肝病毒表面抗原(−)0.402COI;乙肝病毒表面抗体12.3mIU/mL,乙肝病毒核心抗体(+)0.007COI;乙肝病毒e抗原(−)0.105COI;乙肝病毒e抗体(−)1.110COI;丙肝病毒抗体(−)0.0894COI。

肿瘤标志物:甲胎蛋白2.7ng/mL;癌胚抗原3.9ng/mL,糖类抗原19-9:28.1U/mL。

辅助检查

2021年12月20日门脉CTV(图2-2-4):肝脏表面凹凸不平,比例失调,肝实质密度欠均匀,门脉主干增宽,门脉系统内未见明显充盈缺损,脐静脉、腹壁静脉扩张迂曲,食管下段及胃底见扩张扭曲静脉,脾脏增大,密度尚均匀,脾静脉与左肾静脉间交通。腹膜后未见肿大淋巴结,腹腔见大量积液。胆囊大。诊断:肝硬化、门静脉高压伴侧支循环开放、脾大、腹水。

2021年12月28日肺动脉CTA:左下肺动脉分支远端少许栓子形成。两肺少许渗出,两下肺不张伴两侧少量胸腔积液。

2021年12月31日上腹部平扫+增强+DWI+MRCP(图2-2-5):肝脏表面凹凸不平,肝裂明显增宽,信号欠均匀,肝内见多发结节状T1W1高信号T2W1低信号,动态增强肝内未见明显异常强化灶,门脉右支变细,肝静脉变细,余肝内血管显示可,未见充盈缺损,脾脏增大,信号尚均匀,胰腺及所见右侧肾脏无异常,左肾见点状囊性病灶无强化;肝门、腹膜后见明显肿大淋巴结;腹腔大量积液。胆囊壁、胆囊颈管壁稍增厚伴强化。食管胃底静脉曲张。诊断:肝硬化,门静脉高压,食管胃底静脉曲张、脾大、腹水;胆囊炎;肝门及腹膜后淋巴结增大,左肾小囊肿。

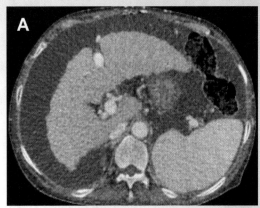
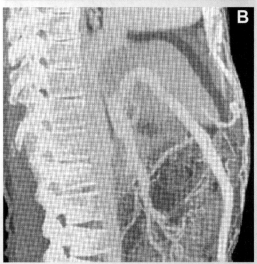

图2-2-4 PBC病例4患者门脉CTV表现

(A)肝脏表面凹凸不平,比例失调,脾脏增大,腹腔见大量积液。(B)门脉主干增宽,脐静脉、腹壁静脉扩张迂曲。

消化科专家分析

(1)诊断 原发性胆汁性肝硬化,肝硬化失代偿期,腹水,脾大,低蛋白血症。

该患者皮肤巩膜黄染伴瘙痒3年余,血清ALP、GGT增高为主的肝酶异常,以及直接胆红素增高为主的高胆红素血症;其症状、体征和血生化指标支持胆汁淤积的存在;自身抗体的检查结果显示,ANA 1:1000,

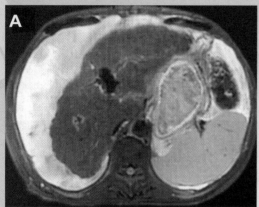

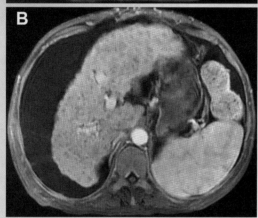

图 2-2-5　PBC病例4上腹部平扫+增强+DWI+MRCP表现

(A)肝脏表面凹凸不平;脾脏增大,腹腔大量积液。

(B)肝脏信号欠均匀,肝内见多发结节状影,动态增强肝内未见明显异常强化灶。

抗着丝点抗体、抗Sp100抗体阳性(为PBC特异性ANA),血抗线粒体抗体M2弱阳性,符合原发性胆汁性肝硬化的诊断标准。

同时肝功能检查显示低白蛋白血症,影像学证实和显示肝硬化、脾肿大以及大量腹水;提示肝硬化失代偿期,Child-Pugh评分C级(表2-2-1)。

(2)肝硬化病因的鉴别诊断

1)自身免疫性肝炎:AIH进展最终导致肝硬化。AIH以女性为主,自身抗体阳性(Ⅰ型以ANA和抗平滑肌抗体SMA阳性为主,Ⅱ型可有肝肾微粒体抗体阳性),血清转氨酶和IgG升高(高γ球蛋白血症),组织学上表现为汇管区和小叶间隔周围肝细胞呈碎片样坏死伴炎性细胞浸润。以淋巴细胞和浆细胞为主,也可出现汇管区-汇管区、小叶中央-汇管区的桥样坏死和肝小叶性肝炎、肝小叶界面性肝炎。该患者虽然表现IgG增高,但血清转氨酶增高不显著,也没有组织学证据支持AIH的存在。

2)病毒性肝炎:慢性乙型、丙型病毒性肝炎或急性、亚急性肝炎大量肝细胞坏死可导致肝纤维化和肝硬化,该患者乙型和丙型肝炎病毒标志(-),可排除乙型和丙型肝炎。

3)酒精性肝病:长期大量饮酒可导致慢性酒精性肝病,最终可进展为酒精性肝硬化。我国近年酒精性肝病所致肝硬化有上升趋势,长期大量饮酒史超过5年,乙醇酒精量男性

表2-2-1　PBC病例4患者Child-Pugh评分

指标	1分	2分	3分	患者得分
肝性脑病	无	1~2级	3~4级	1
腹水	无	轻度	中度	3
总胆红素(μmol/L)(PBC标准)	17~68	68~170	>170	3
总蛋白(g/L)	>35	28~35	<28	2
PT延长(s)	<4	4~6	>6	1
			总分	10

A级:5~6分;B级:7~9分;C级:≥10分。

Child-Push C级预后较差。

≥40g/d、女性≥20g/d或2周内有大量饮酒史(≥80g/d)[乙醇量(g)=饮酒量(ml)×酒精含量(%)×0.8],是酒精摄入安全量标准,超出安全量标准则可能直接导致肝损伤。酒精性肝损害还可增加患者对HBV、HCV的易感性,慢性肝炎患者对酒精引起肝损伤的敏感性增高。该患者无长期饮酒史,可排除该诊断。

4)非酒精性脂肪性肝病:肥胖、2型糖尿病、高脂血症、空回肠分流术、药物、全胃肠外营养等是非酒精性脂肪性肝病的危险因素,进而导致非酒精性脂肪性肝炎和肝硬化。该患者无危险因素,不考虑。

5)药物或毒物:长期服用对肝脏有损害的药物或长期反复接触化学毒物均可引起药物性或中毒性肝炎,最后可进展为肝硬化,该患者无明确肝毒性药物使用史。

(3)黄疸　黄疸是胆汁淤积的症状(乏力、瘙痒、黄疸)和生化表现(血清碱性磷酸酶和γ谷氨酰转肽酶水平升高、病情进一步发展后出现高胆红素血症)的主要组成之一。临床上胆汁淤积表现的患者需进一步鉴别肝内胆汁淤积和肝外胆汁淤积(又称梗阻性黄疸)。引起肝外胆道梗阻的结石、肿瘤、囊肿或狭窄等病因可通过彩超、MRCP和(或)ERCP检查诊断。

肝内胆汁淤积的病因为肝细胞功能缺陷,肝内胆道末端毛细胆管的阻塞性损害,进一步需血清生化和自身抗体检查识别自身免疫性胆管病变,某些患者可能仍需要肝活检判断病因和病变程度。PBC是小胆管胆汁性疾病的主要原因,以高滴度AMA(≥1∶40)(>1∶100,国内标准)及胆汁淤积性血清酶谱、血清IgM增高为特征,少部分患者未AMA阴性而PBC特异性ANA(抗Sp100和抗gp210)阳性。该患者ANA及抗Sp100阳性符合PBC引起的肝内胆汁淤积诊断。

有症状的PBC患者中相当一部分(60%)在诊断时已有肝硬化,表现为慢性进行性胆汁淤积,主要表现为伴或不伴黄疸的瘙痒(25%~70%)、非特异的症状如乏力(65%~85%)、右上腹痛以及肝硬化失代偿表现如腹水、静脉曲张出血等。肝脾大在早期就常见,而门脉高压的体征可能在发展成肝硬化之前就出现。终末期肝脏硬化和缩小,门脉增宽,门体分流和侧支循环形成。患者常常没有其他慢性肝病的皮肤表现,如蜘蛛痣。影响PBC患者预后的因素包括老年、血清总胆红素浓度增高、肝合成功能降低及组织学分期的程度。该患者已出现显著的黄疸,以及腹水等失代偿期肝硬化表现,提示预后不良和有肝移植指征。PBC的肝移植指征包括:血清胆红素超过6mg/dL(103μmol/L)、生活质量严重低下的失代偿期肝硬化,伴顽固性腹水、自发性细菌性腹膜炎、复发性静脉曲张破裂出血、肝性脑病、肝细胞癌而预期生存期不足1年的晚期PBC患者。

(4)腹水　该患者另一个突出的症状和体征是腹水引起的腹胀加重。

临床常见腹水病因有:①肝源性腹水:硬化性肝病、非硬化性肝病(肝癌、Budd-Chiari综合征、暴发性肝衰竭、门静脉血栓形成);②心源性腹水:充血性心衰、缩窄性心包炎、原发性限制型心肌病、黏液水肿;③肾源性腹水:肾病综合征、尿毒症;④肿瘤性腹水:腹腔转移性肿瘤(胃、结肠、胰腺)、原发性肝癌、卵巢肿瘤、腹膜间皮瘤、恶性淋巴瘤;⑤胆、胰源性腹水:重症胰腺炎、胆道或上消化道穿孔;⑥感染性腹水,胃肠道穿孔、结核、自发性细菌性腹膜炎;⑦结缔组织病:系统性红斑狼疮;⑧营养不良性:各种原因引起严重营养障碍。其中,肝硬化门脉高压引起的腹水占所有腹水成因的80%以上。

门脉血栓形成(PVT)可导致门脉压力增高,诱发胃肠道出血、加重腹水。肝硬化患者因门静脉血流改变、终末期肝病凝血状态异常使PVT风险增加,而PVT的发生加重门脉高压并使肝功能恶化。使用CT和MRI及其血管造影能更好地评估血栓范围、侧支循环情况。该患者门脉彩超及CT检查未见门脉有血栓形成。但肺动脉CTA检查提示,左下肺动脉远端少许栓子形成,应密切监测门脉血栓发生的情况。

自发性细菌性腹膜炎(SBP)是导致肝硬化患者腹水迅速增加、对利尿剂无反应的另一个原因。形成机制为肝硬化患者肠道细菌过度生长和肠壁通透性增加,肠壁局部免疫防御功能下降,使肠腔内细菌发生易位经过肠系膜淋巴结进入循环系统产生菌血症;同时由于患者单核-吞噬细胞系统活性减弱,以及腹水中调理素、免疫球蛋白、补体及白蛋白下降导致腹水感染。患者在短期内腹水迅速增加,伴腹痛、腹胀、发热,腹水检查白细胞 > 500×10⁶/L,并且中性粒细胞 > 250×10⁶/L,如能排除继发性感染者,即可诊断SBP。可通过腹水穿刺行常规、生化和培养检查进行诊断。一些SBP患者的腹水和血鲎试验以及血细菌培养可阳性,常为革兰阴性菌。

呼吸科专家关于肺动脉栓塞建议

(1)制动 保持大便通畅,保持情绪稳定,吸氧,维持氧饱和度>95%,监测氧饱和度,随访血气分析。

(2)患者肺动脉栓塞伴有血小板降低,可酌情减量抗凝治疗药物,排除禁忌可予低分子肝素1支,每12h皮下注射抗凝治疗。若后续病情稳定,血小板正常且排除其他抗凝治疗禁忌,可逐步过渡至低分子肝素100IU/kg,每12h皮下注射,使用抗凝药物需定期复查大便隐血(OB),肝肾功能、血常规、出凝血、D-二聚体,需注意患者有无出血,告知患者及家属抗凝有出血(包括脑出血、消化道出血)风险。抗凝治疗期间慎用抗血小板药物以避免加重出血风险。可桥接华法林(华法林2.5mg,每日1次,口服起始,密切监测INR,INR大于或等于2.0且肠外抗凝大于5d,可停用低分子肝素,调整华法林剂量,维持INR2.0~3.0)或待病情好转,D-二聚体正常后改利伐沙班(拜瑞妥),拜瑞妥15mg,每日2次,口服起始,低分子肝素+拜瑞妥抗凝总疗程满3周后(无需重叠)可改为利伐沙班20mg,每日1次,口服抗凝。

(3)积极治疗原发疾病,对症支持处理,维持生命体征。

(4)建议查双下肢深静脉彩超;随访D-二聚体,3个月后随访肺动脉CTA。

患者入院后行下肢静脉超声显示双下肢深静脉血流通畅。给予保肝、抗感染、利尿、补充白蛋白等对症支持治疗。因粪隐血(+),且伴有血小板降低,出血风险较高,因此对其左下肺动脉分支远端少许栓子形成暂未予抗凝治疗。患者于2022年1月5日超声引导下腹腔积液置管引流,腹水常规及培养检查未获得SBP证据。每日引流橙黄色腹水800~1000mL,患者腹痛、腹胀情况明显好转,2022年1月10日拔除引流管。

2022年1月7日腹水常规:颜色黄色;透明度:微浊;蛋白定性试验±;比重1.018;红细胞:200×10⁶/L;白细胞104×10⁶/L;多个核细胞21.0%;单个核细胞79.0%。

2022年1月7日腹水生化:体液蛋白10.42g/L,体液白蛋白6.16g/L,体液尿素6.0mmol/L,体液肌酐68μmol/L,体液钠138mmol/L,体液钾2.9mmol/L,体液氯107mmol/L,体液葡萄糖6.9mmol/L,体液乳酸脱氢酶

79U/L,体液淀粉酶16U/L,腺苷脱氨酶8.0U/L。

2022年1月7日肝功能总胆红素:170.7μmol/L;直接胆红素:156.4μmol/L;白蛋白25.8g/L;丙氨酸氨基转移酶:37U/L;门冬氨酸氨基转移酶61U/L,碱性磷酸酶:205U/L;γ谷氨酰转肽酶:87U/L。

2022年1月11日出院,带药优思弗、呋塞米及螺内酯、和安、左氧氟沙星继续治疗。

2022年3月肝移植手术,(病肝+胆囊)病理:结节性肝硬化,伴部分肝细胞淤胆,细胆管反应不明显,结合病史考虑原发性胆汁性肝硬化,胆囊慢性炎。

病　例　5

病史摘要

患者,男性,67岁,因体检发现贲门毛细血管扩张5年,贫血3年余,于2019年4月4日入院。

2014年4月1日:体检胃镜示"贲门糜烂性病变(性质待定),胃角胃窦炎(糜烂性,重度)",病理示(胃角)慢性萎缩性胃炎伴活动,中度肠化生;(贲门)慢性萎缩性胃炎伴活动,中度肠化生,局灶腺体轻度不典型增生。

2014年5月27日:行胃镜示"胃窦胃角炎(糜烂性,中度),贲门黏膜炎症";9月23日胃镜:贲门毛细血管扩张,胃窦炎(隆起糜烂性,中度)。患者病程中偶感进食后上腹胀,余无不适。2016年始逐渐感乏力。

2016年4月6日因"乏力1个月余"至医院就诊,查WBC 3.4×10⁹/L,N% 58.8%,RBC 2.91×10¹²/L,红细胞平均体积60.1fL,平均血红蛋白量17.0pg,平均血红蛋白浓度282g/L,Hb:49g/L;不饱和铁69.7μmol/L,完善骨髓图片提示小细胞低色素贫血改变,胃镜示"浅表萎缩性胃炎伴贲门毛细血管扩张",肠镜示"结直肠未见器质性病变"。腹盆腔CT平扫+增强:肝右后叶血管瘤,肝小囊肿,胆囊结石;两肾、肾上腺未见异常,前列腺增大,余盆腔器官未见明确病变,给予输少浆血1U,另巴曲亭、生奥定止血,患者病情缓解出院。

2017年3月16日因头晕乏力加重至医院就诊,行胃镜示:"胃、十二指肠多发血管畸形,慢性萎缩性胃炎,全胃炎胃窦为主(轻度)",病理检查示胃窦:胃黏膜中度慢性炎症伴有轻度活动性、中度萎缩和轻度肠化(不完全性),未见异常血管。肠镜见内痔,余无明显异常。3月27日外院入院查血常规WBC 2.44×10⁹/L,N% 47.5%,Hb 61g/L,PLT 142×10⁹/L,给予沙利度胺治疗,服用1月后停药。停药后患者自觉乏力再加重,9月13日因乏力5d,黑便3d至医院查血常规WBC 1.77×10⁹,N% 58.8%,Hb 65g/L,RBC2.58×10¹²/L,红细胞平均体积82.6fL,平均血红蛋白量25.2pg,平均血红蛋白浓度305g/L,予抑酸、止血、扩容支持治疗。后2018年5月4日、12月27日因头晕乏力多次至医院治疗,给予抑酸、护胃、输血支持。2019年3月13日行胃镜检查示：慢性胃炎（胃窦糜烂型），胃毛细血管扩张症（贲门延伸至胃底），食管黏膜正常，齿状线清晰，40cm过贲门，黏液湖稍浑，贲门延伸至胃底小弯侧可见片状毛细血管扩张，黏膜充血水肿，胃体黏膜稍充血，胃角光滑无溃疡，胃窦部充血水肿，散在黏膜短片状糜烂，蠕动正常，幽门口圆，开闭好，十二指肠球部无溃疡、无畸形，降部伸入未见异常，为行内镜下治疗收治入院。病程中，患者神清、精神委靡，纳稍差，睡眠可，间断性黑便，小便无殊，体重无明显增减。

体征：T：36.9℃，P 68次/分，P 18次/分，BP 122/82mmHg。慢性病容，贫血貌，口唇、睑结膜、甲床苍白；胸廓无畸形，双肺叩诊清音，听诊呼吸音清；心前区无隆起，心界不大，心率68次/分，律齐；腹部平软，肝脾肋下未及，肝肾区无叩击痛，肠鸣音3次/分。肛门及生殖器未检，四肢、脊柱无畸形，活动自如，神经系统检查（-）。

实验室检查

2019年4月4日血常规：红细胞计数 $3.83×10^{12}$/L；血红蛋白85g/L；红细胞压积：29.4%；平均红细胞体积：76.8fL；平均血红蛋白量：22.2pg；平均血红蛋白浓度：289g/L；血小板计数：$101×10^9$/L；白细胞计数：$2.18×10^9$/L；中性粒细胞百分比：49.6%；淋巴细胞百分比：29.8%；单核细胞百分比：18.3%；嗜酸性粒细胞百分比：1.8%；嗜碱性粒细胞百分比：0.5%；中性粒细胞计数：$1.1×10^9$/L；淋巴细胞数：$0.6×10^9$/L；单核细胞数：$0.40×10^9$/L；嗜酸性粒细胞数：$0.04×10^9$/L；嗜碱性粒细胞数：$0.01×10^9$/L；红细胞体积分布宽度CV：22.8%；红细胞体积分布宽度SD：62.2fL。

2019年4月4日出凝血功能：凝血酶原时间：13.2s；凝血酶原时间比值：1.14；国际正常化比值1.14；凝血酶时间：18.9秒；活化部分凝血活酶时间：29.0s；纤维蛋白原：210mg/dL，D-二聚体：0.63mg/L。

2019年4月5日粪便检查：颜色：黄色；性状：软；黏液：阴性；血液：阴性；红细胞：阴性/HP；白细胞：阴性/HP；吞噬细胞：阴性/HP；原虫阿米巴：未找到；钩虫卵：未找到；鞭虫卵：未找到；粪隐血：阴性；真菌：未找到；脂肪滴：未见。

2019年4月5日：尿常规：颜色：黄色；透明度：清；比重：1.024；亚硝酸盐：阴性；pH：5.50；蛋白质：阴性；葡萄糖：阴性；酮体：阴性；尿胆原：正常；胆红素：阴性；尿隐血：阴性；白细胞酯酶：阴性。

2019年4月4日：电解质、肝功能、肾功能、糖代谢：总胆红素：7.4μmol/L，直接胆红素：3.0μmol/L；总蛋白：75g/L，白蛋白：35g/L；球蛋白：40g/L；白球比值：0.9；ALT 78U/L，AST 69U/L，ALP 205U/L，GGT 270UL；尿素：8.2mmol/L；肌酐：78μmol/L；估算肾小球滤过率（根据CKD-EPI方程）：89ml/min/1.73m²；尿酸355μmol/L；葡萄糖：6.2mmol/L；钠：139mmol/L；钾：3.7mmol/L；氯：103mmol/L；二氧化碳：2.4mmol/L；阴离子隙：12mmol/L；肌酸激酶：35U/L；肌酸激酶MB亚型：19U/L；高敏C反应蛋白：1.6mg/L。

2019年4月4日人类免疫缺陷病毒抗体：（－）；梅毒特异性抗体：（－）。

辅助检查

2019年4月4日胸部正位X线：两肺未见实质性病变。

消化科专家分析（一）

（1）诊断及诊断依据

1）主要诊断：胃肠道毛细血管扩张症，上消化道出血。诊断依据：患者反复黑便，检查血常规示小细胞低色素性贫血，并多次胃镜显示贲门毛细血管扩张，胃窦炎（隆起糜烂型，中度）。

2）次要诊断：慢性失血性贫血，诊断依据：患者长期反复贫血症状（头晕、乏力）和体征（口唇、甲床、睑结膜苍白）、黑便以及缺铁性贫血检查结果。

（2）鉴别诊断

1）胃溃疡：胃溃疡患者平素可有消化道不适主诉，如节律性、周期性腹痛等非特异性症状，疼痛常于进食后加重，并且可不规律，患者可能有非甾体抗炎药物（NSAID）服用史或幽门螺杆菌感染等因素。出血量小时仅为粪隐血阳性，出血量大时可表现为呕血或黑便，并可导致贫血。该患者待行胃镜以明确。

2）急性糜烂出血性胃炎出血：患者常有应激、颅脑损伤、服用NSAID药物、酒精或化学刺激物史，胃镜可见胃黏膜广泛出血、糜烂。该患者待行胃镜以明确。

3）食管贲门黏膜撕裂出血：多由于剧烈呕吐而诱发，多在剧烈呕吐或干呕之后出现呕血，胃镜可见胃与食管交界处有黏膜裂伤，与胃、食管的纵轴相平行。该患者可行胃镜检查明确。

4）胃癌：可引起贫血和消化道出血，可伴胃部不适，食欲缺乏、腹痛等症状，全身消耗症状显著，可出现恶病质及转移相关表现。该患者有待胃镜结合病理检查以明确诊断。

（3）处理

1）完善检查，抑酸、止血、补液治疗，注意少渣饮食。排除禁忌后行胃镜下治疗，排除手术禁忌拟内镜下胃黏膜病变氩离子凝固术（APC）。

2）可能出现的意外及防范措施：出血及穿孔。措施：注意术中精细操作。术后禁食，给予止血、营养支持补液治疗。

2019年4月7日手术记录。

术前诊断胃毛细血管扩张症；术中诊断：胃体贲门毛细血管扩张，食管下端静脉显露。

手术经过：镜检所见：食管中上段黏膜正常，下段食管可见静脉显露，齿状线尚清晰，40cm过贲门，黏液湖稍混。贲门小弯侧至胃体中上部可见长约10cm范围散在多发成片毛细血管扩张，部分融合，局部可见少量渗血,考虑患者毛细血管扩张原因不明确,追问病史,患者可疑有肝病,尚未行进一步肝脏检查,如行内镜下治疗有加重出血可能,予冰去甲肾上腺素冲洗胃壁后内镜监视下留置胃管接胃肠减压。胃角光滑无溃疡,胃窦部充血水肿,蠕动正常;幽门口圆,开闭好。十二指肠球部无溃疡、畸形,降部伸入未见异常。术后处理措施:禁食、抑酸、止血、抗炎等补液支持治疗;胃肠减压;进一步行腹部超声检查以除外肝硬化。

2019年4月9日彩超:肝肋下斜切125mm/(-),剑下纵切55mm/2指,肝区回声增强增粗不均匀,肝左叶见10mm无回声区,门脉主干内径13mm,右支内径9mm,流速0.25m/s,主干及左右支血流通畅,为向肝血流,流速曲线正常,脾门处脾静脉内径8mm,血流通畅。肝静脉血流通畅。脾肋间切40mm/刚及。胆囊65mm×25mm,胆囊壁上见多个强回声伴彗尾,胆总管4mm。胰头14mm,胰体12mm,胰尾14mm。右肾98mm×45mm×45mm,肾盂分离(-),左肾97mm×42mm×41mm,肾盂分离(-)。双侧输尿管未见明显扩张。CDFI肝胆胰肾血流正常。诊断:肝硬化、肝囊肿,胆囊胆固醇结晶。

2019年4月11日肝脏硬度数据值超声检测:肝脏硬度值(Fibroscan):9.6kPa。肝动脉CTA、门脉CTV、肝静脉CTV、下腔静脉CTV:肝脏表面光滑,比例尚可,肝右叶下角见片状低密度灶,大小约26.5mm×17.4mm,动脉期边缘见结节状强化,门脉期及静脉期明显并呈略向内填充趋势;肝内另见多发小圆形囊性无强化灶。肝动脉走行正常,未见明显狭窄或扩张,肝静脉及下腔静脉未见明显异常。胆囊内见致密影,腹膜后见增大淋巴结,盆腔见少量积液。双肾内见微小囊性无强化灶,膀胱充盈欠佳,壁稍厚稍毛糙,未见异常强化,前列腺增大,所示腹主动脉管壁见少许钙化灶。影像学诊断:肝硬化,脾大,盆腔少许积液;肝右叶下角血管瘤,肝多发囊肿,脾脏及双肾囊肿,胆囊结石;前列腺增生。

2019年4月12日患者因失眠等不适,暂拒绝内镜下胃毛细血管扩张症病变氩离子凝固术(APC)治疗,予出院随访,带药予酒石酸唑吡坦每日10mg,失眠时口服。康复新、雷贝拉唑、琥珀酸亚铁、利血生治疗。

2019年8月5日门诊随访检查:免疫球蛋白IgG 18.47g/L;IgM 2.03g/L;IgG$_4$ 0.44g/L;血清淀粉样蛋白SAA 3.1mg/L;铜兰蛋白0.38g/L;丙肝病毒抗体(-)。

自身抗体:抗核抗体:浆颗粒1:1000;抗线粒体抗体(+);抗平滑肌抗体(-);抗RNP抗体(-);抗Sm抗体(-);抗SS-A抗体(-);抗SS-B抗体(-);抗SCL-70抗体(-);抗JO-1抗体(-);抗PM-Scl抗体(-);抗着丝点抗体(-);抗PCNA抗体(-);抗组蛋白抗体(-);抗核糖体P蛋白抗体(-);抗核小体抗体(-);抗线粒体M2亚型抗体(+);抗可溶性肝/肝胰抗原抗体(-);抗肝溶质抗原Ⅰ型抗体(-);抗肝肾微粒体Ⅰ型抗体(-);中性粒细胞胞浆抗体(胞质型)(-);中性粒细胞胞浆抗体(核周型)(-);蛋白酶3<2.00RU/ml;髓过氧化物酶<2.00RU/ml。

2019年8月28日肝功能:ALT 24U/L,AST 26U/L,门冬氨酸氨基转移酶线粒体同工酶<5.0U/L;GGT 126UL。

凝血酶原时间13.8s;凝血酶原时间比值1.27;国际正常化比值1.27。

血常规:红细胞计数2.85×10^{12}/L;血红蛋白55g/L;红细胞压积:20.7%;平均红细胞体积:72.6fL;平均血红蛋白量:19.3pg;平均血红蛋白浓度:266g/L;血小板计数:88×10^9/L;白细胞计数:2.31×10^9/L;中性粒细胞百分比:60.6%;淋巴细胞百分比:23.4%;单核细胞百分比:14.7%;嗜酸性粒细胞百分比:0.9%;嗜碱性粒细胞

百分比:0.4%;中性粒细胞计数:1.4×10⁹/L;淋巴细胞数:0.5×10⁹/L;单核细胞数:0.34×10⁹/L;嗜酸性粒细胞数:0.02×10⁹/L;嗜碱性粒细胞数:0.01×10⁹/L;红细胞体积分布宽度CV:19.8%;红细胞体积分布宽度SD:51.3fL。

消化科专家分析(一)

（1）该患者的补充诊断与治疗

1）原发性胆汁性肝硬化:尽管PBC的特点是女性为主（男女比例1:9）和出现疾病特异性血清AMA-M2和ANA自身抗体。但实际上男性也不少见,该患者就是一个典型的例子,根据其ALP、GGT升高为主的胆汁淤积性肝损伤生化异常,以及自身抗体ANA、AMA、AMA-M2阳性的检查结果,可以明确PBC的诊断。男性PBC的诊断可能较晚,这可能反映了临床医生的认知偏差。此外,PBC患者门脉高压的发生率是显著的,即使在没有确定肝硬化和明显的肝功能不全的情况下就有门脉高压的发生了,主要表现为脾肿大和食管胃底静脉曲张（图2-2-6）。根据目前的指南,熊去氧胆酸被推荐为所有PBC患者的一线、终身药物治疗。熊去氧胆酸在PBC和其他胆汁淤积性疾病中的作用机制包括:①保护胆管细胞不受胆汁酸的毒性损伤;②通过转录后机制刺激受损的肝细胞分泌,包括刺激合成、定向和膜表面插入关键转运蛋白;③刺激胆管碱性胆汁排出,抑制胆汁酸诱导的肝细胞和胆管细胞凋亡。

2）贲门毛细血管扩张症:毛细血管扩张作为CRST（皮肤钙质沉着、雷诺现象、肢端硬化、毛细血管扩张）和CREST（钙质沉着、雷诺现象、食管功能障碍、肢端硬化、毛细血管扩张）综合征的临床特征之一,在自身免疫性肝病尤其是PBC中已有报道。毛细血管扩张的存在通常是多发的和位于四肢。PBC中CRST/CREST出现的机制目前尚不清楚,但可能与不同的人类组织相容性白细胞抗原（HLA）类型有关。该患者主要表现为难治性贫血和胃贲门毛细血管扩张（图2-2-7）,但没有CRST/CREST综合征和其他肝外自身免疫病如Sjögren综合征和慢性淋巴细胞性甲状腺炎（桥本病）的特征。持续性贫血伴贲门毛细血管扩张应考虑有慢性肝病,特别是PBC所致门脉高压的潜在病因。卡维地洛是一种非选择性β受体阻滞剂（NSBB）,在降低门静脉压力方面比传统的NSBB更有效,因为除了β受体阻滞外,它还具有抗α肾上腺素能活性的作用而降低增加的肝血管张力。此外,卡维地洛在低剂量时已对降低门静脉高压有最大的作用,因此已成为代偿性肝硬化门静脉高压治疗中应用最广泛的β受体阻滞剂。虽然胃贲门毛细血管扩张不属于胃食管胃静脉曲张的一种形式,但PBC时门脉压力升高可加重胃肠道毛细血管扩张,加重胃肠道出血。以治疗特定肝病和降低门脉高压为目的的药物预防出血是有效和安全的。

（2）补充治疗　给予熊去氧胆酸0.25g,每日2次,口服;甘草酸二铵肠溶胶囊每次2粒,每日3次,口服;卡维地洛10mg,每日1次,口服;琥珀酸亚铁缓释片0.2g,每日1次,口服;雷贝拉唑10mg,每日1次,口服;扶正化瘀胶囊每次4粒,每日3次,口服。

2019年12月18日肝功能:ALT 25U/L, AST 26U/L,GGT 49UL。

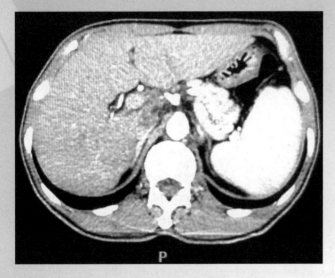

图2-2-6 PBC病例5肝脏CT表现

肝硬化，脾大。

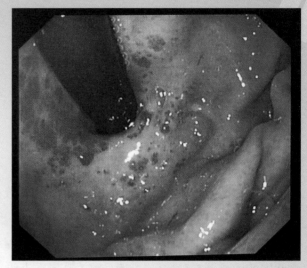

图2-2-7 PBC病例5胃镜下贲门毛细血管扩张表现

贲门小弯侧多发成片毛细血管扩张，部分融合。

总胆固醇3.64mmol/L；三酰甘油0.76mmol/L；低密度脂蛋白胆固醇2.10mmol/L；非高密度脂蛋白胆固醇2.44mmol/L；高密度脂蛋白胆固醇1.20mmol/L；载脂蛋白A-1 1.29g/L；载脂蛋白B 0.57g/L。

凝血酶原时间13.5s；凝血酶原时间比值1.18；国际正常化比值1.19。

血常规：红细胞计数$4.76×10^{12}$/L；血红蛋白104g/L；红细胞压积：35.2%；平均红细胞体积：73.9fL；平均血红蛋白量：21.8pg；平均血红蛋白浓度：295g/L；血小板计数：$148×10^9$/L；白细胞计数：$2.58×10^9$/L；中性粒细胞百分比：53.0%；淋巴细胞百分比：34.1%；单核细胞百分比：10.5%；嗜酸性粒细胞百分比：1.6%；嗜碱性粒细胞百分比：0.8%；中性粒细胞计数：$1.4×10^9$/L；淋巴细胞数：$0.9×10^9$/L；单核细胞数：$0.27×10^9$/L；嗜酸性粒细胞数：$0.04×10^9$/L；嗜碱性粒细胞数：$0.02×10^9$/L；红细胞体积分布宽度CV：18.2%；红细胞体积分布宽度SD：48.3fL。

给予卡维地洛10mg，每日1次，口服；雷贝拉唑10mg，每日1次，口服；琥珀酸亚铁缓释片0.2g，每日1次，口服，并建议UDCA维持。

2020年1月10日肝功能、总胆红素：10.0μmol/L，结合胆红素：4.2μmol/L；总蛋白：74g/L，白蛋白：44g/L；球蛋白30g/L；ALT 38U/L，AST 44U/L，GGT 65U/L，ALP 169U/L；前白蛋白：187mg/L；胆碱酯酶8212U/L。

建议熊去氧胆酸、卡维地洛维持治疗。

2021年3月及6月复查肝功能、血常规均正常。

病 例 6

病史摘要

患者,男性,68岁。活动后气促3个月余,于2019年4月1日入院。

患者3个月余前无明显诱因出现活动后气促,伴少许咳嗽,偶有黄色黏痰,伴腰痛,无发热、盗汗、咯血、胸痛等不适。曾在外院就诊(2019年3月18日),查血常规 Hb 120g/L,WBC 5.09×10⁹/L;PLT 96×10⁹/L;N 端-B 型钠尿肽前体 513pg/mL。EKG 提示窦性心律,T 波改变(Ⅱ、Ⅲ、aVF 低平),2019年3月25日胸部 CT:两肺散在肺大泡,左侧胸腔大量积液。主动脉、冠脉壁钙化。腰椎 CT 提示 L3-4、L4-5 及 L5-S1 椎间盘略膨隆,腰椎退行性变;L4 椎体轻度前移。L3 椎体上缘略塌陷。泌尿系统 B 超未见异常。心脏彩超示 EF 59%,主动脉瓣少量反流、二尖瓣少量反流,三尖瓣少量反流,左室顺应性差,左侧胸腔积液。胸腔积液原因检查,生化:异常条带,见可疑 M 蛋白,总胆红素:23.1μmol/L,直接胆红素:10.9μmol/L;总蛋白:88g/L;白蛋白:26g/L;球蛋白 62g/L;ALT:93U/L;AST:117U/L;GGT:275U/L;ALP:153U/L;总胆汁酸:61.7μmol/L;乳酸脱氢酶:291U/L;肾功能尿素氮:6.1mmol/L,肌酐 58μmol/L,估算肾小球滤过率(根据 CKD-EPI 方程)100ml/min/1.73m²,尿酸 169μmol/L;葡萄糖 4.5mmol/L,糖化白蛋白 17.4%;总胆固醇 5.31mmol/L,三酰甘油 0.60mmol/L;肿瘤指标:CEA7.8ng/mL;神经元特异烯醇化酶:10.5ng/mL;鳞状上皮细胞癌抗原:0.7ng/mL;D-二聚体:3.21mg/L;特定蛋白免疫球蛋白 G:43.16ng/L;免疫球蛋白 A:4.69ng/L;免疫球蛋白 M:3.27ng/L;KAPPA 轻链:9.94g/L;LAMBDA 轻链:6.38g/L;抗线粒体抗体(+);总蛋白:88g/L;免疫固定电泳:弱阳性;IgM-λM 带,M 蛋白浓度 0.2g/L,M 蛋白百分比 0.2%;抗核抗体颗粒 1:1000,抗核抗体浆颗粒 1:320。2019年3月29日行左侧胸腔闭式引流术,3月30日胸水常规:黄色,透明度微浊;蛋白定性试验±,比重 1.020,红细胞 2600/mm³,白细胞 973/mm³,多个核细胞 13.0%,单个核细胞:87.0%;癌胚抗原 2.3ng/mL;胸水生化:腺苷脱氨酶:10.0U/L;体液蛋白:31.91g/L;体液葡萄糖:6.7mmol/L;体液乳酸脱氢酶:123U/L。2019年3月29日胸部 CT:左肺炎症(部分间质性),两侧胸腔积液,两侧腋下及纵隔淋巴结稍大。冠状动脉病变。股部 CT:肝硬化伴多发再生结节,建议 MRI 检查:门脉高压,脾脏稍大,肝胃间隙、肝门区及后腹膜淋巴结肿大,腹盆腔积液。胆总管上段小结石或钙化灶,右侧腹股沟疝。引流完胸腔积液后自觉气促改善,为求进一步诊治收入院。

既往吸烟史。否认家族遗传病史。

体格检查

T:37.0℃,P:68次/分,R:18次/分,BP:119/72mmHg。

患者神志清晰,精神尚可,呼吸平稳,营养中等,表情自如,发育正常。自主体位,应答切题。查体合作。全身皮肤无黄染,无肝掌、蜘蛛痣。全身浅表淋巴结无肿大,头颅无畸形,巩膜无黄染,眼球无突出,瞳孔等大等愿,对光反射灵敏,听力正常,外耳道无分泌物,耳郭、乳突无压痛,鼻中隔无偏曲,鼻窦区无压痛,口唇红润光泽,口腔无特殊气味,伸舌居中,扁桃体无肿大,腮腺正常。颈软,甲状腺未及肿大,左侧胸廓略饱满,呼吸节律规整。左肺叩诊浊音,右肺叩诊清音,听诊右呼吸音清,左肺呼吸音低,未及胸膜摩擦音。心前区无隆起,心界不大,心率68次/分,律齐。腹部平软,肝脾肋下未及,肝肾区无叩击痛,肠鸣音3次/分。四肢脊柱无畸形,活动自如,神经系统检查(−)。

实验室检查

血常规:血红蛋白:126g/L;血小板计数:143×10⁹/L;白细胞计数:5.71×10⁹/L;中性粒细胞百分比:40.3%;嗜酸性粒细胞百分比:8.1%↑;红细胞沉降率89mm/h↑;PCT正常。

生化:总胆红素:26.1μmol/L↑;直接胆红素:15.5μmol/L↑;球蛋白:58g/L;蛋白电泳γ:49.2%↑;丙氨酸氨基转移酶100U/L↑;门冬氨酸氨基转移酶:139U/L↑;碱性磷酸酶:188U/L↑;γ谷氨酰转肽酶254U/L↑;总胆汁酸:43.8μmol/L↑;乳酸脱氢酶:285U/L;肌酸激酶MB亚型:53U/L↑;高敏C反应蛋白:6.0mg/L↑;白蛋白25g/L↓;蛋白电泳Alb:30.5%↓;蛋白电泳α2:6.3%↓;前白蛋白:<0.08g/L↓。

自身抗体:抗核抗体:颗粒1:1000;抗核抗体:浆颗粒1:320;抗线粒体抗体(+);抗双链DNA抗体:<10.00IU/mL;抗核小体抗体:<2.00RU/mL;抗平滑肌抗体:(−);抗心磷脂抗体:5.3RU/mL;抗β₂糖蛋白1抗体21.3RU/mL;抗RNP抗体(−);抗SS−A抗体(−);抗SS−B抗体(−);抗SCL−70抗体(−);抗JO−1抗体(−);抗PM−Scl抗体(−);抗着丝点抗体(−);抗PCNA抗体(−);抗组蛋白抗体(−);抗核糖体P蛋白抗体(−);抗核小体抗体(−);抗可溶性肝/肝胰抗原抗体:(−);抗肝溶质抗原Ⅰ型抗体:(−);抗肝肾微粒体Ⅰ型抗体(−);抗线粒体M2亚型抗体:(+);中性粒细胞胞质抗体(胞质型):(−);中性粒细胞胞质抗体(核周型)(−);蛋白酶3:4.2RU/mL;髓过氧化物酶:2.4RU/mL;抗肾小球基底膜抗体:<2.00RU/mL。甲、戊肝病毒抗体阴性。

肝硬化指标透明质酸:>1000ng/mL↑;层粘连蛋白:153.4ng/mL↑;Ⅲ型前胶原:14.9ng/mL;Ⅳ型胶原:237.2ng/mL↑。PCT正常。

甲状腺功能指标三碘甲状腺原氨酸:1.2nmol/L;甲状腺素:63.9nmol/L;硫酸脱氢表雄酮:2.11μmol/L;T−spot正常;血清促肾上腺皮质激素、皮质醇正常。

甲、戊肝病毒抗体阴性。

细胞因子指标肿瘤坏死因子:14.6pg/mL;白介素1β:<5.0pg/mL;白介素6:8.8pg/mL;类风湿因子:17IU/

mL；B 细胞 CD19：14.2%；T 细胞 CD3：73.8%；Th 淋巴细胞 CD4：36.6%；Ts 淋巴细胞 CD8：33.8%；CD4/CD8：1.1；自然杀伤细胞(CD56+)：10.4%；淋巴细胞数：2009.9 个/μL；B 细胞绝对计数：286 个/μL；T 细胞绝对计数：1484 个/μL；Th 淋巴细胞绝对计数：735 个/μL；Ts 淋巴细胞绝对计数：679 个/μL；自然杀伤细胞绝对计数 210 个/μL。

特定蛋白：铜蓝蛋白：0.24g/L；免疫球蛋白 IgG_4：3.66g/L。

胸水常规(4-5)：颜色：黄色；透明度：微浊；蛋白定性试验：±；比重：1.020；红细胞：$1600×10^6/L$；白细胞 $1302×10^6/L$；多个核细胞：13.0%；单个核细胞：87%。胸水生化：体液蛋白：17.00g/L；体液白蛋白：5.00g/L；体液乳酸脱氢酶：89U/L，体液葡萄糖：6.8mmol/L。胸水涂片找细菌、真菌阴性。

骨髓涂片：骨髓增生活跃，髓象中粒、红二系增生活跃，巨核系增生明显活跃，形态尚可。片中浆细胞比例占 2.5%。

骨髓病理活检结果：(右髂后上棘)镜下巨核系细胞约占骨髓有核细胞型 2%，细胞数目、形态及分布未见异常，有核红细胞、浆细胞数目不增多，浆细胞约占骨髓有核细胞的 4%，未见到明确轻链限制性表达，余未见特殊病变。免疫组化(2019-N79)19S15760-001：CD235α(+)，MPO(+)，CD61(巨核细胞+)，CD34(-)，CD117(少数+)，CD20(少数+)，CD79α(少数+)，CD3(少数+)，CD56(少数+)，Cyclin-D1(-)，Ki-67(40% 阳性)，CD138(少数+)，EMA(-)，IgG(个别+)，IgM(个别+)，κ(个别+)，λ(个别+)。特殊染色：网染(MF-0)，铁染色(+)，刚果红(-)，

骨髓检查：设门：0.039%；CD：分子簇：CD117：3.4%；Kappa 型轻链：67.3%；Lambda 型轻链：32.6%；CD81：66.7%；CD27：96.6%；骨髓检查：设门 3.900%；CD：分子簇：CD10：17.5%；CD38：17.0%；CD11c：6.8%；CD22：93.5%；CD5：8.5%；ZAP-70：0.2%；CD25：5.3%；FMC-7：21.3%；CD23：63.6%；CD200：87.6%；Kappa 型轻链：59.1%；Lambda 型轻链：35.9%；CD103：0.6%。

辅助检查

2019 年 3 月 29 日腹部、盆腔 CT 平扫+增强(图 2-2-8)：肝硬化伴多发再生结节，门脉高压，脾脏稍大，肝胃间隙、肝门区及后腹膜淋巴结肿大，腹盆腔积液。胆总管上段小结石或钙化灶，右侧腹股沟疝。

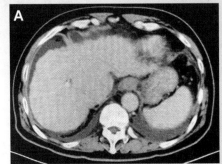
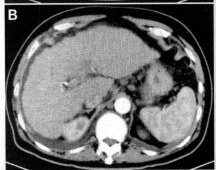
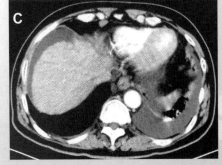

图 2-2-8　PBC 病例 6 腹部、盆腔 CT 平扫+增强

(A)肝硬化伴多发再生结节，门脉高压，脾脏稍大，腹腔积液。(B)肝脏表面高低不平，肝胃间隙、肝门区及后腹膜淋巴结肿大。(C)胸腹水。

2019年3月29日胸部CT平扫:左肺炎症(部分间质性),两侧胸腔积液,两侧腋下及纵隔淋巴结稍大,冠脉病变。

胸部高分辨CT(HRCT):两肺炎症;两肺多发肺气囊;两侧胸腔积液;两侧腋下及纵隔淋巴结稍大。冠脉病变,肝硬化、脾大、门脉高压、腹水。

2019年4月4日肌电图(EMG):双侧腓内肌和腰骶椎旁肌见自发电位,轻收缩左腓骨长肌见部分运动单位电位(MUP)偏大,余肌MUP正常。神经电图F波:所检运动神经F波最短潜伏期正常。神经传导速度(NCV):左正中神经CMAP波幅减低,余所检感觉和运动神经传导速度正常,运动神经远端潜伏期正常,运动神经复合肌肉动作电位波幅和感觉神经感觉神经电位波幅正常。提示:双侧L5/S$_1$节段神经根损害之电生理表现。目前肌电图检查不符合周围神经病变的表现。

诊断及鉴别诊断

(1)多浆膜腔积液

1)结缔组织病相关性胸腔积液:患者为老年男性,抗核抗体升高,还需排除结缔组织疾病,但患者否认既往有关节痛、皮疹等病史,建议完善风湿免疫等指标,同时请风湿科会诊协助诊治。

2)肝硬化:患者腹部CT见肝硬化,脾大。肝硬化可引起胸腔积液,胸水以漏出液为主。该患者胸水常规及生化检查提示漏出液,考虑与胸腹水与低蛋白血症及肝硬化有关,但失代偿肝硬化多表现为腹水和右侧胸水。

3)肾功能不全:患者多浆膜腔积液,但生化检查肌酐正常,故临床依据不足。

4)风湿性疾病合并胸腔积液:患者老年男性,血ANA升高显著,需排除风湿性疾病所致浆膜腔积液,但患者无皮疹、肾功能损害、关节病变等,建议完善风湿相关指标,同时请风湿科会诊。

5)POEMS综合征:即:多发性神经病变、脏器肿大、内分泌病变、单克隆γ球蛋白病和皮肤改变(P-polyneuropathy, O-organomegaly, E-endocrinopathy, M-monoclonal gammopathy, S-skin changes)。该患者肌电图不符合周围神经病变的表现,目前没有症状性骨髓瘤或者POEM综合征证据,建议查:免疫球蛋白定量(IgGA, M轻链)、血清游离轻链;随机尿轻链,24h尿蛋白、轻链定量;PET-CT检查排除骨质破坏改变,或扁平骨摄片;必要时腹壁脂肪活检及唇腺活检排除淀粉样变。

(2)肝硬化

1)酒精性肝病:病因为大量持续酒精摄入,表现为肝功能受损,AST明显升高为主,一般AST/ALT>2,可合并慢性酒精中毒的其他表现如大细胞性贫血、酒精性心肌病、慢性酒精性脑病,肝穿刺活检常可见Mallory小体。肝炎病毒标志物检测常无慢性病毒性肝炎依据。该患者否认长期饮酒史。

2)非酒精性脂肪肝性肝硬化:非酒精性脂肪肝炎如果长期不予以控制,亦可能转归为肝纤维化和肝硬化。非酒精性脂肪性肝病(NAFLD)是指除外过量饮酒及其他特异的肝损伤因素,而与代谢综合征和胰岛素抵抗有关的肝细胞内过多脂肪沉积性疾病,是目前全世界最常见的肝脏疾病之一。环境、代谢(营养过剩及胰岛素抵抗)、炎症、氧化应激、肠黏膜屏障损伤及肠道微生态、内质网应激、遗传和表观遗传调控等多重因素参与 NASH 肝损伤和纤维化发生。该患者缺少代谢综合征的组分如肥胖(腰围增粗)、高血糖、血脂异常及高血压,因此不考虑 NAFLD。

3) 自身免疫性肝病:如原发性胆汁性肝硬化(PBC)及自身免疫性肝炎,患者多可检测出特异性血清自身抗体。

4) 淤血性肝硬化:慢性充血性心力衰竭、慢性缩窄性心包炎和各种原因引起的肝静脉阻塞综合征均可引起肝内长期淤血、缺氧,从而发展成淤血性肝硬化。该患者心率偏快,但无劳力型气促、端坐呼吸、夜间阵发性呼吸困难等。需查心超等以排除慢性充血性心力衰竭等心源性疾病的可能。

呼吸科专家分析(一)

患者系老年男性,既往有长期吸烟史,否认肝炎病史,否认酗酒史。否认既往关节肿痛病史。否认过敏史。此次主因"活动后气促 3 个月余"入院。外院胸部 CT 提示左侧大量胸腔积液,2019 年 3 月 29 日行左侧胸腔闭式引流术,胸水结果提示渗出液。胸水 CEA 正常,胸腔闭式引流术后行复查胸部 CT 提示左肺炎症(部分间质性),两侧胸腔积液,两侧腋下及纵隔淋巴结稍大。自身抗体:ANA 1:1000,肝功能异常伴胆红素增高,多种球蛋白升高,免疫固定电泳阳性。抗 β_2 糖蛋白 1 抗体:21.3RU/mL;抗线粒体 M2 亚型抗体:(+);余自身抗体阴性。腹部 CT 示肝硬化伴多发再生结节,门脉高压,脾脏稍大,肝胃间隙、肝门区及后腹膜淋巴结肿大,腹盆腔积液。骨髓结果不支持多发性淋巴瘤,肌电图结果未见周围神经病变的改变,无肝大等表现,不支持 POEM 综合征。目前多浆膜腔积液原因不明,结合自身抗体结果,考虑自身免疫病可能。

消化科专家分析(二)

患者为老年男性,否认肝炎病史,否认酗酒史,腹部 CT 提示肝硬化,腹盆腔积液。乙丙肝炎病毒标志阴性,血 ANA 及抗线粒体抗体 M2 阳性,血生化肝功能检查提示 ALP、GGT 增高为主的胆汁淤积性肝损伤,可确诊 PBC 引起的肝硬化。目前低蛋白血症明显,凝血酶原时间、胆红素异常,考虑肝硬化失代偿期,Child B 级(表 2-2-2,Child-Pugh 评分 8 分)。除 PBC 外,患者血清 ANA 阳性,IgG 显著增高,多浆膜腔积液,高 M 蛋白血症并多克隆升高,抗 β_2 糖蛋白 1 抗体阳性,缺少肝组织活检病理检查结果,虽然不足以按巴黎标准诊断 PBC-AIH 重叠综合征,仍需考虑有系统性结缔组织疾病合并 PBC 可能和需要 UDCA 联合免疫抑制剂的治疗。因此治疗上建议:①给予利尿剂治疗(呋塞米+螺内酯,2:5),同时补充白蛋白;②拔出左侧胸腔闭式引流管,避免持续负压引流加重体液白蛋白流失和低白蛋白血症;③给予熊去氧胆酸(UDCA)治疗;④如无禁忌,可使用口服皮质激素治疗,目标为改善多浆膜腔积液、系统性免疫性疾病和肝功能。需注意监测和纠正皮质激素的不良反应,特别是严重的骨质疏松、糖尿病、消化性溃疡和出血。

表2-2-2 PBC病例6患者的Child-Pugh评分

指标	评分及标准			患者得分
	1	2	3	
肝性脑病	无	1~2级	3~4级	1
腹水	无	轻度	中度	2
总胆红素(μmol/L) (PBC标准)	<34 (17~68)	34~51 (68~170)	>51 (>170)	1
总蛋白(g/L)	>35	28~35	<28	3
PT延长(s)	<4	4~6	>6	1
总分				8

A级:5~6分;B级:7~9分;C级:≥10分。
Child-Push C级预后较差。

风湿科专家分析

病例特点:多浆膜腔积液,肝损害,胆红素高,肝酶升高,肝细胞损害,高M蛋白血症,多克隆升高,自身抗体中抗$β_2$糖蛋白1抗体:21.3RU/mL;抗线粒体M2亚型抗体:(+),其余抗体阴性。胸部CT可见上下肺均有气囊分布,左下肺间质改变。目前考虑:①需排除奇生虫感染。②根据肌电图结果,无肝大、无激素改变等,POEMS综合征的诊断依据不足。③排除POEMS综合征后需考虑其他系统性结缔组织病。结合查体左下肢及足部皮肤质地硬,需考虑硬皮病及干燥综合征合并PBC可能。④感染的依据不足,多浆膜腔积液合并高M蛋白血症可加用全身激素并对症支持治疗。

血液科专家分析

M蛋白增多常见于:①多发性骨髓瘤,目前骨髓涂片及病理不支持。②其他M蛋白升高相关性疾病,如POEMS综合征,该患者的肌电图不支持周围型神经病变,现有临床依据不足。③淋巴造血系统疾病,如淋巴瘤,可伴有高M蛋白血症,自身免疫抗体升高,必要时完善胸膜活检,胸水脱落细胞检查。目前血液系统疾病依据不足。

总结:目前多浆膜腔积液考虑自身免疫病所致,诊断干燥综合征合并PBC。建议:治疗上暂予利尿、补充白蛋白、改善胆汁淤积等对症支持治疗为主。至于全身激素的使用,建议复查胸部CT后,排除感染因素后进行。

多学科会诊诊疗意见

左下肢及足部皮肤质地硬;眼科会诊考虑干眼症(右眼),多学科会诊后考虑干燥综合征合并PBC,而多发性骨髓瘤及POEMS不足,给予呋塞米、螺内酯利尿、熊去氧胆酸胶囊、复方氨基酸胶囊、白芍总苷胶囊治疗。

2019年4月11日胸部CT提示左肺病灶较前吸收好转,考虑之前病灶非感染性渗出。左侧胸水较前减少,为避免增加感染机会,拔除左侧闭式引流管。

2019年4月25日风湿科门诊给予以醋酸泼尼松20mg,每日1次,口服治疗。

后期患者随访多浆膜腔积液改善,但因出现腰椎压缩性骨折、冠心病心功能不全、急性冠脉综合征等症泼尼松减量停药,换用硫唑嘌呤治疗。

病 例 7

此病例为原发性胆汁性肝硬化-自身免疫性肝炎重叠综合征。

病史摘要

患者,女性,53岁。因乏力、食欲减退、瘙痒、伴巩膜黄染3年余,加重3个月,于2005年11月16日入院。

患者于3年前因乏力、食欲减退、瘙痒、巩膜黄染于当地医院查肝功能异常,TB 70μmol/L,ALT 156.8U/L,GGT 1168U/L,ALP 1430U/L,给予熊去氧胆酸胶囊等药物治疗缓解后停药。之后病情常有反复,间断服用小剂量熊去氧胆酸胶囊(0.25~0.5g/d)治疗。3个月前患者无明显诱因下再次出现头晕、乏力、食欲减退、瘙痒、巩膜黄染,就诊于当地医院,查肝功能示:TB/CB 60.8/34.7μmol/L,ALT/AST 87/140U/L,ALP/GGT 340/357U/L,球蛋白54.7g/L;PT17.1s。B超及CT提示肝硬化。给予阿拓莫兰等药物保肝及对症支持治疗,未见明显好转,为进一步诊治收住入我院。既往否认肝炎病史,5年前有子宫肌瘤切除术史。无烟酒嗜好。否认糖尿病、甲亢、关节炎等其他免疫性疾病史。

入院查体:一般情况可,体温正常。神志清,皮肤巩膜黄染(+),肝掌(-),蜘蛛痣(-),浅表淋巴结未及肿大,两肺无殊。心率72次/min,律齐,未闻及杂音。腹平软,中上腹深压不适感,无反跳痛,未及包块;肝脾肋下未及,移动性浊音(-)。双下肢无水肿。

实验室检查

括号内为正常值范围

血常规：RBC $3.17×10^{12}$/L，Hb 98g/L，WBC $4.8×10^{9}$/L，PLT $184×10^{9}$/L。肝功能：TB/CB 45.8/21.2μmol/L（0.0~17.0/0.0~60μmol/L），A/G 31/46g/L（35.0~55.0/20.0~30.0g/L），ALT/AST 82/127U/L（0.0~75.0/0.0~70.0U/L），GGT 312U/L（5.0~50.0U/L），ALP 270U/L（15.0~115.0U/L）；PT 12.6s（10~13s）。免疫球蛋白：IgG 34.79g/L（6.9~16.2g/L），IgM 5.95g/L（0.6~2.63g/L）。血脂血糖正常。肝炎病毒标志：HBcAb（＋），余 HAV-IgM、HCV-Ab、HEV-IgG、HEV-IgM 均（−）。HBV DNA 低于检测下限。ANA 颗粒 1∶100/浆颗粒；抗线粒体抗体（+），AMA-M2（+）；dsDNA、SMA（−）。层黏蛋白：23.00ng/ml（0.0~130.0ng/ml）；Ⅳ胶原：340.30ng/ml（0.0~140.0ng/ml）；Ⅲ型胶原：17.60ng/ml（0.0~12.0ng/ml）；透明质酸>800ng/ml（2.0~110.0ng/ml）。肿瘤标志物 CEA，AFP，CA125，CA199 均正常。

辅助检查

B超：肝硬化，肝囊肿，胆囊结石，少量腹水。MRI 示：肝硬化、脾大、胃底静脉曲张。胃镜：浅表性胃炎（Ⅰ级）食管静脉显露；HP值：阴性。

消化科专家分析(一)

该患者为中年女性，肝功能异常指标中以 GGT 和 ALP 显著增高为表现，而 ALT/AST 相对增高程度较轻，AMA 及 AMA-M2 阳性，临床上符合原发性胆汁性肝硬化（primary biliary cirrhosis，PBC）的诊断。

PBC 是一种成年人慢性、进行性、胆汁淤积性肝脏疾病，以肝脏内进行性、非化脓性小胆管破坏伴门静脉炎症和肝纤维化为特点，最终可进展为肝硬化和肝衰竭。该病主要发生在 40~60 岁的中年女性（女性和男性比例约为 9∶1）。绝大多数 PBC 患者抗线粒体抗体（antimitochondrial antibodies，AMA）阳性，一部分患者还可出现抗核抗体（ANA）阳性。PBC 的临床表现分为无症状和有症状两种类型。有症状的 PBC 患者表现为慢性进行性胆汁淤积，主要表现为伴或不伴黄疸的瘙痒；非特异的症状如乏力、右上腹痛；肝硬化失代偿表现如腹水、静脉曲张出血和肝性脑病等。并可出现并发症的症状和体征，如骨质疏松、脂溶性维生素缺乏（维生素 A 缺乏引起的夜盲；维生素 E 缺乏引起的反射异常、本体感觉减退、共济失调等神经系统异常），高胆固醇血症（胆固醇沉积出现黄瘤、黄斑瘤）以及脂肪泻等。80% 的 PBC 患者还可伴有其他自身免疫病及结缔组织病，特别是干燥综合征（75%）、硬皮病或 CREST 综合征（钙质沉着、雷诺现象、食管动力异常、肢端硬化和毛细血管扩张）中的任一项（>10%），以及类风湿关节炎、皮肌炎、肺纤维化等。肝脾肿大在早期就常出现，而门脉高压的体征可能在发展成肝硬化之前就出现。患者常常没有其他慢性肝病的皮肤表现如蜘蛛痣。除了有典型上述表现的症状期以及失代偿期患者外,PBC还有无症状并且肝功能正常期、无症状但肝功能异常期两种容易忽视诊断的类型。无症状的患者占所有首次诊断的患者的20%~60%,诊断建立于生化指标筛选检查的异常,总体来讲在诊断时比有症状的患者年龄大,并随病情进展最终将出现症状。早期无症状且肝功能正常的患者血清可检测到AMA,肝活检病理可能已有异常并且符合PBC的病理组织学特征,在以后的随访中逐渐出现PBC的症状和体征(80%的患者在随访的第一个5年中出现)以及肝功能的异常。

PBC的诊断主要建立在生化指标支持肝内胆汁淤积的存在(血清碱性磷酸酶ALP和GGT增高);血清抗线粒体抗体间接免疫荧光或免疫印记法检测阳性;肝组织学活检符合PBC表现;具有伴肝损伤、肝纤维化或硬化及肝硬化并发症的自然病程的基础上,诊断时须考虑到无症状型PBC及AMA阴性的PBC。

PBC诊断明确后要考虑患者的病理分期和是否存在肝硬化并发症。肝活检有益于对疾病的分期和诊断线粒体阴性的PBC。该患者有必要行肝穿刺病理检查。此外,该患者MRI示胃底静脉曲张,虽然至今患者无消化道出血史,但需行胃镜以了解食管胃底静脉曲张程度,看是否需要用药以预防高危静脉曲张破裂出血。该患者暂时无其他失代偿性肝硬化的并发症表现。

对于PBC的治疗,目前各指南推荐的一线治疗药物只有熊去氧胆酸(ursodeoxycholi cacid,UDCA)。治疗PBC具有多方面的机制,除了促进内源性胆酸分泌外,还具有膜稳定、减少肝细胞表达异常的HLA Ⅰ类抗原及减少细胞因子产生的作用。熊去氧胆酸还可抑制因暴露于疏水胆酸引起的肝脏细胞凋亡以及线粒体失功能。每日12~15mg/kg剂量的熊去氧胆酸可降低血清胆红素、胆固醇、IgM及肝酶水平,延长无移植存活、延缓肝纤维化和门脉高压的发生。免疫抑制剂(皮质激素、硫唑嘌呤等)及抗纤维化药物(秋水仙碱、D青霉胺)往往不良反应大并且缺少确切效果。该患者在使用熊去氧胆酸药物的治疗过程中存在未能坚持服药和药物剂量不足的问题,应重新坚持熊去氧胆酸治疗并随访。

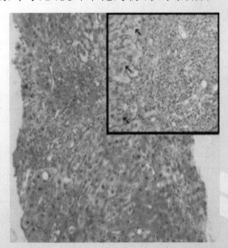

患者入院后予熊去氧胆酸胶囊0.5g,每日2次,口服治疗。1个月后复查肝功能无明显好转:TB/CB 53.1/33.9μmol/L,A/G 33/50g/L,ALT/AST 64/105U/L,GGT 232U/L,ALP 267U/L。肝穿刺病理读片发现还存在自身免疫性肝炎的表现。

图2-2-9　AIH-PBC重叠综合征病例肝穿刺组织HE染色

汇管区界面性肝炎显著,混合性炎症细胞浸润小胆管明显,肝细胞肿胀,形成花环样(箭头)(×100,插图:×200)。

病理科专家分析

该患者肝活检标本重新病理切片检查显示汇管区界面性肝炎显著(图2-2-9);混合性炎症细胞浸润小胆管明显,汇管区小胆管明显减少;肝细胞肿胀,形成玫瑰花环样结构(图2-2-9)。网染显

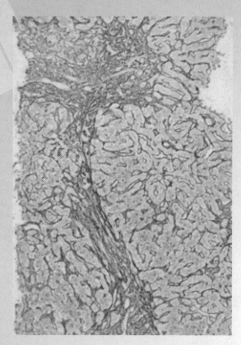

图 2-2-10　AIH-PBC 重叠综合征病例肝穿刺组织网染

示肝纤维化形成，×100。

示肝纤维化形成(图 2-2-10)。HBsAg(-)，HBcAg(-)，HCV(-)。从病理上看符合 PBC 重叠 AIH，但需结合临床。

PBC 的诊断性病理特征是非化脓性胆管炎或肉芽肿性胆管炎。肝脏组织病理变化分为 4 期。第 1 期(胆管炎期)以胆管损伤和坏死为特点，主要为肝小叶间胆管和中隔胆管慢性非化脓性炎症，汇管区扩大，而肝实质无明显受累，无胆汁淤积。受损胆管上皮细胞皱缩和空泡样变，周围伴有含淋巴细胞、浆细胞、组织细胞、嗜酸性细胞和巨细胞的肉芽肿性损伤，局灶胆管阻塞伴肉芽肿形成(又称红色胆管损伤)，是 PBC 最特殊的病理特征。第 2 期(小胆管增生期)：可见显著的小胆管炎、肉芽肿及胆管增生，小叶间胆管消失。炎症从门脉区发展到肝实质，可出现肝细胞片状坏死，并可有淤胆现象，胆汁淤积以汇管区周围较中心明显。第 3 期(瘢痕期)：表现为进展性纤维化和瘢痕，邻近的门静脉之间以纤维间隔连接起来，胆汁淤积及小管稀少(定义为小叶间胆管丢失>50%)更为常见。第 4 期(肝硬化期)：以具有纤维间隔和再生结节的胆汁性肝硬化形成为特点。该患者已具有第 3 期的 PBC病理分期表现，汇管区已几乎见不到胆管。

AIH 的病理特征为单核细胞浸润界板(指肝细胞边缘以门脉三角围绕周围肝实质形成的明显的分界处)，表现为门静脉周围浸润，也称为碎屑样坏死或界面性肝炎，并可进展为小叶性肝炎。浸润细胞可含有丰富的浆细胞。门脉损伤一般不影响胆树，肿胀肝细胞形成玫瑰花结；晚期 AIH 则发生大量纤维化，肝小叶结构破坏和再生结节形成，导致肝硬化。界面性肝炎、玫瑰花结、显著的淋巴浆细胞浸润是 AIH 的主要病理表现，其出现在 AIH 的诊断积分系统中可获得共 5 分(分别为 3、1、1 分)的积分(表 1-1-2)，而该患者 5 分均可获得。

消化科专家分析(二)

自身免疫性肝炎(autoimmune hepatitis，AIH)是一种女性多见的进行性肝脏炎症性疾病，以血清中出现非器官和肝脏特异的自身抗体、血清氨基转移酶和 IgG 增高、组织学上门脉大量浆细胞浸润为特点，在治疗上常常对激素等免疫抑制剂有反应。AIH 可根据所出现的自身抗体进一步分型，其中主要有抗核抗体(ANA)和(或)抗平滑肌抗体(SMA)阳性的 Ⅰ 型 AIH，以及抗肝、肾微粒体 Ⅰ 型抗体(Anti-LKM1)阳性的 Ⅱ 型AIH。Ⅰ 型是最常见的类型。AIH 可表现为急性发病，并常伴有肝外免疫性疾病。没有某种单独的表现能够确诊自身免疫性肝炎，多数情况下需根据详尽的临床病史、疾病特异的实验室检查、有经验的组织学观察以及对其他引起肝损伤的疾病的鉴别情况,然后进行诊断。AIH的明确诊断标准中必须排除遗传性肝病、活动性病毒感染、毒性或酒精性损伤,组织学上没有胆道的缺损、肉芽肿、铜沉积或其他提示不同诊断的表现。对诊断不明的患者需根据临床表现和影响因素,如患者在年龄、性别、自身抗体表达等多方面特点,经过诊断积分系统进行评分而获得肯定或可能AIH的诊断。治疗上AIH对激素等免疫抑制药物治疗敏感,因此一经诊断应考虑采用相应药物治疗。一般仅对严重、快速进展的AIH才使用免疫抑制药物治疗:当ALT至少10倍于正常、AST至少5倍于正常而γ球蛋白至少2倍于正常、组织学检查示桥样坏死或多小叶坏死是激素治疗的绝对指征;而ALT少于10倍正常、AST少于5倍正常而γ球蛋白少于2倍正常、界面肝炎是激素治疗的相对指征。对于尚不满足绝对指征的患者的治疗应基于临床判断并个体化。

在自身免疫性肝病患者中有一部分患者兼具AIH和PBC的表现,组织学具有AIH的病理变化而血清学具有PBC特点如AMA-M2阳性,这类患者应考虑重叠综合征(或称AMA阳性的自身免疫性肝炎)。重叠综合征的诊断目前多参照"巴黎标准",而使用AIH诊断积分系统因胆管表现及AMA阳性的负性影响较大,使得很难在重叠综合征患者得到"明确AIH的诊断",大多数仅达到"疑似AIH诊断"。报道重叠综合征的发生可能占PBC患者的7%~19%。在长期组织学随访中重叠综合征患者可在不同时期出现以AIH或PBC为主的不同的表现,因此必要时需反复活检。

明确是PBC还是PBC-AIH重叠综合征诊断的意义在于治疗方法上可能不同。熊去氧胆酸对大多数PBC患者是安全的并能延长存活;而激素和(或)硫唑嘌呤的免疫抑制治疗显著改善AIH患者的预后。相反,免疫抑制剂未被显示对PBC患者有益;熊去氧胆酸对AIH的治疗效果也不明确。是否对PBC-AIH重叠综合征患者需使用免疫抑制剂目前还有争议。但有研究显示,联合熊去氧胆酸和免疫抑制剂治疗PBC-AIH重叠综合征优于单用熊去氧胆酸治疗,并能减少肝纤维化的发生。

该患者符合PBC-AIH重叠综合征诊断的"巴黎标准"中关于PBC诊断3点:①血清ALP≥2倍ULN,或GGT≥5倍ULN;②抗线粒体抗体阳性;③组织学改变红色胆管肝损伤中的第1和第2点。也符合关于AIH诊断3点:①ALT≥5倍ULN;②IgG≥2倍ULN或出现SMA;③组织学界面肝炎中的第2和第3点。治疗上如熊去氧胆酸单独用药效果不佳可以选择免疫抑制剂(激素或硫唑嘌呤)联合治疗并观察疗效。

第三篇
原发性硬化性胆管炎的诊断与治疗

第一章　原发性硬化性胆管炎指南解读

1. 概述

原发性硬化性胆管炎（primary sclerosing cholangitis，PSC）是一种慢性肝胆疾病，其特征为同时出现的肝内外胆管炎症和纤维化，导致多发胆道狭窄。PSC可能是一种免疫介导的、进展性疾病，在大多数患者中最终导致肝硬化、门脉高压及肝功能失代偿。估计PSC的发生率为0.91~1.3/10万。男女比例2∶1。大部分PSC患者在40岁或50岁时诊断。自然史有差异且不可预见。早期疾病常无症状，但进展到晚期瘙痒和乏力是最常见症状。大部分患者在发生并发症和（或）疾病进展至肝硬化时出现症状。

约45%的PSC患者发生显著胆道狭窄（dominant bile duct strictures），指经内镜逆行胰胆管造影术（ERCP）检查胆总管狭窄直径<1.5mm或肝内胆管狭窄直径<1mm，常表现为胆道阻塞伴肝脏生化异常和（或）近段胆道扩张，或胆汁淤积症状，并与不良预后相关。出现显著狭窄与症状的出现及病程相关，但与血碱性磷酸酶（ALP）的水平不相关。胆道镜检查有助于进一步了解显著狭窄。Edmonton分类可识别3种亚类的狭窄：炎症型、纤维狭窄型、结节或团块型，后者是最担心进展为胆管癌（cholangiocarcinoma，CCA）的类型。出现CCA和进展为肝衰竭是PSC最令人担忧的预后。近年国际

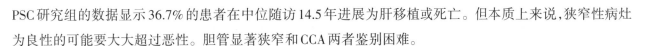

PSC研究组的数据显示36.7%的患者在中位随访14.5年进展为肝移植或死亡。但本质上来说,狭窄性病灶为良性的可能要大大超过恶性。胆管显著狭窄和CCA两者鉴别困难。

所有PSC患者应终身随访并制定规划,积极处理症状和临床事件,改善患者的生活质量和预后。对所有患者应持续监控炎症性肠病、肝硬化及其并发症、胆管癌及胆囊癌并发症的发生。如果有症状、晚期或有复杂疾病,建议尽早推荐给专家和照护机构。对缺少有力证据的临床决策应采用多元决策。目前没有药物治疗能阻止疾病进展。熊去氧胆酸、皮质激素和免疫抑制药物已证实无效。对显著狭窄部位的内镜治疗仍有争议,适应证应在多学科会诊评估,在操作前必须排除恶性肿瘤。肝移植是唯一能改变自然史的治疗,推荐应与国家指南一致,并通过多学科方法评估。

2. 临床表现

2.1 体征与症状

PSC临床表现多样,典型的症状包括,右上腹不适、乏力、皮肤瘙痒和消瘦。如果没有接受过胆道手术或器械检查(如ERCP),则很少出现胆管炎症状(如发热、寒战等)。大概有一半有症状的患者体检有阳性表现,黄疸、肝肿大、脾肿大是最常见的阳性体征。许多PSC患者没有症状,也无阳性体征,往往需要反复检查肝胆功能才能获得诊断依据。国外报道60%~80%的PSC患者继发炎症性肠病(IBD),最常见的是溃疡性结肠炎(UC)。

2.2 血清生化检查

血清生化检查通常提示胆汁淤积,碱性磷酸酶(ALP)升高是PSC患者最常见的生化异常表现,不过ALP正常并不足以排除PSC诊断。大部分患者的血清氨基转移酶水平升高(2~3倍于正常值上限),与ALP的情况相似,转氨酶也有可能在正常范围内。大部分患者确诊时的血清胆红素水平尚正常。60%左右患者的血清IgG水平会中度升高(1.5倍于正常值上限)。

2.3 自身抗体/血清学

PSC患者的血清中可以检测到多种自身抗体(表3-1-1),提示免疫反应或免疫调节的改变。大部分抗体的发生率不高,而且滴度相对较低。常规诊断PSC并不需要检测这些自身抗体,包括核周型抗中性粒细胞胞浆抗体(pANCA)在内。尽管该抗体阳性可能提示胆汁淤积综合征患者同时伴有结肠病变,但本身并无特异性。

表3-1-1　PSC患者的血清自身抗体

自身抗体	发生率
抗中性粒细胞胞质抗体(ANCA)	50%~80%
抗核抗体(ANA)	7%~77%
抗平滑肌抗体(Anti-SMA)	13%~20%
抗内皮细胞抗体(Anti-ECA)	35%
抗心磷脂抗体(ACA)	4%~66%
甲状腺过氧化物酶	7%~16%
甲状腺球蛋白	4%
类风湿因子	15%

2.4 影像学检查

尽管腹部超声有时可以发现胆管增厚或局部胆管扩张,但通常没有诊断价值,而且甚至无异常发现。然而,多达41%的PSC患者可以通过腹部超声发现胆囊异常,包括胆囊壁增厚、胆囊扩大、胆石症、胆囊炎及占位性病变。

上腹部的CT断层扫描或冠状位图像也同样没有特异性。CT成像可能发现胆管壁增厚,增强扫描可发现存在炎症、肝内胆管囊样扩张、胆管非均质扩张、门脉高压征象(腹水、脾肿大、静脉曲张)、占位性病灶等。值得注意的是,PSC患者常有腹腔淋巴组织增生,切勿误认为转移性肿瘤或其他淋巴组织增生性疾病。目前尚无可用于诊断或评估PSC的CT胆道成像技术出现。

传统上ERCP是诊断PSC的金标准,然而这是一种创伤性检查,有引起严重的并发症(如胰腺炎、细菌性胆管炎)的可能。实际上,至多有10%的PSC患者会因做了ERCP而住院。MRCP是一种非创伤性检查,而且无辐射,可用于对怀疑为PSC患者的影像学检查。虽然MRCP在胆管成像上较ERCP稍差,但在诊断准确性方面,两者是类似的。MRCP诊断PSC的灵敏度≥80%,特异度≥87%。不过,仍需要注意的是早期PSC患者的病变可能会被MRCP遗漏,而且对那些MRCP观察不是很满意的非大胆管病变的PSC患者,ERCP还是有应用价值的。

明确诊断大胆管PSC需要评估肝内外胆道系统进行胆道成像。典型的胆道影像学表现为多发短环状狭窄伴正常或轻度扩张节段,形成"串珠"样结构。也可见长而连续的狭窄病变,但需警惕合并胆管癌的可能。肝内外胆管均会受累,但一部分患者(＜25%)仅累及肝内胆管。与之相反,很少有PSC患者(＜5%)仅有肝外胆管出现病变,这些患者只有在显影时充分灌注肝内胆管后方能被确诊。PSC患者的胆囊、胆囊管、胰管也均可受累。

2.5 肝脏病理学检查

肝活检病理检查可协助诊断PSC,早期的改变可提示有胆源性病变,但往往没有特异性。环胆管向心性(洋葱皮样)纤维化是PSC经典的病理改变,但是这种现象在PSC肝活检标本中并不常见,而且在继发性硬化性胆管炎(Secondary Sclerosing Cholangitis,SSC)中也可发现。一项138例PSC患者的影像学表现的回顾性研究表明,肝活检很少增加有用的诊断信息。

对有异常的胆管影像学表现患者,并不需要通过肝活检来证实是否有大胆管PSC。但若怀疑患者为小胆管PSC或有重叠综合征的则可能必须要做肝活检。PSC患者如出现血清转氨酶不成比例升高,特别是出现ANA阳性和(或)SMA阳性和(或)血清IgG升高,肝活检有助于发现PSC-AIH重叠综合征的表现。

3. 诊断与鉴别诊断

3.1 诊断

当患者出现胆汁淤积的生化表现,伴胆道影像学(MRCP、ERCP或经皮肝穿刺胆道造影PTCD)发现有以多发胆道狭窄伴节段性胆道扩张为特征的改变,并排除继发性可能,即可诊断为PSC(图3-1-1)。

当患者出现符合PSC的临床表现、生化检查及病理,但是胆道影像学检查阴性,则可诊断为小胆管PSC。小胆管PSC是一种变异型疾病,其特点为具有典型的PSC样胆汁淤积及组织学改变,但是普通胆道造影正常。

当患者同时出现PSC及其他免疫介导的肝脏炎症,如自身免疫性肝炎表现时,被称为PSC重叠综合征。

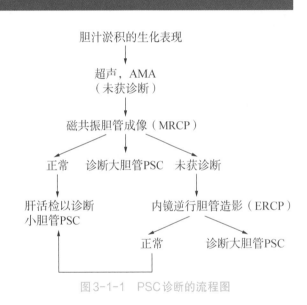

图3-1-1　PSC诊断的流程图

3.2 鉴别诊断

3.2.1 PSC与SSC的鉴别诊断

继发性硬化性胆管炎的特点为:有可明确的病因,如长期胆汁阻滞、胆道感染和炎症诱发的多发性胆道狭窄,导致胆道破坏并继发胆汁性肝硬化。免疫球蛋白G4(IgG4)阳性的硬化性胆管炎可能是另一种独立疾病的表现(详见本书第四篇内容)。

可造成临床及胆道影像学表现类似PSC的其他疾病有胆总管结石、外科源性胆道创伤、血管介入化疗及反复发作的胰腺炎等(表3-1-2)。常见疾病总结如下:胆管癌、胆总管结石、肿瘤弥漫性肝内转移、肝脏炎性假瘤、X组织细胞增多病、IgG4相关性胆管炎、血管介入化疗、缺血性胆管炎、肥大细胞性胆管病、门脉高压性胆病、反复发作的胰腺炎、反复发作的化脓性胆管炎、外科源性胆道创伤。

鉴别PSC和SSC常常较为困难,因为PSC患者可能有胆道手术史,也有可能继发胆道结石病甚至胆管

表3-1-2　继发性胆管炎(SSC)的病因、鉴别诊断和主要检查

疾　病	检　查
胆管癌	MRCP/MRI 胆道刷检或活检
IgG4硬化性胆管炎	IgG4亚型数量和比例 肝组织活检免疫组化染色
外伤或缺血性胆道损伤	病史 MRCP
胆总管结石病	腹部超声 MRCP
肝门部淋巴结病	腹部超声 MRI/CT
壶腹部或胰腺癌	MRCP 或 MRI
急性或慢性胰腺炎	脂酶 腹部 CT/MRI
胆总管静脉曲张(门脉高压性胆管病)	腹部超声 MRI
HIV胆管病	HIV血清学检查
慢性胆道感染(肝吸虫、蛔虫)	病史,危险因子 血清学
先天性(总胆管囊肿,胆道闭锁)	病史 超声
乳头狭窄	腹部超声 MRCP
危重病缺血性胆管病变	病史 MRCP
复发性化脓性胆管炎	病史
遗传性出血性毛细血管扩张症	病史和体格检查 肝脏超声或MRI 如临床怀疑,应建议特殊检查
系统性肥大细胞增多症	病史和体格检查 如临床怀疑,应建议特殊检查
朗格罕斯细胞组织细胞增生症	病史和体格检查 如临床怀疑,推荐特殊检查
药物	病史,药物代谢产物

注:MRCP: 磁共振胰胆管造影;US:超声;CT:电子计算机断层扫描;HIV:人类免疫缺陷病毒。

癌。若想判别一个异常的胆道影像学图像是PSC所致或是SSC所致,既往史、胆道影像学表现、是否存在炎症性肠病均必须纳入考虑的范畴。

3.3.2　PSC-AIH重叠综合征

PSC-AIH重叠综合征是一种主要在儿童和青年人中发生的疾病。其特点为在出现PSC特征影像学表现基础上,同时伴有AIH特征性的临床、生化及病理表现。荷兰的一项研究发现,113例PSC患者中有8%可通过改进的AIH评分系统诊断为重叠综合征;这个百分比在美国的研究为1.4%(21例),在意大利的研究为17%(41例),而英国发现264例AIH患者中6.1%有PSC-AIH重叠综合征。

3.2.3　自身免疫性胰腺炎-IgG4相关性胆管炎和PSC

自身免疫性胰腺炎(AIP)为一独立的临床病种,其特点为局部或均匀扩张的胰管,血清IgG4升高,活检可发现淋巴细胞浆细胞浸润,皮质激素治疗有效。AIP伴肝内及肝外胆管类PSC样狭窄者即为自身免疫性胰腺炎-硬化性胆管炎(AIP-SC),亦称"IgG4相关性胆管炎(IAC)",见本书第四篇。

最近一项队列研究发现,127名PSC患者中9%的人伴有血清IgG4升高(> 140mg/dL)。与IgG4正常的PSC患者相比,前者的ALP及胆红素明显较高,而且Mayo危险度评分也更高。IgG4升高的PSC患者并发IBD较少,但两组患者中病变累及胆囊及胰腺的情况是类似的。PSC与AIP为同一种疾病谱的不同转归抑或是两种不同的临床病种尚有争议,但现有证据更倾向于后者。

4. 治疗

4.1　一般治疗原则

指南推荐对PSC患者以个体化方式精准随访,终身随访。进行危险分层、疾病分期、积极处理症状和临床事件、监测癌症和其他并发症发生是随访的主要目标和内容的基石。通过临床(如:症状和共存病)、生化标志、纤维化分期及联合图像对疾病提供完整的评估并指导进一步随访和观察计划。推荐至少每年随访肝功能,但临床评估和诊断性检查的频率可随疾病进展增加。非侵袭性方法如肝脏弹性检查应用于评估纤维化并提供预后相关有用信息。所有患者应行结肠镜检查和结肠活检筛查结肠炎,如证实有结肠炎应每年复查肠镜。

有症状者、晚期或复杂疾病应尽早推荐到专病中心,避免接受无效或潜在有害的治疗,尽快识别需要特殊药物治疗的并发症、诊断重叠综合征,保障进入肝移植的路径并提供进入临床试验的机会。

发生症状和(或)肝脏血液检测异常可能反映出现疾病并发症。如有临床怀疑则作进一步检查,包括用横断面图像评估如MRCP,动态肝脏MRI和(或)增强CT。并发症的确影响患者的生活质量并驱动疾病进展,因此相关症状和临床事件需积极处理(表3-1-3)。特别是急性胆管炎、肝硬化并发症、显著狭窄及CCA,需要快速和特殊治疗,有时需入院处理。对所有患者应持续进行IBD、肝硬化和并发症、CCA及胆囊癌的监测。这一策略有助于早期检出CCA。肝硬化患者应根据国际指南监测HCC并筛查静脉曲张。所有

表3-1-3 症状和临床事件的治疗

症状或事件	重要性	推荐治疗方法
瘙痒	显著影响生活质量,常与并发症相关	无创图像评估排除并发症。消胆胺是一线治疗药物;利福平及纳曲酮是二线治疗药物
脂溶性维生素缺乏	与晚期胆汁淤积症相关	根据疾病分期筛选;诊断时替代治疗
代谢性骨病	常见并发症	危险评估和生活方式建议;在肝硬化或晚期胆汁淤积患者每2年检查骨密度。根据指南治疗和监测
胆管炎	潜在严重并发症;既往ERCP治疗是危险因素	根据临床表现和局部微生物环境选择抗生素;考虑住院;继发于显著狭窄引起的感染,高度推荐内镜治疗
显著狭窄	在PSC患者发生率50%;与不良预后相关	横断面对比增强图像分析恶性肿瘤的发生在HPB(肝胰胆)多学科会诊进行病例讨论
肝硬化	高危发生并发症和预后不佳 肝衰竭是PSC的首要死因和肝移植原因	密切随访 根据国际指南筛查HCC及食管静脉曲张 考虑推荐到专家中心进行肝移植
胆管癌	PSC患者常见死因(终身风险达20%)肝移植禁忌证	对比增强图像是初始检查;CA19-9支持诊断 ERCP和(或)US引导下获取组织病理证实诊断 推荐到HPB(肝胰胆)多学科讨论决定治疗方案
其他HPB肿瘤	与普通人群相比危险性增加	每年腹部超声检查 随访和处理胆囊息肉,与国际指南一致

患者应使用肠镜和肠镜活检筛查和诊断IBD。如果阴性IBD只在有症状或临床怀疑者进行检查。有PSC和IBD的患者应每年筛查结肠癌。

4.2 胆管绝对狭窄的治疗

4.2.1 内镜及经皮穿刺治疗

内镜或经皮穿刺治疗的目的为解除PSC患者的胆道狭窄。PSC造成的狭窄可能会导致肝外胆管梗阻,从而诱发相关症状甚至肝功能失代偿。15%~20%的患者可能会因肝外胆管树分枝处的狭窄造成梗阻。

一般认为,有胆管显著狭窄相关症状的患者,如胆管炎、黄疸、皮肤瘙痒、右上腹痛或生化指标异常进行性加重等,即应接受治疗。经皮穿刺与死亡率增加相关,但在疗效方面与内镜治疗类似,而且适用于因近端显著狭窄而内镜治疗失败的患者。

在进行内镜治疗之前,应使用细胞刷和(或)内镜活检以除外并发恶性病变的可能。内镜的最佳治疗方式尚在争议中,可供采用的有内镜下胆总管括约肌切开术及导管或球囊扩张(联合或不联合植入支架)。由于在阻塞的胆管内注入造影剂可能会促发胆管炎,术前应当预防性使用抗生素。在一个小样本无对照的临床试验中,对植入支架失败的患者做单纯的括约肌切开术,发现这些患者的胆红素及ALP也有改善。事实上,硬化过程确有可能累及Oddi括约肌,并由此引起胆道梗阻,但是括约肌切开术除了用于进行球囊扩张、安装支架或取石之外已甚少单独使用。

扩张胆管可以使用球囊或同轴扩张器。已经有证据表明单独使用球囊扩张有效,可以定期实施,同时可以选择植入或不植入支架。胆道支架已被证明与扩张术后并发症的增加有关,所以应当在那些扩张后再狭窄的胆管处才使用支架。

目前尚无随机对照研究评估内镜治疗的效果,不过有大量回顾性研究证明内镜下治疗可以改善临床症状,延长生存时间。Baluyut等评估做过内镜治疗胆管显著狭窄的PSC患者的资料,发现实际5年生存率明显好于通过Mayo危险评分计算得到的预计值(83%∶65%,P=0.027)。这是第一个证明内镜治疗可以改变PSC自然进程的研究。Gluck等总结了他20年内对84例PSC患者进行内镜治疗的经验,与Baluyut的研究类似,接受治疗的患者的实际生存情况较Mayo危险评分所预计的要明显改善。

所有的内镜治疗都有出现并发症的可能。两个大型随访研究发现,内镜治疗并发症的发生率达7.3%~20%。并发症一般较轻,无需外科处理。最常见的并发症为胰腺炎、胆管炎、胆道穿孔及大出血。

4.2.2 外科治疗胆管显著狭窄

外科治疗PSC最重要的指征是局部胆管梗阻(无论良恶性)。尽管目前诊断PSC患者病灶良恶性的其他方法精确度欠佳,但剖腹探查也没有什么临床价值。理论上,外科治疗方法就是要在显著狭窄造成的梗阻处做旁路术。但是因为显著狭窄往往位于肝门部,单纯的胆道旁路术并不常用,而且肝内胆管受累情况复杂多变,这也限制了旁路术的应用,所以一般的外科术式为胆-小肠造瘘术、肝外狭窄胆管切除+Roux Y肝管空肠吻合术。

肝外狭窄胆管切除+Roux Y肝管空肠吻合术加或不加支架植入的手术价值现在还有争议。目前的证据显示,选择没有肝硬化的PSC患者进行该项手术,5年生存率为83%,10年生存率为60%,3年内因胆管炎再入院率下降了57%。胆红素 > 2 mg/dL及肝硬化与术后生存率下降有关。没有数据显示外科手术,无论是旁路术还是狭窄部位切除术有起到干预疾病自然进程或进展的作用。

4.2.3 细菌性胆管炎

绝大部分没有胆管系统植入物的患者胆汁细菌培养为阴性。显著狭窄可导致胆汁潴留,从而造成细菌定植、继发胆管炎。近来的一项研究发现6.1%的PSC患者初发症状为胆管炎,而且严重的反复发作的胆管炎与PSC的进展相关。有研究报道,37名胆管显著狭窄的PSC患者中15名(40.5%)有胆道细菌感染史,没有这种程度狭窄的PSC患者则不发生感染,而且对胆道显著狭窄的患者短程抗生素治疗不能有效根除细菌。大多数患者还是需要疏通梗阻的同时应用抗生素。有时反复细菌性胆管炎发作的患者长期预防性抗生素应用有效。PSC患者极少会并发严重到需要做原位肝移植(OLT)程度的反复发作性胆管炎。

4.2.4 皮肤瘙痒

PSC患者如出现皮肤瘙痒则提示胆管可能显著狭窄。若无胆管显著狭窄,则其处理方法与对PBC患者的皮肤瘙痒方法类似。

4.3 门脉高压

一旦PSC患者进入肝硬化阶段,门脉高压(PHT)也会逐步加重,这是因为PHT是所有肝硬化患者疾病自然进程中特征。一般来说,肝硬化患者的血小板计数可用于预测食管静脉曲张程度,PSC患者也是如此。一项来自Mayo临床中心的研究表明,新诊断为PSC的283名患者中,36%(102例)的人有食管静脉曲张,在这其中56%为中、重度曲张,且28人有出血史。食管静脉曲张及中、重度静脉曲张的独立预测因子有血小板计数、白蛋白值及组织学表现为晚期。组织学表现为晚期的患者病情稳定且白蛋白水平也得到纠正后,血小板计数小于150×10^9/L出现食管静脉曲张的比值比(OR)为6.3(95% CI:2.6~15.8)。来自墨西哥的一个小样本研究也得出了类似的结论。门脉高压当然也有可能在未进入肝硬化期的PSC患者发生,但是并不常见。1995~2003年因慢性胆道疾病进行肝移植的306名患者中,26人(8.5%)在肝硬化前期接受原位肝移植,其中18人有PSC。11名以门脉高压为主要肝移植指征的患者中,病理检查发现结节样再生性增生(NRH)占多数(8人),且有6人出现门脉闭塞。由此,可以认为肝硬化前期PHT为原位肝移植的一个指征。PSC患者PHT治疗方案与其他非PSC患者相同。

4.4 代谢性骨病

肝性骨病的定义为与慢性肝病相关的骨代谢异常。这个诊断需要测定骨密度。诊断"骨量减少"的标准为T值低于正常青年人的骨密度在1~2.5倍标准差内。诊断"骨质疏松"的标准为T值低于正常青年人的骨密度超过2.5倍标准差。PSC患者患骨病的百分比为4%~10%,患骨病的概率增加与体重指数下降、病程、年龄有关,也可能与PSC的严重程度相关(尚未获得肯定)。所有初诊为PSC的患者均应检查是否患有肝性骨病。虽然缺乏相关数据支持,在初诊之后每2~3年监测骨代谢应该还是合理的。已经确诊骨量减少后应该补充钙剂并加用维生素D以促进钙的吸收,一旦诊断为骨质疏松,则应加服双磷酸盐制剂。在PBC患者中应用双磷酸盐类药物可有效地增加骨密度。但那些出现食管静脉曲张的患者应用双磷酸盐类药物可能伴发食管溃疡,这些患者可换用肠外双磷酸盐类药物。

4.5 炎症性肠病原发性硬化性胆管炎与PSC

4.5.1 流行病学

PSC与IBD相关性很强。大部分北欧及北美的病例分析中,PSC患者中出现IBD的发生率高达60%~80%。最常见的IBD类型为溃疡性结肠炎(UC),占IBD患者中的48%~86%。不超过13%者患有克罗恩病(CD),常可累及结肠。相对而言,在UC患者中查出PSC的占2.4%~7.5%;而调查一份262人的大样本CD患者后,也只发现3.4%患者患有PSC。

4.5.2 诊断

通过常规诊断标准,包括肠镜检查及镜下多点活检,可对PSC患者进行IBD的诊断及分型。由于发现直肠常常未见受累,做全结肠镜检查是必要的。此外,PSC患者并发IBD可能极少甚至不出现肠病的临床表现,当患者诊断为PSC时,应当做全结肠镜检查并做多点活检,然后长期随访。

PSC患者可在病程的任何阶段中获诊IBD。多数情况下,IBD的诊断要早于PSC,有的可达数年之久,有时两者同时获诊。IBD可能在诊断PSC数年之后发病,也有可能在肝移植后发生。PSC可能在诊断IBD后的任何阶段出现,甚至可能在结直肠切除术数年后发生。

4.5.3 一种独特的表型:发生于PSC的IBD

表3-1-4列出了PSC患者并发IBD区别于无肝胆疾病证据的IBD的临床及内镜下的特点。Loftus等将71名合并PSC及IBD的患者与142名UC患者做了配对分析。PSC患者中,86%同时患有UC,7%患有CD,另有7%患有不能明确的结肠炎。与对照组相比,PSC患者有更高的全结肠炎发生率(87%:54%),直肠不受累率(52%:6%)及倒灌性回肠炎(51%:6%)。一般经验认为,结肠炎若合并PSC,通常范围会较大。CD的典型表现为广泛的结肠炎,对PSC合并CD的患者也做过类似的观察。局限于小肠的CD与PSC无关联。PSC患者的IBD分型有困难,各临床中心的分型也各有不同。直肠不受累或回肠受累在一些临床中心可能被认为是CD或不能明确的结肠炎,而不是UC。儿童PSC患者的IBD同样表现为大范围的结肠炎,通常直肠不受累,并伴有轻度的临床症状。

表3-1-4　发生于PSC的IBD特点

大范围结肠炎(炎症活动以右半结肠为主)
直肠通常未受累
倒灌性回肠炎
轻度或静息病程
结直肠肿瘤危险度增加
回肠储袋-肛管吻合术(IPAA)后发生储袋炎的危险度增加
结肠切除术后回肠吻合口周围的静脉曲张的危险度增加

尽管合并PSC的IBD患者的肠道症状难以与不合并PSC的IBD患者区别,但PSC患者的肠炎往往更倾向于一个静息的病程,IBD的亚临床期也更长。随访27名患有IBD的PSC患者发现,12名患者(44%)除在活动期诊断IBD后出现一个静息期,另有7人(26%)有间断性疾病活动。虽然16名患者在观察期内有一些IBD的相关症状,但是大部分患者(16人,占76%)的肠镜检查结果为轻度或非活动性改变。

UC伴发PSC的患者与不伴发的相比,在结肠切除术联合回肠贮袋肛管吻合术(IPAA)后出现储袋炎的危险度增加。这个并发症的诱因尚未明确。不过一项研究报道与不合并PSC相比,UC合并PSC者出现回肠储袋黏膜不典型增生的危险度增加,因此这些患者应当常规接受监护。目前还需要有大样本的队列研究来证实这些发现。

4.5.4 恶变的危险

UC与结直肠癌（CRC）发病危险增加相关。一个包含了11项研究的Meta分析指出，与单纯UC患者相比合并PSC的患者患CRC及不典型增生的危险度增加，OR值为4.79（95% CI 3.58~6.41）。近来一项研究发现，与不伴有PSC的IBD及CRC患者相比，伴有PSC者发生IBD时的年龄较轻（19岁：29岁，P=0.04）。不过从发生结肠炎到确诊为CRC的时间上来看，两组相近（17年：20年，P=0.02）。

根据几个临床中心的经验，考虑到PSC患者患CRC的危险度升高，应建议患者自诊断为PSC后每隔1~2年随访肠镜一次。PSC相关性结肠肿瘤易发生于近端结肠，高达76%发生于右半结肠，所以随访期间需要做全结肠镜检查。因为PSC并发CD的患者患CRC的危险度也增加，所以这类患者的随访方案与PSC并发UC者类似。

曾有建议服熊去氧胆酸来减少PSC并发UC患者的结肠肿瘤发生危险。一项59例样本的横断面研究显示，熊去氧胆酸治疗与结肠肿瘤减少有关（*OR 0.18, 95% CI 0.05~0.61*）。一项52例样本的随机随访对照试验证明，PSC合并UC患者服用熊去氧胆酸后结肠肿瘤或癌的发生危险明显减少（*RR=0.26, 95% CI, 0.06~0.92*）。不过另一项研究发现，28例服用熊去氧胆酸的PSC合并UC患者与92例不处理者相比，其癌或肿瘤的发生率并未下降。这些检查都是基于回顾性分析，所以有固有的缺陷。另外，PSC患者使用高剂量熊去氧胆酸尚存疑虑。由于没有充分的理由，现还不推荐熊去氧胆酸作为PSC患者的常规化学预防用药。

行回肠造瘘术或伴有门脉高压（PHT）的PSC患者，在结直肠切除术后有发生吻合口静脉曲张的倾向。由此造成的出血往往反复发生而且治疗困难。除非考虑将来做肝移植，这种并发症可通过门体分流术或经颈静脉肝内门体分流（TIPS）术来治疗。IPAA术较少并发静脉曲张，而且PSC患者接受IPAA后功能恢复较好。

4.6 胆囊疾病与PSC

4.6.1 结石

PSC患者经常被观察到有胆囊异常。早期的一项121例患者的研究中，41%者有一项或多项胆囊异常，包括胆结石（26%），PSC可能累及胆囊（15%）及良性或恶性肿瘤（4%）。尽管必须考虑到胆结石是PSC的一个诱因，但是PSC患者似乎易患包括胆囊及胆管内的胆石症。在对286例PSC患者的病史分析中发现，25%的患者有胆结石（由一项或多项放射学检查证实）。确诊PSC后平均5年（±6.4年）会发现胆囊结石。熊去氧胆酸治疗或现有的IBD治疗方法对胆结石发生率没有影响。

4.6.2 息肉与癌

上述的286例PSC患者研究同时发现18例患者（6%）有占位灶（平均直径为21±9mm），其中10例患者（56%）被证实为患胆囊癌，9名患者没有占位灶，但是胆囊组织学检查发现上皮不典型增生。一项对102例胆囊切除术后的PSC患者进行的研究，也得出胆囊占位灶有类似恶变危险性的结论。14例患者（13.7%）有胆囊占位灶，其中8例（57%）为腺癌。对72个从PSC患者身上取下的胆囊（6个肝移植术前，66个肝移植术后)分析,发现有27例(37%)出现低级别或高级别的不典型增生,10例(14%)为腺癌。由于胆囊息肉有高恶变率,应建议患者经常B超随访,即使息肉直径<1cm,也要建议患者行胆囊摘除术。必须每年进行胆囊随访。

4.7　胆管癌(Cholangiocarcinoma,CCA)

4.7.1 胆管癌的诊断

PSC患者有发展为胆管癌的危险。10年中累积发生率为7%~9%。发展为胆管癌的危险因子包括血清胆红素升高、静脉曲张破裂出血、结直肠切除术、慢性溃疡性结肠炎伴不典型增生或癌变、大肠病变的病程及*NKG2D*基因的多态性(编码一个与NK细胞激活有关的蛋白质)。与大肠病变的病程相反,PSC的病程并不是发展为CCA的危险因素。事实上,约一半的PSC患者出现CCA。恶变要么在诊断PSC时就可被发现,要么在诊断后的第一年内被发现。这说明PSC患者可能在一般情况下症状不明显,直至并发CCA后相关症状加重,使其获得诊断。当PSC患者有上述CCA易患因素时,如果一般情况或肝功能持续性恶化,就应该进行CCA的相关检查。

要鉴别PSC患者发生的是良性显著狭窄还是并发CCA是困难的。研究最多的CCA相关血清生化指标是CA19-9。不过,细菌性胆管炎患者的CA19-9也会升高。而在Lewis血型系统阴性(约占人群的7%)的患者,即使患了CCA,血清CA19-9也不会升高。有多个研究分析了诊断PSC患者CCA的CA19-9阈值,认为将其定于130 U/mL(正常值55 U/mL)时,敏感度为79%,特异度为98%。这个标准有助于评估有症状的患者是否患有CCA。上述研究均仅针对那些疑似为CCA的患者,对无症状PSC患者来说,尚无证明用CA19-9来监测是有效的。

令诊断极为困难的是,胆管癌与PSC的狭窄进程相像。如果占位灶出现典型的影像学表现,如增强后静脉期延时等,确有100%的敏感度及特异度,但是早期CCA并不常表现出占位性病灶。一项大型研究发现,超声、CT及磁共振鉴定PSC患者是否患有CCA的阳性预测值分别仅为48%、38%及40%。

除了鉴定胆道是否梗阻,直接通过ERCP或间接通过MRCP做影像学检查对CCA的阳性预测值也仅分别为23%和21%。诊断PSC患者是否有CCA较有前途的检查手段是通过胆道镜和(或)胆道内超声获得更为直观的图像,但这些技术既未在大规模人群中进行过试验,也未在多中心的研究中获得过验证。

传统的经ERCP或PTCD进行细胞刷检诊断PSC患者CCA的特异度虽高,但其敏感度有限,据文献报道,在大规模临床试验中为18%~40%。传统细胞学检查阳性者,特异度近乎100%。近年来,活检后通过荧光原位杂交(FISH)技术检测≥5个细胞的多体性(2个或2个以上染色体的复制)诊断PSC患者CCA的敏感度和特异度分别为41%和98%。一份报告显示,FISH阳性可使传统细胞学检查敏感度倍增。另一项对61名患者的小规模研究认为,发现高度不典型增生对最后诊断CCA的敏感度很高(敏感度73%,特异度95%)。

18F荧光-2-脱氧葡萄糖(FDG)正电子发射计算机断层显像(PET)在诊断PSC患者CCA上的作用还有争议。需要注意的是炎症有令PET检查呈假阳性的可能。不少医生期待有关于在PCS患者中监测CCA的指南,能够获得高敏感度的诊断、高效价比的方法,以及对那些已经患病的患者及接受诊断性试验及治疗的患者进行有效的治疗。在符合上述标准下,进行长期研究观察是否能降低该病的死亡率。目前监测PSC患者CCA还没有足够的临床资料,在没有循证资料的情况下,很多临床医生采用每年影像学检查及CA19-9检测的方法。总之,如果影像学检查没能鉴定出占位性病灶的性质,诊断PSC患者并发CCA是有困难的。最有诊断价值的是占位灶有CCA的影像学特点且细胞学或组织学检查阳性。图3-1-2描绘了一个诊断PSC患者CCA的理想流程图。

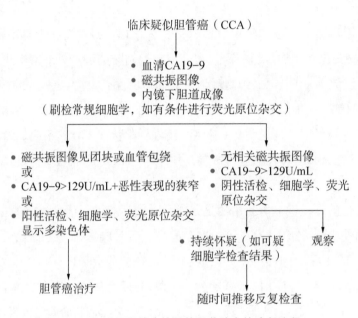

图3-1-2　疑似胆管癌的胆管显著狭窄的诊断流程

4.7.2 CCA的治疗

CCA患者若同时患有PSC,其治疗就要受到限制,并会受到一些临床因素干扰。第一,患者经常有不可逆转的胆汁淤积伴黄疸和(或)继发晚期肝纤维化伴门脉高压,这2种情况都会减少手术及化疗的可行性。第二,CCA易在胆管系统病变处发生,而沿着胆管树的多发病变限制了手术切除的应用。第三,目前CCA还没有公认的治疗准则。第四,由于PSC患者诊断CCA较困难,所以许多患者直到晚期才被诊断。第五,普遍发生局部进展和腹膜转移,因此难以进行非创伤性检查,也较难获得可靠的分期。

PSC患者若确诊CCA,生存很少超过2年,即使是经过手术的患者,3年生存率也<20%。最近有人提出在新辅助化疗(外照射放疗及胆管内照射放疗加服卡培他滨)后,再进行肝移植来治疗早期CCA(单中心占位灶直径<3cm及没有肝内或肝外转移)。那些严格筛选的肝门部CCA患者经此治疗后,其5年总生存率可达70%。ERCP引导下的肝门细针抽吸已经被推荐为诊断CCA的一种方法,这项技术对评估潜在的淋巴结转移灶也有用。

光动力疗法可被用作CCA患者的姑息治疗方法,但尚无是否可用于PSC患者治疗的报道。对PSC患者进行外照射放疗极有可能同时造成胆管损伤,且其对CCA的疗效从未在随机对照试验中与单纯的支架植入术做过比较,目前对PSC患者合并CCA者缺乏有循证依据的治疗方法。

8. 自然史与预测模型

调查显示,PSC患者10年生存率大致在65%,但个体差异较大。因为除了肝移植之外没有更有效的治疗,所以设计了很多预测模型用来判断预后。经典的Child-Pugh分级系统能给出很多预后的信息,最新的Mayo评分可提供更有效的生存评估,对那些早期PSC患者特别如此。Mayo评分使用年龄、胆红素、血清AST及白蛋白、静脉曲张破裂出血史作为参数。应用这个评分,患者可被分为低危、中危及高危人群。欧洲临床中心也发展了一个时间依赖预测模型,用来计算PSC患者短期生存可能性。在多参数分析中使用胆红素、白蛋白、年龄作为独立预测因子。荷兰研究者使用另一种基于诊断初期时的胆道影像学的方法来评估,综合年龄、ERC所见的肝内及肝外评分来改进旧模型,使其有强大的预测生存能力。新近纳入了273例德国患者的试验将胆道影像数据纳入模型中。还有一项试验声称胆管显著狭窄使患者不做肝移植而生存的可能下降,这也支持了胆管影像学信息在预后模型中的地位。需要注意的是,尽管预后模型在队列研究中对预测病情进展有帮助,但对个体患者而言这种预测缺乏特异性。

9. 特殊药物治疗

目前对PSC的发病及影响因素尚不完全了解,因此缺乏有效的治疗手段。那些用于其他胆汁淤积性肝病的有效治疗方法,试用于PSC患者的效果有限。

9.1 熊去氧胆酸

熊去氧胆酸是一种亲水性邻苯二酚胆酸,用于PBC有效,也已经被试用于治疗PSC。小规模试验发现,剂量为每日10~15mg/kg,可使PSC患者的生化及组织学表现获得改善。但由Lindor等在1997年发表的招募了105位患者的随机双盲试验发现,试验组使用熊去氧胆酸每日13~15mg/kg 2~5年。血清肝功能指标好转,但是症状,更为重要的是,在治疗失败(定义为死亡、肝移植、组织学进展2期)或发展至肝硬化方面,与对照组相比没有显著差别,在静脉曲张、腹水、肝性脑病及胆红素升高(3个月内升高4倍)方面也是如此。斯堪的纳维亚熊去氧胆酸试验纳入了219名PSC患者,服用熊去氧胆酸每日17~23mg/kg,连续服用5年。研究发现试验组与安慰机组相比有增加生存率的倾向,但也没有得出足够有力、有统计学显著性的结论。一项被中止纳入150名PSC患者的多中心临床试验应用熊去氧胆酸的剂量为每日28~30mg/kg,发现尽管试验组总体上的生化指标是改善的,但死亡率及肝移植率增加,晚期患者中还出现严重的不良反应。熊去氧胆酸是否有减缓PSC相关的肝病进展的作用不明确,而大剂量熊去氧胆酸可能是有害的。

9.2 免疫抑制剂及其他药物

使用皮质激素或其他免疫抑制剂既不能抑制PSC活动也不能改善其预后。一些小样本随机对照试验或预实验已经研究了有免疫抑制作用的药物,如泼尼松、布地奈德、硝基咪唑、硫唑嘌呤、环孢素、氨甲喋呤、麦考酚酯、他克莫司以及有TNF拮抗作用的药物,如巡能泰、依那西普,TNF单抗及抗纤维化药物如秋水仙碱、青霉胺及甲苯吡啶酮。没有证据证明上述药物是有效的,所以也不推荐对经典PSC患者应用上述药物。不过,由于儿童患者及PSC和AIH重叠综合征患者可能对免疫抑制治疗有反应,所以这类药物可能在有PSC和AIH背景的患者有一定作用。一项成年人群的回顾性研究也指出了皮质激素对有AIH重叠表现的PSC患者是有益的。对疑患IgG4相关胆管炎(IAC)、自身免疫性胰腺炎(AIP)患者充分评估后,可对他们试用皮质激素。

10. 肝移植

10.1 指征

PSC患者肝移植指征与其他类型肝病没有本质上的不同,主要考虑门脉高压、生活质量下降及慢性肝衰竭这三方面因素。美国器官分配由终末期肝病评分决定,并不取决于病种。如肝癌发生在PSC患者中做肝移植的优先权与其他病因相关肝癌患者一样。PSC患者所特有的肝移植指征有:难治性瘙痒、反复发作性细菌性胆管炎及CCA。早期患CCA的PSC患者若经严格筛选并联合规范的新辅助化疗,是可以从做肝移植中获益的。

10.2 预后

接受死体捐赠的异体肝移植PSC患者5年生存率高达85%。PSC患者接受活体捐赠的肝移植的长期生存率尚不明了,但应该与死体捐赠类似。对这些患者来说,理想的胆管吻合方法是Roux-Y胆管空肠吻合术。术前是否有结肠手术(伴或不伴回肠储袋-肛管吻合术)并不影响肝移植的预后。PSC肝移植患者可能较倾向于急性或慢性排异,在现代免疫抑制剂的作用下,急性排异通常是可控的,而慢性排异的发生不断增多。

移植术后5~10年复发率为20%~25%。在诊断PSC复发前需要除外其他非吻合胆管狭窄的原因,引起胆管狭窄的其他病因有:接受心血管事件死亡患者的肝脏捐赠、移植物缺血时间过长、ABO血型不匹配、肝动脉栓塞、巨细胞病毒感染、慢性排异反应及有移植后3个月内出现早期胆管狭窄史。

据报道,肝移植后PSC复发的危险因素有:合并需要皮质激素治疗的IBD、男性、移植前CCA史及有急性排异反应史。PSC复发对移植物的存活影响尚有争议,也没有明确的医疗手段用来处理肝移植后PSC复发。

治疗 PSC 患者肝移植的方法与处理其他原因做肝移植患者类似,只有两点需要特别指出。PSC 患者代谢性骨病发生率高,需要进行监测与治疗。大约 60% 的合并 IBD 患者尽管用免疫抑制剂控制,还是会有 IBD 活动。肝移植后 IBD 的治疗目前没有很好的研究,使用生物制剂的利弊也不清楚。肝移植后 PSC 患者因难治性 IBD 而行结直肠切除术的比率可能会增高。肝移植后持续性合并 UC 会使结肠肿瘤的发生率增高,PSC 患者若并发 UC 必须每年接受结肠镜筛查。

11. 原发性硬化性胆管炎患者的受孕与妊娠

一个对 10 例患者 13 次妊娠的序贯描述报道 PSC 患者在妊娠期间可能会出现特殊的皮肤瘙痒及腹痛。这种皮肤瘙痒严重者可诱发早产。还没有在妊娠期间或产后肝功能严重恶化的报道,孕妇和婴儿的预后一般也是满意的。另有一个病例报道一位患者发展到胆管显著狭窄的程度以至于产后第 3 天就要做 ERCP 植入支架。一项大样本研究随访了 173 位 UC 妇女及 93 位 CD 妇女的 580 次怀孕过程,结果发现怀孕既不影响疾病的临床表现,也不影响结直肠手术率,而与未来疾病发作的减少相关。

PSC 患者妊娠时必须定期化验并做临床评估以严密监测。 一旦怀疑胆管阻塞,做超声检查是安全的。在妊娠 3 个月内做 MRC 一定要慎重,但在 6 个月后做还是可以的。那些预计要做内镜治疗的患者应当延后 ERC。熊去氧胆酸(10~15mg/kg)治疗肝内胆管淤积有效,且对患者及新生儿均无不良反应报道。目前有关熊去氧胆酸治疗怀孕 PSC 患者瘙痒的疗效的信息极少。

12. 儿童原发性硬化性胆管炎

相对而言,儿童原发性硬化性胆管炎发病率较低,据报道比成年人低 20%。尽管如此,PSC 依然是儿童致病及致死的重要病因。美国 1988~2008 年大概有 2%(11 322 例中的 223 例)儿童肝移植是因患该病所致。5 个最大的儿童 PSC 系列报道总共只有 214 例,平均每年 16%(2~3 例/年)。 这些单中心的报道均为肝移植项目的附带产物,所以必须考虑到有重症化偏倚的可能,在预后方面的结论尤其需要斟酌。

儿童 PSC 患者情况复杂。一些遗传性疾病和免疫缺陷可能有类似 PSC 的临床表现。这些疾病通常在儿童期表现出来,比如,*ABCB4*(*MDR3*)基因缺陷。其次,AIH 和 PSC 重叠综合征在儿童明显更为普遍。在一些临床中心,评估胆道系统是处理 AIH 患儿的标准程序,而那些有胆道疾病的则被诊断为自身免疫性硬化性胆管炎(ASC)。此外,许多报告提示,PSC 患儿的血清 ALT/AST 及 GGT 水平较成年患者高,被解释为一种特有的疾病进程。许多重要而有致命危险的继发于 PSC 的疾病,如胆管癌,在儿童患者极少发现。

12.1 诊断

由于儿童的 ALP 会随骨骼发育而轻度升高,因此要明确儿童是否患有胆道疾病,测定 GGT 很重要。MRCP 是儿童首次胆道影像学检查的合适的方法,并可由此避免 ERCP 检查。肝活检病理可能更适合对儿童建立小胆管PSC的诊断。

12.2 原发性硬化性胆管炎的表现及治疗

儿童和成人的PSC可能有所不同,但UDCA、皮质激素或免疫抑制剂的长期治疗效果尚不明确。

儿童很少出现显著胆道狭窄。尽管胆管癌的危险可能较低,但是处理应与成年人相同。降黄疸树脂及利福平早已用于儿童胆汁淤积性肝病引起的皮肤瘙痒,对PSC患儿也可能有效。有循证依据的治疗儿童门脉高压的方法有限。伴有慢性胆汁淤积时患儿可出现肝性骨病,患儿要周期性检查血钙、血镁、磷酸根、25-羟维生素D、甲状旁腺激素(PTH)水平。如有缺乏证据则应补充钙和维生素D。慢性胆汁淤积患儿也应监测维生素E和维生素A水平,并做适量预防性补充。儿童用双膦酸盐治疗尚存争议,目前尚无依据需常规监测PSC患儿骨密度。

12.3 炎症性肠病

报道PSC患儿中确诊合并IBD的共占63%。其中超过2/3者为UC。在进行结肠镜普查的临床中心IBD更为常见,23%的病例在诊断PSC后发现。合并PSC患儿IBD病程较没有PSC患儿的有何不同尚不明确。对新诊断为PSC的患儿做一个诊断性全结肠镜检查是合理的,特别是对那些有IBD症状(腹泻、生长迟缓、贫血等)的患儿。因为患者年龄小且患结肠癌的危险度低,所以并不要求对儿童做结肠镜随访,特别是对那些小于16岁的儿童。相反,那些IBD患儿查生化指标监测肝功能时必须加入GGT这个项目。

12.4 胆囊疾病及胆管癌

儿童胆囊占位性病变很少有报道。CCA与之类似,在儿童中也很少见。对那些出现狭窄性病变需要考虑做肝移植的患儿,断层扫描并检测CA19-9有助于诊断。

12.5 预后

目前还没有详细的儿童PSC病程预测模型,似乎也不能将成人模型用于儿童。综合5个最大的病例系列报道,185名患儿中有39名需要肝脏移植。这些报道均来自进行肝移植项目的临床中心,所以这些病例报道均有倾向于终末期的偏倚。如果患儿出现肝硬化征象或肝功能失代偿提示其预后较差。如同成人患者,肝脏移植对晚期病变来说是一个成功的治疗方法,PSC患儿肝移植后需监测排异及PSC复发。

推荐

（1）胆管病有多种病因（表3-1-2），在所有表现为胆管狭窄的患者评估时均应考虑原发性硬化性胆管炎（PSC）。所有可能为PSC的患者均应检测血清IgG4水平，以除外IgG4相关性硬化性胆管炎（Ⅱ类，C级）。PSC具有多个分期且症状谱广，建议在有胆汁淤积生化表现并伴有典型胆管造影（或组织学）表现而缺少可识别的继发性硬化性胆管炎病因的患者应考虑PSC。（推荐强度：强；证据级别：中等）。

（2）推荐MRCP作为对可疑PSC检查的主要影像学手段。ERCP仅用于有胆道狭窄需要采集组织（如细胞学刷检）或有干预性治疗指征时使用（推荐强度：强，证据级别：中等）。

（3）推荐仅在可疑小胆管PSC（患者的ERC或MRC检查正常）、可疑重叠综合征（转氨酶不成比例升高）、或诊断不明确时进行肝活检。反对那些有典型的胆道影像学表现的PSC患者为诊断而做常规肝活检（推荐强度：强；证据级别：中等）。

（4）推荐基于非侵袭性评估方法进行风险分层。由于病程不可预见并且PSC并发症的严重性，患者应接受终生随访（推荐强度：强；证据级别：非常低）。

（5）不推荐熊去氧胆酸（UDCA）作为新诊断的PSC的常规治疗（推荐强度：强；证据级别：优）。高剂量UDCA每日28~30mg/kg的治疗可能有害（推荐强度：弱；证据级别：低）。不建议用UDCA来预防结直肠癌或胆管癌（推荐强度：强；证据级别：高）。

（6）不推荐皮质激素和免疫抑制剂用于典型的PSC的治疗（推荐强度：强；证据级别：高）。而那些另有自身免疫性肝炎（AIH）或IgG4相关硬化性胆管炎（IgG4-SC）的患者适用皮质激素治疗（推荐强度：强；证据级别：中等）。推荐PSC-AIH重叠综合征患者使用皮质激素或其他免疫抑制剂治疗（ⅠC）。

（7）推荐对有肝硬化和（或）门脉高压的患者进行内镜检查筛查食道静脉曲张（推荐强度：强；证据级别：高）；在出现肝硬化时根据国际指南进行肝细胞性肝癌的筛查（推荐强度：弱；证据质量：低）。

（8）推荐对新出现或症状改变或实验室检测出现异常的患者用非侵袭性方法如MRCP、动态肝脏增强MRI和（或）增强CT进行检查。

（9）不推荐对PSC患者常规进行ERCP检查，除非多学科专家评估适合内镜干预（推荐强度：强；证据级别：中等）；推荐对有显著狭窄的患者进行ERCP检查，并对可疑狭窄部位进行病理取样（推荐强度：强；证据级别：高）；在对有显著狭窄的患者进行ERCP治疗时，胆道扩张优于插入胆道支架（推荐强度：强；证据级别：中等）；推荐对进行ERCP检查的可疑PSC患者给与预防性抗生素治疗（推荐强度：强；证据级别：中等）。

（10）提供医疗服务应包括患者、基层医疗和医院主导的专科医学之间的合作，同时考虑到患者风险评估、症状负担以及当地服务的配置（推荐强度：弱；证据质量：低）。对有症状的、进展的或复杂的患者推荐进行多学科专家评估。早期、稳定的患者可由普通门诊处理(推荐强度:强;证据质量:低)。建议推荐符合纳入标准的PSC患者到临床试验中心参加临床试验(推荐强度:弱;证据质量:低);鼓励PSC患者参加患者支持组(推荐强度:强;证据质量:非常低)。

(11)PSC是肝移植的适应证。是否适合和推荐进行肝移植与国家指南一致(推荐强度:强;证据质量:高);肝移植为一种成功的治疗手段,建议肝病晚期患者采用(Ⅰ类,A级)。

(12)推荐所有PSC的患者应做骨质疏松的危险评估(骨密度检查,并每2~3年复查一次)。一旦检查到骨质疏松,应遵循国家指南进行治疗和随访(推荐强度:强;证据质量:中等)。肝性骨量减少的患者服钙剂1.0~1.5g/d及维生素D 1000IU/d,肝性骨质疏松患者在钙剂及维生素D治疗的基础上加用双磷酸盐类药物(Ⅱ类,C级)。患者若同时出现食管静脉曲张及骨质疏松,应当使用肠外双磷酸盐制剂而不是口服制剂(Ⅱ类,C级)。

(13)在晚期PSC营养不良和脂溶性维生素缺乏相对常见,建议临床医生应放低经验性替代治疗的阈值(推荐强度:弱;证据质量:中等)。

(14)推荐对乏力的患者积极寻找和治疗其他病因(推荐强度:强;证据质量:低)。

(15)建议消胆胺(或类似)作为瘙痒的一线治疗药物。利福平和纳曲酮作为二线治疗药物(推荐强度:弱;证据质量:低)。

(16)CA19-9升高提示有胆管癌可能,但诊断的准确性低。PSC患者不推荐常规检测血清CA19-9作为胆管癌的监测(推荐强度:弱;证据质量:中等)。临床怀疑胆管癌诊断时,推荐到多学科专家会议(MDM)进行讨论是重要的(推荐强度:强;证据质量:中等);怀疑胆管癌时诊断和分期的初始首选方法仍然是对比增强、横断面图像(推荐强度:强;证据质量:高)。诊断证实有赖于经过MDM讨论后指导的标本取材方法和组织学检查。方法包括ERCP引导下胆道细胞学刷检/荧光原位杂交(FISH)、胆道内皮活检、胆管镜和(或)超声内镜(EUS)引导下的活检和(或)经皮活检(推荐强度:强;证据质量:高)。

(17)建议PSC患者每年行胆囊超声扫描探测胆囊有无占位性病变,如果发现息肉推荐到肝胆胰(HPB)专家MDM讨论和治疗,如果肝病情况允许,胆囊若出现占位灶,无论其大小均应行胆囊切除术(Ⅰ C)

(18)建议从体质恶化情况或肝脏生化方面对CCA患者进行评估(Ⅰ类,B级)。CCA患者若无肝硬化则应手术切除(Ⅱ类,B级)。CCA早期患者若不便手术切除,可考虑新辅助化疗后在有经验的肝移植中心行肝移植(Ⅰ类,B级)。

(19)推荐对所有诊断PSC患者进行全结肠镜检查结肠炎(推荐强度:强;证据级别:中等)。PSC患者共存有结肠炎症性肠病(IBD)的患者在诊断结肠炎后应每隔1~2年随访肠镜以除外结肠肿瘤(Ⅰ类,B级)。没有IBD的患者获益于不那么频繁的5年一次的结肠镜检查或有新的症状时早一些进行检查。PSC合并IBD患者的治疗也应按IBD的指南进行（Ⅰ类,B级）。反对PSC合并UC的患者应用UDCA进行CRC的化学预防（Ⅰ类,B级）。

（20）生育期的女性、没有门脉高压的患者,在严密的医疗监护下可安全的完成怀孕过程（Ⅰ类,C级）。在肝硬化患者由于妊娠具有母婴并发症的较高风险,推荐患者应预先咨询专家并监测（推荐强度:强;证据质量:低）。

（21）若PSC患者出现胆红素升高和（或）皮肤瘙痒加重伴影像学检查胆管进行性扩张和（或）并发胆管炎,应尽快做ERC以除外胆管显著狭窄的可能;若出现胆管显著狭窄,首选内镜下扩张并做支架植入或不做支架植入（Ⅰ类,B级）。胆道显著狭窄的PSC患者在做内镜下治疗前要行细胞刷检和（或）活检,以除外并发恶变的可能（Ⅰ类,B级）。胆管显著狭窄的PSC患者若内镜治疗失败,应当考虑经皮肝穿刺胆道造影后行胆道扩张术,加支架植入或不做支架植入（Ⅰ类,B级）;若内镜治疗和（或）经皮穿刺治疗失败,如没有出现肝硬化,可行外科手术治疗（Ⅰ类,B级）。治疗胆道显著狭窄的PSC患者的胆管炎,在应用抗生素的同时应当解除胆道梗阻（Ⅰ类,A级）。

（22）对反复发作细菌性胆管炎的PSC患者预防性长期应用抗生素（Ⅰ类,B级）。对难治性细菌性胆管炎者进行肝移植评估（Ⅰ类,B级）。

（23）应当对患儿做肝脏活检,以诊断PSC和AIH重叠综合征（Ⅰ类,B级）。推荐有重叠综合征的患儿应用免疫抑制剂治疗（Ⅰ类,B级）。

（24）反对对PSC患儿实施筛查及探查胆管癌的医疗措施。对IBD患儿进行结肠癌监测不应受诊断PSC的影响（Ⅰ类,B级）。

（25）PSC终末期患儿建议将肝移植作为有效治疗手段。

（26）在诊断肝移植后PSC复发前须除外其他胆道狭窄的原因（Ⅰ类,B级）。

解读指南

1. Chapman MH, Thorburn D, Hirschfield GM, Webster GGJ, Rushbrook SM, Alexander G, Collier J, Dyson JK, Jones DEJ, Patanwala I, Thain C, Walmsley M, Pereira SP. British Society of Gastroenterology and UK-PSC guidelines for the diagnosis and management of primary sclerosing cholangitis. Gut. 2019, Aug;68(8):1356-1378.

2. Nicoletti A, Maurice JB, Thorburn D. Guideline review: British Society of Gastroenterology/UK-PSC guidelines for the diagnosis and management of primary sclerosing cholangitis. Frontline Gastroenterol, 2020, 12(1):62-66. doi: 10.1136/flgastro-2019-101343.

第二章 原发性硬化性胆管炎病例

病 例 1

患者,男性,34岁。因腹痛4天入院。

患者4天前无明显诱因下出现中上腹痛,在当地医院检查血常规:白细胞 $9.1×10^9$/L,中性粒细胞 80.4%,血红蛋白153g/L。肝功能:ALT 42 IU/L,DB 10.4 μmol/L。CA-199 2962.18 U/mL。B超:肝内脂肪浸润,空腹胆囊偏小。CT:左肝内小钙化灶,肝内多发细小囊灶伴动脉期周围环状强化,门脉期呈均值强化,炎症改变可能,为进一步诊治转入我院。

入院查体:一般情况可,体温正常。皮肤巩膜黄染(-),肝掌(-),蜘蛛痣(-),浅表淋巴结未及肿大,两肺无殊。心率75次/分,律齐,未闻及杂音。腹平软,中上腹轻压痛,无肌紧张,无反跳痛,未及包块;肝脾肋下未及,移动性浊音(-),双下肢无水肿。

实验室检查

入院后实验室检查(括号内为正常值范围):血常规:RBC $3.97×10^{12}$/L,Hb 128g/L,WBC $6.6×10^9$/L,PLT $297×10^9$/L。肝功能:TB/CB 26.3/15.6μmol/L(3.4~25.0/0.0~8.0μmol/L),A/G 37.1/32.2g/L(35.0~55.0/20.0~30.0g/L),ALT/AST 52.1/28.0U/L(0.0~40.0/8.0~40.0U/L),GGT 884.0U/L(15.0~50.0U/L),ALP 344.0U/L(40.0~150.0U/L);PT 11.9s(9.0~13.5s)。蛋白电泳:ALB 47.88%(54.7%~69.66%),$α_1$ 6.64%(2.63%~5.03%),$α_2$ 11.01%(4.87%~10.48%),$β_1$ 5.86%(5.35%~9.19%),$β_2$ 5.18%(2.38%~7.11%),γ 23.43%(9.69%~18.9%)。免疫球蛋白正常。血脂血糖正常。肝炎病毒标志:HBsAb 302.740(<0.05IU/mL),HBcAb 2.050(<1.0),其余均(-)。HBV DNA低于检测下限。抗核抗体(-),抗中性粒细胞胞浆抗体(ANCA)测定(-),抗心磷脂抗体(ACA-IgG)(+),抗平滑肌抗体(SMA) 13.27U/L(0~20U/L),抗线粒体抗体(-),dsDNA(-)。CA199 2130U/ml(0~34U/ml),AFP、CEA、CA724、CA211均正常。

辅助检查

B超:肝脏、胆囊、胰腺、脾脏未见异常。

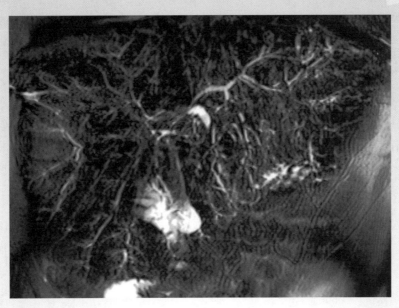

图3-2-1 PSC病例1患者MRCP

所示肝内胆管分支扩张、行走僵直、管壁毛糙。

MRI(平扫+增强)(图3-2-1):肝内胆管普遍管壁增厚伴异常强化。肝脏、脾脏肿大,门静脉17mm,门脉高压。肝门、胰腺头部强化灶考虑淋巴结。

消化科专家分析(一)

该患者为中年男性,临床症状表现为腹痛,实验室检查肝功能异常中以GGT和ALP显著增高为表现,而ALT/AST增高程度相对很轻,自身免疫性抗体除抗心磷脂抗体阳性外均为阴性。磁共振检查发现胆管多发性狭窄性病变。未见其他肝胆管病变或可导致胆管病变的其他病史,无肝胆手术史,无其他慢性病史,无药物性肝炎或化疗、放疗等可诱发胆道疾病的病史。临床上符合原发性硬化性胆管炎(Primary sclerosing cholangitis,PSC)诊断。

PSC是一种少见的成年人慢性、进行性肝胆病,其特征为进行性、特发性胆道系统狭窄,最终导致肝硬化、终末期肝病及结肠或肝胆恶性肿瘤。不同地区的发病率差异较大,全球每年为1~16例/10万人,北欧人种较高,男女比为2:1,大多数患者初诊年龄在30~50岁。PSC的病因不明,有部分学者推测可能与T细胞诱导的"分子模拟"机制有关,这一点类似于炎症性肠病(Inflammatory bowel disease,IBD)。根据基因组分析,PSC与IBD有类似的遗传易感性位点。现实中的确大概有70%的PSC患者同时患有IBD,而IBD患者有5%~10%会并发PSC。但根据这些基因位点建立的模型并不能解释这2种疾病之间如此密切的并发关系,且对IBD与PSC的肠道菌群宏基因组的研究表明,这2种疾病患者的肠道宏基因组也存在较大的差异。PSC的发病机制及与IBD的关联尚待进一步研究。

PSC的临床表现多样,早期PSC患者多数无症状,这些患者往往在体检中发现肝功能异常,有些患者是因为患有IBD,在随访时发现并发PSC。临床上常见的症状有腹痛、黄疸、皮肤瘙痒,发生比例大概各占1/3,其他症状还包括疲劳、发热和体重减轻。中、晚期患者会出现肝衰竭、门脉高压引起的静脉曲张及腹水。PSC患者的血生化指标异常主要是胆汁淤积型改变,即ALP和γ-GT升高。

PSC的诊断依赖于影像学检查。尽管内镜逆行肝胆管造影(ERCP)为胆管病变诊断的"金标准",但磁共振胰胆管成像(MRCP)是临床的首选的方法。MRCP的准确性与ERCP相当,而且能提供额外的腹腔脏器、血管、淋巴结等的信息。但PSC患者做ERCP后并发胆管炎的可能性超过35%,目前只有当患者需要采集胆管组织病理检查或做内镜下治疗时,才建议做ERCP。当经过ERCP或MRCP检查发现存在胆管多发性、狭窄性病变时,如能除外继发性因素,就可以诊断PSC。当患者同时出现氨基转移酶明显升高、自身抗体阳性、IgG升高时需注意是否并发自身免疫性肝炎(AIH),即为PSC和AIH重叠综合征,推荐做肝穿刺活检协助诊断。鲜有PSC与原发性胆汁性胆管炎(PBC)重叠的报道。PSC患者常用的评分标准有Child-Pugh评分、Mayo Risk评分、King's college评分等。

放射科专家分析

该患者MRCP检查显示:肝内胆管多发狭窄及扩张、走行僵直,管壁毛糙,周围少量积液。肝裂不扩大,肝门区及腹膜后多发小淋巴结。胆总管通畅无扩张。胆囊外形规整,胆囊壁光滑。腹部增强MRI检查显示:肝内胆管管壁多发节段性增厚伴异常强化。门脉增宽,远端分支增多、紊乱。肝脏、脾脏形态饱满。从影像学上看符合硬化性胆管炎表现。

磁共振在PSC方面的应用主要在3个方面:判断胆管形态即明确诊断,测定胆管分泌功能及评估肝脏硬度。目前后两者临床应用较少,一般用于科研。与ERCP相比较,MRCP的优势在于其无创性,而诊断的准确率差别不大(两者分别为83%和85%)。单就MRCP而言,其诊断的敏感度为86%,特异度为94%。因此,如有疑似PSC患者,应当首选MRCP检查。上腹部增强MRI结合弥散技术有助于发现早期胆管恶性病灶,对PSC患者非常重要。如果患者通过MRCP获得PSC诊断时未同时做上腹部增强MRI,建议在6个月之内完成这一检查。随访阶段的PSC患者也应定期复查MRCP。

PSC患者的MRCP图像特征性表现为进展性胆管周围纤维化造成的肝内外胆管多发性狭窄。在狭窄段之间,又可见到胆管扩张,从而形成"串珠样"表现。肝内胆管的扩张可能不太明显。上腹部MRI在T_1相,肝纤维化可见低信号带;在T_2相可见网状或楔形高信号区,系纤维化所致,周围炎症在T_2WI可导致门静脉周围信号增强。上腹部增强MR:典型PSC表现为肝内外胆管壁强化伴有胆管壁增厚(3~4mm),如胆管壁超过5mm,就需要考虑胆管癌的可能。

患者入院后予熊去氧胆酸0.5g,每日2次,口服,1周后出院,因腹痛症状消失,3个月后自行停药。1年后复查肝功能:TB/CB 30.5/10.6μmol/L(3.4~25.0/0.0~8.0μmol/L),A/G 40.2/23.2g/L(35.0~55.0/20.0~30.0g/L),

ALT/AST 32.1/21.0U/L（0.0~40.0/8.0~40.0U/L），GGT 850.0U/L（15.0~50.0U/L），ALP 444.0U/L（40.0~150.0U/L）。

消化科专家分析（二）

尚无明确的PSC药物治疗方案。熊去氧胆酸可以改善部分生化指标，但无法改善预后。目前已经明确免疫抑制剂治疗PSC无效，但如果系PSC和AIH重叠综合征患者，免疫抑制剂可改善AIH相关的症状和生化指标。在研究的新疗法中成纤维生长因子19（FGF19）的拟似物NGM282（又称M70）的初步临床实验结果并不满意。由于PSC的发病机制可能与肠道菌群有关，万古霉素、甲硝唑等肠道抗生素及粪便移植的研究也在开展，但尚无明确结论。

如果患者合并肝硬化和（或）门静脉高压，应做门静脉高压的筛查并进一步处理。如患者疑似胆管癌或拟行内镜下胆管治疗，可在应用抗生素保护下做ERCP。如ERCP发现显著的胆管狭窄，可做球囊扩张联合支架植入或单纯的支架植入，有助于改善症状和生化指标，但尚不清楚是否能改善预后。

PSC是肝移植指征之一。如出现肝硬化和（或）门脉高压，或终末期肝病模型评分（MELD）及其类似评分达标后就可进行肝移植。由于国情不同，全球对评分达标值的要求也有所不同。肝移植后PSC患者一般疗效较好，但也有10%~40%的复发率，且有并发结肠炎的风险，需要长期应用免疫抑制治疗。复发后往往需要再次肝移植。

除了肝胆系统的合并症之外，与其他慢性肝病患者相似，还需注意中老年的PSC患者容易出现骨质疏松的风险。对这些患者需要补充维生素D和钙剂，随访骨代谢和骨密度。

该患者目前可对症和针对生化指标异常保肝药物治疗，应定期随访肝功能、肝纤维化血清学指标、肝脏B超、瞬时肝硬度检测（TE）、MRCP，并近期内做肠镜检查以筛查有无合并IBD。

病 例 2

病史摘要

患者，女性，56岁，因肝功能异常半年，肝门胆管癌术后3个月于2011年4月12日入院。

患者半年前（2010年11月7日）因发现小便发黄2天就诊，查肝功能异常，总胆红素：72.1μmol/L，结合胆红素：52.9μmol/L；总蛋白：50g/L，白蛋白：30g/L；球蛋白20g/L；ALT 542U/L，AST 166U/L，GGT 596UL，ALP 323U/L；上腹部MRI平扫＋增强＋DWI＋MRCP诊断：肝门胆管MT，于2010年11月15日行肝门胆管癌根治术，左半肝切除术。手术病理：（左半肝）肝门胆管腺癌，分化Ⅱ级，浸润胆管壁全层至周围纤维脂肪组织,并浸润肝实质。术后恢复良好,肝功能胆红素及肝酶异常改善,于2010年12月15日、2011年1月6日、2011年1月26日行健泽1.2,乐沙定100mg化疗,期间使用护肝药物易善复改善肝功能,并使用国产胸腺5肽10mg皮下注射,每周2次。2011年3月行放疗(5周共25次),放疗后患者上腹部不适明显,偶有恶心呕吐,无发热、畏寒,无皮肤巩膜黄染,无腹痛腹泻。2011年4月11日复查肝功能示ALT 165U/L,AST 120U/L,GGT 164U/L,ALP 203U/L。血常规Hb 129g/L,WBC 3.75×10⁹/L;PLT 75×10⁹/L,为保肝治疗收入消化科。起病后,精神可、饮食正常,近期因放疗后偶有上腹部不适及恶心呕吐,夜间睡眠安,大小便正常,体重无明显变化。

入院查体:神志清,呼吸平稳,营养中等,全身皮肤、巩膜无黄染,浅表淋巴结未及肿大,双肺叩诊清音,听诊呼吸音清,心前区无隆起,心界不大,心率74次/分,律齐。腹部平软,腹部见手术瘢痕,肝肋下未及,未及包块,无反跳痛,肝肾区无叩痛,肠鸣音正常,双下肢无水肿。

肝门胆管MT影像学检查及手术病理:

上腹部磁共振平扫+增强+DWI+MRCP(2010年11月9日,图3-2-2):肝门胆管癌,右肾小囊

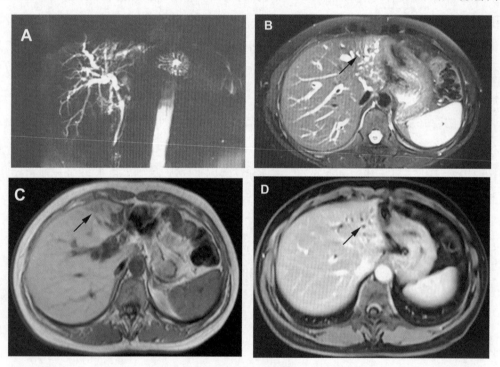

图3-2-2 PSC病例2 MRI

患者上腹部平扫+增强+DWI+MRCP:肝左叶稍萎缩,肝内胆管扩张,左叶胆管扩张呈软藤样,于肝门部截断,肝门部及肝左叶外侧段并可见异常信号影(箭头),大小约38mm×24mm。T₁WI为低信号,T₂WI为稍高信号,DWI呈高信号,DWI像肝左叶另见更大范围稍高信号,动态增强扫描动脉期病灶结节样轻度强化,门脉及延迟呈渐进强化。脾脏未见肿大。

肿（具体描述：肝左叶稍萎缩，肝内胆管扩张，左叶胆管扩张呈软藤样，于肝门部截断，肝门部及肝左叶外侧段并可见异常信号影，大小约38mm×24mm，T_1WI 为低信号，T_2WI 为稍高信号，DWI呈高信号，DWI像肝左叶另见更大范围稍高信号，动态增强扫描动脉期病灶结节样轻度强化，门脉及延迟呈渐进强化。胆总管上段壁稍厚，增强明显强化。余肝内实质未见异常强化灶。肝内血管未见狭窄或充盈缺损；脾脏未见肿大，信号均匀；胆囊未见明显显示；胰腺及所见左侧肾脏无殊，右肾可见小囊样无强化灶）。

门静脉CTA（2010年11月11日，图3-2-3）：肝门及左叶占位，考虑肝门胆管癌，门脉左支及肝左静脉受侵。诊断梗阻性黄疸，肝门胆管癌，于2010年11月15日行肝门胆管癌根治术，左半肝切除术。

手术病理：（左半肝）肝门胆管腺癌，分化Ⅱ级，浸润胆管壁全层至周围纤维脂肪组织，并浸润肝实质，神经束见癌累及。胆总管切缘未见癌累及；另送肠管切缘黏膜慢性炎症。胆囊慢性炎，检出胆囊旁淋巴结1枚，未见癌转移（0/1）。

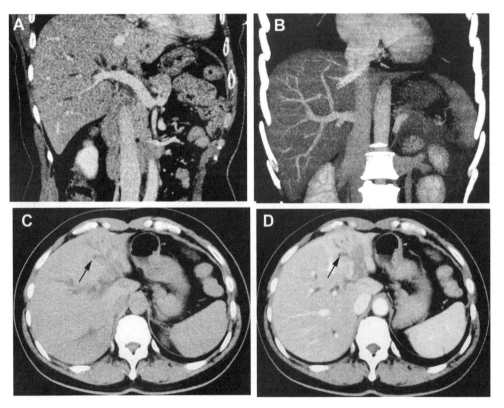

图3-2-3　PSC病例2患者门静脉CTA

肝门及左叶占位，考虑肝门胆管癌，门脉左支及肝左静脉受侵。

表3-2-1 患者肝功能检测结果一览表

时间	肝功能（正常值）												血常规				血脂	
	TB (3.4~ 25.0 umol/ L)	CB (0.0~ 8.0 umol/ L)	白蛋白/ 球蛋白	ALT (U/ L)	AST (U/ L)	ALP (U/ L)	γ-GT (U/ L)	总胆 汁酸	LDH (mmol/ L)	PA (g/L)	PT (Sec)	Hb (113~ 151 g/L)	WBC (4.00~ 10.00 *10⁹/L)	RBC (3.68~ 5.13 *10¹²/L)	PLT (101~ 320 *10⁹/L)	总胆固醇 (5.2 mmol/L)	三酰甘油 (0.60~1.70 mmol/L)
2010-11-8 （术前）	72.1	52.9	30/20	543	166	323	596	>270	264	0.10	23.2	93	3.1		95	8.12	
2010-11-16 （术前）	116.8	96.7	30/20	516	497	178	216	100.6	392	0.12	38.7	99	7.05	3.34	82		
2010-12-24 （第一次化疗后）				23	21	180	70						2.5		62		
2011-1-16 （第二次化疗后）				45	30	150	84						2.7	126	74		
2011-2-9 （第三次化疗后）				224	126	204	138						3.7		72		
2011-4-11 （放疗后）				165	120	203	164					129	3.75		75		
2011-4-19	3.7	1.5	37/27	93	53	206	140	13.9	148	0.17		120	3.15	3.92	61		
2011-4-25	5.7	2.2	36/31	127	67	227	188	40.5	145	0.16		122	2.31	1.22	74	6.49	2.85
2011-5-3	5.5	1.6	37/32	36	26	196	133	16.2	133	0.2		127	3.00	4.2	82		

消化科专家分析(一)

病史特点:患者为女性,肝门胆管癌手术后3个月,化放疗后1个月,肝功能持续异常入院。患者术前胆红素和肝酶异常,符合梗阻性黄疸和胆汁淤积性生化异常,术后曾显著改善,近期化、放疗后肝酶持续异常,以ALP、GGT增高为主,肝功能异常病因应考虑的诊断与鉴别诊断有:

(1)药物性肝损伤　许多药物可引起肝功能损害,其中某些药物在特异质体质患者可引起急性或亚急性重症肝炎。患者有用药史,且用药和肝功能损害之间有时序上和因果关系的对应,撤药后肝功能可逐渐恢复正常,再次用药后肝功能可再次出现异常。该患者有化疗史,每次化疗后均出现肝功能异常,此次放疗期间肝功能氨基转移酶又升高,需考虑药物引起的肝损伤不除外。

(2)放射性肝损伤　放疗中放射线对肝细胞具有损伤作用,导致转氨酶增高,患者有放疗病史,也需考虑放射性肝损伤可能。

(3)自身免疫性肝病　自身免疫性肝病以血清中出现非特异性或肝脏特异的自身抗体为特点,如原发性胆汁性肝硬化可出现乏力、黄染、早期可有明显肝肿大,胆固醇酯增高,胆系酶增高,球蛋白高且以IgM增高为主,抗线粒体抗体M2常为阳性。本患者为女性,肝功能异常以胆汁淤积生化表现为主,既往入院检查未见自身抗体阳性,也无口腔溃疡、关节酸痛等肝外自身免疫损伤表现,可研究肝脏手术病理标本的癌旁组织,观察有无潜在肝病包括AILD。

(4)肿瘤复发　目前肿瘤指标正常不支持,进一步复查影像学。

(5)嗜肝病毒及其他病毒感染　多种嗜肝及非嗜肝病毒感染都可能引起病毒性肝炎,其中常见的乙型肝炎病毒和丙型肝炎病毒感染可引起慢性肝功能损害。患者可有家族史、输血、不洁性生活史。患者可出现消化道不适主诉如恶心、呕吐、厌油腻食物、腹泻以及皮肤巩膜黄染等。该患者目前流行病学及病原学检查无证据。

(6)脂肪肝肝硬化　酒精及非酒精性脂肪肝炎如果长期不予以控制,亦可能转归为肝纤维化和肝硬化。该患者影像学未提示脂肪肝改变,也无大量长期饮酒史,无代谢综合征及肥胖,无脂肪肝病理学证据,目前暂不考虑该诊断。

(7)淤血性肝硬化　慢性充血性心力衰竭、慢性缩窄性心包炎和各种病因引起的肝静脉阻塞综合征均可引起肝内长期淤血、缺氧、从而发展成淤血性肝硬化。该患者心率偏快,但无劳累型气促、端坐呼吸、夜间阵发性呼吸困难等,需查心超等以协助排除慢性充血性心力衰竭等心源性疾病可能。

实验室检查

血常规:Hb 126g/L,RBC $4.20×10^{12}$/L,WBC $3.0×10^9$/L,PLT $82×10^9$/L↓。PT10.5s。

肝功能:TB/CB 5.5/1.6μmol/L,总蛋白(TP)69g/L,白蛋白(ALB)37g/L,A/G 37/32g/L,ALT/AST 36/26 U/L,

GGT 133U/L↑,ALP 196U/L↑;PT 11.9s。

肾功能:尿素氮3.6mmol/L,肌酐55μmol/L,尿酸215μmol/L。

葡萄糖5.1mmol/L。

血脂 总胆固醇/三酰甘油6.49/2.85mmol/L↑。

肝炎病毒标志:pre-S1、HBsAg、HBcAb、HBeAb、HBeAg、HBc-IgM(-)。

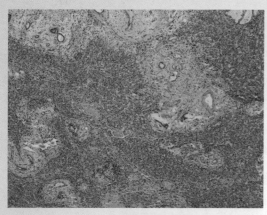

图3-2-4 PSC病例2手术病理HE染色

示周围肝组织内小叶间汇管区及较大胆管分支均可见胆管周围同心圆样纤维化及胆管上皮变性。

抗核抗体(-),抗中性粒细胞胞质抗体(ANCA)测定(-),抗平滑肌抗体(SMA)(-),抗线粒体抗体(-)。dsDNA(-)。CER:0.19g/L

CA199 30.9U/ml(0~34U/ml),AFP:2.2ng/ml、CEA、CA125(-)。

胆(含胆总管)、肝脾及门脉、胰超声:未见占位。

上腹部CT:肝门胆管MT术后改变,上腹部未见复发或转移灶。

2011年4月28日手术病理切片会诊意见:(肝左叶)肝门胆管腺癌,分化Ⅱ级,侵犯大量神经束,周围肝组织内小叶间汇管区及较大胆管分支均可见胆管周围同心圆样纤维化及胆管上皮变性,考虑原发性硬化性胆管炎(图3-2-4)。

病理科专家分析

PSC的病理组织学可沿用Ludwig分期系统分为4期:①Ⅰ期:门脉期,表现为门脉肝炎(局限于界板)炎症改变仅仅局限于肝门区,淋巴细胞、中性粒细胞向胆管浸润,胆管上皮变性坏死等;②Ⅱ期:门脉周围期,表现为门脉周围实质的纤维化/炎症(超出界板),出现肝细胞坏死、胆管稀疏和门静脉周围纤维化;③Ⅲ期:纤维间隔形成期,表现为纤维化及纤维间隔形成和(或)桥接状坏死,肝实质还表现为胆汁淤积和碎屑样坏死,伴有铜沉积,胆管严重受损或消失;④Ⅳ期:硬化期。

该患者手术病理癌旁周围肝组织内小叶间汇管区及较大胆管分支均可见胆管周围同心圆样纤维化及胆管上皮变性,考虑原发性硬化性胆管炎Ⅲ~Ⅳ期。

消化科专家分析(二)

原发性硬化性胆管炎(PSC)是一种较罕见的慢性的胆汁淤积性肝脏疾病,发病率为每10万人口16.2,北欧发病率最高,亚洲则显著较低。由于PSC的发病率低于50/10万,因此属于罕见疾病。PSC更常见于男性（65%~70%），最常见于30~40岁人群。

PSC以肝内和（或）肝外胆管狭窄为特征，伴有胆管的纤维化。胆管发生炎症和肝纤维化后，胆汁形成或流出障碍，临床表现为胆管损伤、纤维化、胆汁淤积及进行性肝功能障碍的进程。患者可能无症状，或有瘙痒、疲劳、右上腹疼痛、反复发作的胆管炎或门静脉高压的表现。随着疾病进展，PSC的症状也逐渐显著，包括疲劳、瘙痒、右上腹疼痛。胆汁淤积性的瘙痒可独立发生或伴随黄疸出现。长期胆汁淤积可导致脂溶性维生素的缺乏。疲劳、自主神经功能紊乱和睡眠障碍可发生在PSC病程的各个阶段，然而肝性脑病只发生于晚期患者。

PSC与恶性肿瘤风险增加有关，胆管癌是PSC的一种并发症，PSC可被认为是癌前病变，但早期胆管癌的检测方法有限。PSC患者中有10%~20%会发展为胆管癌，这可能是亚临床型PSC患者的首发表现。该患者就属于这种情况。PSC引起的胆管癌被认为是炎症相关性癌症。胆汁淤积造成的毒性环境可能是一种加速PSC癌变的因素。遗传易感性可能也起作用，因为患者肝外肿瘤的发生风险增加，比如结肠癌（发生于PSC相关性炎症性肠病患者）、胆囊癌、胰腺癌等。然而，肝细胞癌发生风险明显降低，即使发生肝硬化，肝细胞癌发生率也低于其他慢性肝病。

门静脉高压症是PSC的一种特征，但可能在肝功能损害前或肝硬化发生前出现。门静脉高压症可能由胆管瘢痕形成，导致门静脉压迫明显大于门静脉炎症疾病如慢性病毒性肝炎。当由隐匿性PSC进展为终末期肝病时，可出现静脉曲张出血、腹水、肝性脑病等临床表现。没有特征性的表现可以区分PSC和其他终末期疾病。黄疸是胆管严重狭窄（特别是肝外胆管）和晚期疾病的表现，严重程度可有波动。当出现急剧加重的胆汁淤积表现时应警惕胆管癌的发生。

细菌性胆管炎可发生在狭窄性疾病中，表现为发热、寒战。更为少见的临床表现为不伴发热的黄疸加重及老年人意识障碍。虽然早期PSC可能主要是自身免疫介导，但二重感染可能是疾病进展的重要因素。因此，积极治疗重叠感染及扩张狭窄严重的部位可能是有效的治疗方法，特别是在晚期疾病。

诊断

PSC的诊断的关键点包括提示胆道梗阻及胆管损伤的血清学生化指标的升高、胆道狭窄的影像学表现（主要通过MRCP检测）以及肝活检。

诊断要素是胆汁淤积性肝病生化学改变和胆管造影发现胆管狭窄。国外报道大约70%的患者同时合并炎症性肠病，需要进行结肠镜检查和随访。

鉴别诊断

（1）多种继发性硬化性胆管炎表现可与PSC相似，是鉴别诊断的重点。PSC需要与继发性胆管炎相鉴别,后者可发生于反复发生的细菌性胆管炎,胆管外科术后及先天性畸形。重症监护治疗危重患者和肝移植术后非吻合口狭窄的继发性硬化性胆管炎可能是由胆道动脉灌注不足所致。

（2）原发性硬化性胆管炎和自身免疫性肝炎在组织学上可以区分。

（3）ABCB4的缺陷也可引起PSC典型的肝内小胆管的洋葱皮样纤维化。

（4）IgG4相关性胆管炎的表现也可以与PSC类似。IgG4相关性疾病是一类系统性的纤维化炎症疾病,表现为受累器官肿瘤样肿大,富含IgG4的浆细胞浸润,不同程度的纤维化,闭塞性静脉炎,血清IgG4浓度升高。在超过70%的病例中,IgG4相关性胆管炎表现为显著的胆管狭窄伴发自身免疫性胰腺炎。仅胆道造影难以区分IgG4相关性胆管炎与PSC。尽管这两种疾病都常发生于男性,但PSC常发生在年龄更小的患者中。在IgG4相关性疾病的患者中,炎症性肠病的发生率明显更低(5%:70%)。需重视的是IgG4相关性胆管炎是与PSC不同的疾病,因为其胆道狭窄对一线类固醇激素治疗有应答。

（5）PBC患者更常出现疲劳,合并炎症性肠病的患者更为明显。PSC常伴发相关疾病(如炎症性肠病、关节炎及其他具有相同易感因素的免疫介导疾病)。

治疗建议

PSC的治疗没有特异或有效的方法。改善症状可采用机械性(内镜下ERCP进行球囊扩张治疗胆道狭窄、短期胆管支架植入进行胆汁引流;鼻胆管引流)、外科性(胆道重建、胆肠内引流术、正位肝移植)、内科性(免疫抑制剂、抗纤维化、利胆药、抗生素)方法。应在发生胆管癌和晚期肝衰竭之前就考虑肝移植,然而术后有20%的复发率。没有任何一种药物已被证明可以提高不进行移植的患者的生存率。肝移植对于晚期患者有效,但至少有25%的患者在移植后会复发。

该患者给予熊去氧胆酸治疗,并密切随访肝功能及肿瘤复发、胆道感染情况。

第四篇

IgG4相关硬化性胆管炎的诊断与治疗

第一章 IgG4相关硬化性胆管炎指南解读

IgG4相关性硬化性胆管炎（IgG4-related sclerosing cholangitis, IgG4-SC）是一种独特类型的胆管炎，常与自身免疫性胰腺炎相关，目前被认为是IgG4相关疾病的胆道表现。2012年制定的IgG4-SC的临床诊断标准在与原发性硬化性胆管炎和胆管癌鉴别有时仍比较困难。通过搜索PubMed、Cochrane图书馆等数据库检索到的大多数文章的级别根据2014年临床实践指南系统综述评价系统评估低于C。2019年由3个委员会（一个指南创建委员会，一个根据改进的德尔菲法进行评级声明专家小组委员会，以及一个评估委员会）组成的专家小组使用改进的德尔菲法制定了一个IgG4-SC共识指南，开发了18个临床问题（CQ）包括关于诊断（14个CQs）和治疗（4个CQs），推荐等级采用改良德尔菲法。指南准确阐述诊断的方法，以及安全和适当的治疗方法。

IgG4-SC是一种独特的胆管炎类型，其特征是血清IgG4水平升高，胆管壁大量IgG4阳性浆细胞和淋巴细胞浸润，伴有纤维化和闭塞性静脉炎。

IgG4-SC通常与自身免疫性胰腺炎（AIP）相关，目前被认为是一种称为IgG4相关疾病的系统性疾病的胆道表现。

根据IgG4-SC 2012的临床诊断标准，IgG4-SC通过结合影像学、血清学和组织病理学发现,与其他IgG4相关疾病共存,激素治疗有效等特点来诊断。IgG4-SC的肝门和(或)肝内胆管的胆道造影表现与肝门部胆管癌或原发性硬化性胆管炎相似(PSC)。一些IgG4-SC病例因怀疑胆管癌而手术。PSC是一种慢性进展性疾病,预后不良,对糖皮质激素治疗无反应。因此,应区分IgG4-SC与这2种疾病。

什么是IgG4-SC

IgG4-SC是由自身免疫机制诱导的SC,对糖皮质激素治疗有显著反应。大多数病例与全身性IgG4相关疾病如AIP相关。

评论:IgG4-SC是一种对激素治疗反应显著的SC,临床预后良好。与PSC、胆管癌、胰腺癌以及继发性SC进行鉴别是必要的,因为这些疾病的胆管造影表现与IgG4-SC相似。IgG4-SC是IgG4相关疾病的胆道表现,与全身性IgG4相关疾病如AIP相关。病因被认为有自身免疫机制参与,常可检测到患者存在各种自身抗体,并且对激素治疗效果很好。IgG4-SC的诊断根据2012年的临床诊断标准,治疗采用与AIP相同的糖皮质激素治疗方法。

自20世纪70年代以来,与慢性胰腺炎相关SC病例已有报道。大多数报告中,胰腺病被诊断为慢性胰腺炎,SC被诊断为胆管疾病,如PSC。Waldram等于1975年报道两例与慢性胰腺炎、糖尿病和干燥综合征相关的对糖皮质激素治疗有反应的SC病例。1991年,Kawaguchi等通过研究手术标本报告了日本的一个伴胆管炎的淋巴浆细胞性硬化性胰腺炎伴胆管炎的PSC变种。自从1996年,一些符合诊断标准但显示出比经典PSC的临床进程更好的SC病例陆续被报道。这些被报道为"非典型PSC"病例的特征性表现有发病年龄较大、对糖皮质激素有反应、胆管引流治疗良好、与溃疡性结肠炎无关,但常与特征性的慢性胰腺炎相关。AIP概念确立后,这些病例被报道为"伴自身免疫性胰腺炎的硬化性胆管炎"。在IgG4相关疾病的概念被建立后,孤立的不伴AIP的IgG4-SC病例被报道为IgG4-SC。

"IgG4相关硬化性胆管炎"一词已被广泛使用,并由第一届IgG4相关疾病国际研讨会正式命名,建立了统一标准的国际命名以及IgG4相关疾病的病理学特征。

IgG4-SC是如何分类的

分类基于胆管造影和与AIP的相关性。

把1型IgG4-SC纳入IgG4-SC类别还有争议。

评论:胆管造影分类有助于鉴别诊断,是目前流行的方法(图4-1-1)。

1型IgG4-SC胆管狭窄仅累及胆道下方,因此应与胰腺癌和胆管癌区分。

2型IgG4-SC,狭窄从肝内到肝外胆管呈弥漫性分布,应与PSC鉴别。又可进一步分为两个亚型:2a型,以肝内胆管狭窄伴狭窄前扩张为特点;2b型,其特征是肝内胆管狭窄不伴狭窄前扩张和胆管分支减少,应

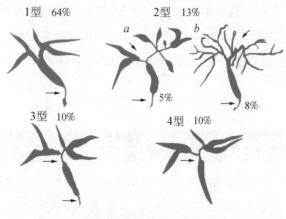

图 4-1-1　根据胆管造影表现进行的 IgG4-SC 分类

与 PSC 的"剪树枝"样外观相鉴别。3 型 IgG4-SC 以肝门部肝损伤和下胆道狭窄为特征。4 型 IgG4-SC 表现为胆道狭窄只在肝门部肝损伤部位。3 型和 4 型 IgG4-SC 应与胆管癌相鉴别。2015 年一项研究报道各型 IgG4-SC 的发生率为 1 型 64%，2a 型 5%，2b 型 8%，3 型 10%，4 型 10%。一些 2 型病例可通过内镜逆行胆管造影(ER-CP)的发现与 PSC 鉴别，但不能与胆管癌鉴别，后者表现为弥漫性和侵袭性发展。表现为局部狭窄的 3 型和 4 型应使用胆道活检及胆道内超声显像(IDUS)与胆管癌仔细鉴别。肝内部肝损伤伴胆管狭窄的 IgG4-SC 病例有时与 IgG4-相关炎症性肝脏假瘤相关。

IgG4-SC 也根据与 AIP 有无关联进行分类。IgG4-SC 经常与 AIP 相关。当 IgG4-SC 与 AIP 无关联时，称为"孤立的 IgG4-SC"。

日本多中心研究报道，在 344 例 IgG4-SC 病例中，只有 15 例(4.4%)不伴 AIP，其中 2/246 例 1 型 IgG4-SC(0.8%)；5/56 例 2 型 IgG4-SC(8.9%)；8/42 例 3 型和 4 型 IgG4-SC(19%)。3 型和 4 型 IgG-SC 与 AIP 相关性的频率较低。孤立型 IgG4-SC 很难与胆管癌鉴别。有报道 5 例孤立性 1 型 IgG4-SC 中 3 例因疑为胆管癌进行外科切除手术，另 2 例正确诊断为 1 型 IgG4-SC。因此，基于血清 IgG4 高水平和胆管壁弥漫增厚的孤立性 1 型 IgG4-SC 患者无需进行外科切除。

将 1 型疾病纳入 IgG4-SC 类别是有争议的。原因如下：①下胆管狭窄是由于 AIP 压迫引起。这是基于在某些仅累及胰体和胰尾的局灶性 AIP 中未发现 1 型 IgG4-SC。②流行病学调查中当 1 型 IgG4-SC 归属于 IgG4-SC 类别时 IgG4-SC 的发生率增加。③在国际公认的诊断标准中，IgG4-SC 伴有胰外狭窄者被视为额外器官受累，有助于 AIP 的诊断。

相反，也有研究认为 1 型 IgG4-SC 应该作为 IgG4-SC 的一个类别，原因有：①从手术切除的标本中胆管壁的病理检查显示出丰富的 IgG4 阳性浆细胞的浸润，轮幅状纤维化和阻塞性静脉炎是其 IgG4-SC 炎症的特点。②从胰内到胰外胆道观察到胆管壁持续增厚。③已经有报道孤立性 1 型 IgG4-SC 不伴有 AIP 的报道。

事实上，很难确定导致胆管壁增厚的主要因素是胆道炎症还是 AIP 的压迫。大多数 IgG4-SC 伴 AIP 患者表现为因胆管壁本身增厚以及胰腺炎症和水肿引起的下胆道狭窄。

SC 中 IgG4-SC 的定位是什么

SC 根据疾病概念和临床特点分为 PSC、IgG4-SC 或继发性 SC。PSC 是一种肝内和肝外胆管纤维性狭窄引起的特发性、进行性和慢性肝内胆汁淤积，对糖皮质激素治疗无反应。而 IgG4-SC 对糖皮质激素治疗有反应。PSC 不同于继发性 SC，后者应对病因进行治疗。

评论：SC根据疾病概念和临床特征分为PSC、IgG4-SC或继发性SC。PSC是由肝内和肝外胆管纤维狭窄引起的一种特发性、进行性的慢性肝内胆汁淤积，正确诊断PSC必须排除IgG4-SC和继发性SC。IgG4-SC和PSC显示出相似的胆管图像，尽管其疾病概念、病理生理学、治疗方法及预后不同；因此，区分这2种疾病是非常重要的。

有报道年龄60岁以上的IgG4-SC患者通常伴随血清IgG4水平增加，而在PSC患者中可以清楚地观察到年龄分布有2个峰值，并有约10%血清IgG4水平增加。　PSC可并发炎症性肠病如溃疡性结肠炎。炎症性肠病在PSC患者的流行率在西方国家高达60%~80%，日本达34%。相反，IgG4-SC常伴有AIP、硬化性唾液腺炎和腹膜后纤维化，但不是炎症性肠病。

PSC的病理特征包括纤维闭塞性胆管炎，即所谓的"洋葱皮损伤"，而IgG4-SC表现为门管区IgG4阳性浆细胞浸润。IgG4-SC对类固醇治疗有反应。相反，PSC对类固醇和免疫抑制剂无反应，目前，肝移植是其唯一有效的治疗方法。

有必要排除继发性SC的以下特点：具有明显的发病机制，包括感染、胆管癌，既往累及胆道的手术或创伤、胆总管结石与慢性胰腺炎、先天性胆道解剖缺陷、腐蚀性胆管炎、缺血性胆道狭窄、艾滋病（AIDS）相关胆管炎、动脉内化疗引起的胆道损伤。继发性SC应主要针对病因治疗。

IgG4-SC是否有特征性的组织学表现

肝内和肝外大胆管可观察到胆管壁跨壁的显著的淋巴浆细胞浸润和纤维化，导致胆管壁增厚。值得注意的是席纹状纤维化和闭塞性静脉炎是诊断IgG4-SC的重要组织学表现。

IgG4阳性细胞的增多是特征性的但不特异，因此，对IgG4-SC进行诊断需要根据组织学检查结果。

评论：IgG4-SC主要累及肝内和肝外大胆管，其特点是跨壁显著的淋巴浆细胞浸润和纤维化，导致导管壁增厚（图4-1-2A）。在PSC中炎症局限在上皮细胞，而IgG4-SC在上皮细胞没有观察到细胞损伤或炎症细胞浸润。与IgG4相关的其他器官疾病相似，嗜酸性粒细胞增多、浸润、席纹样纤维化（图4-1-2B）和（或）闭塞性静脉炎（图4-1-2C）是常见的，后两者被认为在诊断上特别重要。席纹状纤维化是一种不规则的螺旋状排列的胶原，并常见炎症细胞。闭塞性静脉炎是一种炎症性病变，具有累及和阻塞静脉腔的炎症细胞浸润和纤维化。IgG4-SC损伤不仅累及胆管壁，还累及胆周脂肪组织、周围神经和肝脏门脉区域。在IgG4-SC与AIP之间没有组织学差异。

大量IgG4阳性细胞浸润（图4-1-2D）是IgG4-SC特征性的但不是特异性的改变，在PSC中，也可识别许多IgG4阳性细胞，尤其是在发炎的大胆管内，伴有明显的炎症细胞浸润。在一项122例PSC移植切除肝的研究中，在15.6%的患者中观察到每高倍视野（HPF）>50个IgG4阳性细胞。然而，与IgG4-SC相反，在PSC的门脉周围IgG4阳性细胞是罕见的。胆管癌也可能出现大量IgG4阳性细胞，在54个切除标本中，9%的标本中发现有每HPF>50个IgG4阳性细胞。因此，IgG4-SC的诊断很难仅基于IgG4免疫染色和组织学检查结果确定，必须进行彻底评估。

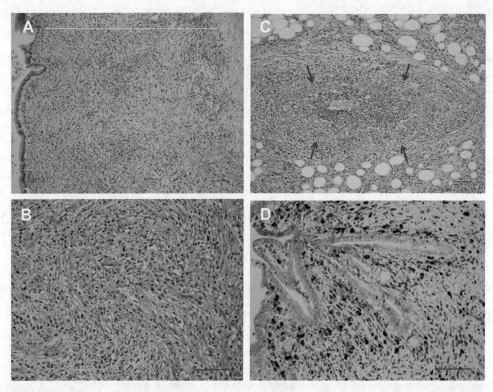

图 4-1-2　IgG4 的组织病理表现

(A)IgG4-SC胆道跨膜炎症细胞浸润和纤维化的组织学表现(100μm)；(B) IgG4-SC胆道席纹状纤维化的组织学表现(100μm)(箭头)；(C) IgG4-SC胆道闭塞性静脉炎的组织学表现(100μm)；(D)IgG4-SC胆道大量IgG4阳性细胞浸润的组织学表现(100μm)。

根据2012年IgG4-SC的临床诊断标准,可根据以下4条中满足3条即可明确诊断:①显著的淋巴浆细胞浸润及肝纤维化;②每HPF >10个IgG4阳性浆细胞;③席纹状纤维化;④闭塞性静脉炎。每个HPF的IgG4阳性细胞数超过10个的截断值为可能IgG4-SC的活检基础的诊断标准。相反,IgG4-SC病理学的共识意见为切除标本中每高倍视野>50个IgG4阳性细胞及活检样本中>10个HPF以及满足IgG4/IgG阳性细胞比率>40%的要求,且病变在组织学上具有以下3种情况中的2种时高度提示IgG4相关疾病:①显著的淋巴浆细胞浸润;②席纹状纤维化;③闭塞性静脉炎。然而,也有的IgG4-SC病例达不到IgG4/IgG阳性细胞比率>40%。

IgG4-SC 与肝脏炎性假瘤有关系吗

IgG4-SC有时表现为肿块形成性胆管炎,尤其是肝门胆管周围。这些病例被称为肝脏炎性假瘤。肿块包括胆管周围结缔组织增生,肝实质组织受累不常见。

评论:一些IgG4-SC患者出现肝门肿块,其影像学特征类似于肝门胆管癌。这种病例称为IgG4相关肝脏炎性假瘤。然而,肝脏炎性假瘤本质上是异质性的,而且并不总是与IgG4相关。它们基于组织学检查结果分为淋巴浆细胞型和纤维炎症类型,前者对应于IgG4相关疾病。淋巴浆细胞型假瘤通常发生在肝门胆

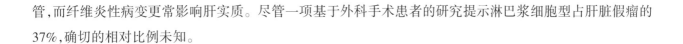

管,而纤维炎性病变更常影响肝实质。尽管一项基于外科手术患者的研究提示淋巴浆细胞型占肝脏假瘤的37%,确切的相对比例未知。

IgG4-SC的病因是什么

虽然确切的病因尚不清楚,但自身免疫是IgG4-SC最可能的病因。

评论:已经提出的几个假设中自身免疫理论是目前认为最有可能的IgG4-SC的潜在致病机制,支持依据有IgG4-SC患者偶可检测到自身抗体,已知AIP疾病易感的HLA单倍型,以及对皮质类固醇有良好的反应。此外,对新生小鼠注射从AIP患者分离的IgG显示可诱发胰腺损伤,提示IgG的潜在致病作用。一个意大利研究小组提出幽门螺杆菌感染引起免疫反应导致对幽门螺杆菌抗纤溶酶原结合蛋白抗体的产生,这些抗体可通过分子模拟成为抗胰腺腺泡的自身抗体。然而,另一项研究无法验证这些发现。其他潜在致病模型包括过敏、副肿瘤综合征和免疫复合物沉积。

IgG4-SC的流行病学是什么

在日本,根据流行病学AIP的研究估计IgG4-SC患者的数量大约在2500例。

评论:到目前为止,没有关于IgG4-SC的流行病学研究报道。关于AIP,另一项IgG4相关疾病,2011年的一项流行病学研究估计流行率和发病率分别为4.6/10万和1.4/10万。由于IgG4-SC作为一种在39%的AIP患者存在的共病,AIP患者中IgG4-SC的患病率和发生率推断分别为1.8/10万和0.5/10万。

根据日本2015年全国性调查,约10%的IgG4-SC患者未被诊断为伴有AIP。总的来说,IgG4-SC的总患病率估计为每10万人口2.0,即IgG4-SC计算为2500例。

IgG4-SC的病例系列已在美国、英国和日本报道。IgG4-SC是一种男性为主的疾病,男性患者占80%。所有报告都同意发生IgG4-SC的最高风险年龄,提示诊断时的平均年龄或中位年龄为60~70岁。在日本的病例系列中,诊断年龄为23.0~88.5岁,没有儿童或青少年患者的报道,这与PSC患者不同。在美国的报告中黄疸是最常见的症状,在70%以上的患者中观察到。日本的研究发现,黄疸也是最多见的症状,但只在35%的患者中观察到;值得注意的是28%的患者在诊断时无明显症状。AIP在所有病例系列中是90%的IgG4-SC患者的共病。

IgG4-SC的预后是否良好

结果可能是非常好的,如使用皮质类固醇对大多数IgG4-SC患者有效。然而,长期效果尚不清楚,仍需要进一步研究。

评论:在美国、英国和日本对IgG4-SC患者的样本量、随访期、皮质类固醇治疗及预后的回顾性队列调查结果显示,在英国组5.2%、美国组7.5%的患者进展为肝硬化。在美国队列中因肝脏或胆管问题导致的死亡只有1例、肝衰竭与胆管癌2例;英国队列中1例涉及肝移植。在日本,只记载有4例(2例胆管癌和2例肝功能衰竭),占0.8%,低于美国和英国。大多数IgG4-SC患者接受糖皮质激素治疗可以避免肝脏或胆道疾病的死亡率和肝移植,预后良好。然而随访时间可能还不足以提供结论性意见,这些病例系列中可能存在与回顾性研究相关的潜在偏差。因此长期结果仍不清楚,需要进一步研究。

在英国的报告中,与匹配的国家统计相比全因死亡风险增加(OR=2.07,CI=1.07~3.55,P=0.02)。但与癌症相关的死亡率没有增加(发病率1.95%,CI=0.6~4.51,P=0.17);IgG4-SC患者的死亡率是否增加(如有其影响因素)仍有待阐明。

IgG4-SC是否与胆管癌的发生有关

IgG4-SC不被认为是胆管癌的危险因素,因为在随访期间很少发生胆管癌。

评论:在病理学上很难区分与IgG4相关的胆管癌和从IgG4-SC发生的胆管癌。32%~43%的胆管癌患者表现出癌巢内及周围每HPF>10个IgG4阳性浆细胞。3例IgG4-SC合并胆管癌的患者被报道;两名患者同时被诊断,一名患者在IgG4-SC治疗的随访期间诊断为胆管癌。Hirano等报道113例IgG4相关疾病中有14例恶性肿瘤患者。然而,胆管癌只发生在一名诊断为IgG4相关疾病(AIP)1.7年后的患者。Shiokawa等也报告在108例AIP患者中,仅1例患者在诊断后随访期间5.6年发生胆管癌。在同一时期有15名患者发生恶性疾病。回顾日本527例IgG4-SC患者的队列研究显示,4例患者发生胆管癌;2例患者在诊断IgG4-SC同时诊断为胆管癌,另2例在诊断IgG4-SC的4个月和4年后发现胆管癌。

IgG4-SC发生胆管癌被认为是一种罕见的并发症。然而,评估胆管癌的风险需要更长时间的队列研究,因为IgG4-SC对临床医生来说是一个相对较新的概念。

当看到胆管壁增厚伴弥漫性或节段性狭窄和(或)血清IgG4水平增高时怀疑IgG4-SC。IgG4-SC的诊断基于2012年IgG4-SC的临床诊断标准。当伴有AIP或其他IgG4相关疾病时,可直接诊断。如果不与这些疾病相关或相关性不明确时,由于难以通过胆管活检获得足够的样本来诊断IgG4-SC,因此鉴别诊断比较困难。IgG4-SC胆管造影与PSC和胆管癌相似。1型IgG4-SC只在下胆道(胰内胆管)产生狭窄,因此应与胰腺癌和胆管癌鉴别。2型IgG4-SC中狭窄广泛分布于肝内和肝外胆管,应与PSC鉴别。3型IgG4-SC以肝门病变及下胆道狭窄为特征。4型IgG4-SC表现为胆道狭窄仅在肝门部损伤处。3型及4型IgG4-SC胆管造影表现应与胆管癌相鉴别(图4-1-3)。

在诊断1型IgG4-SC时,如检测到胰头肿块应在内镜超声引导下细针抽吸(EUS-FNA)活检排除胰腺癌。胆管癌应通过ERCP引导下的胆管活检排除。当胆管内超声(IDUS)和(或)Vater壶腹活组织检查发现特征性IgG4-SC表现时,建议试用激素治疗。如果这些检测没有特征性发现,或激素试验无效,可选择重新评估或外科手术。外科手术只有在检测到恶性细胞或经仔细重新评估后恶性疾病不能除外时才考虑进行(图4-1-4)。

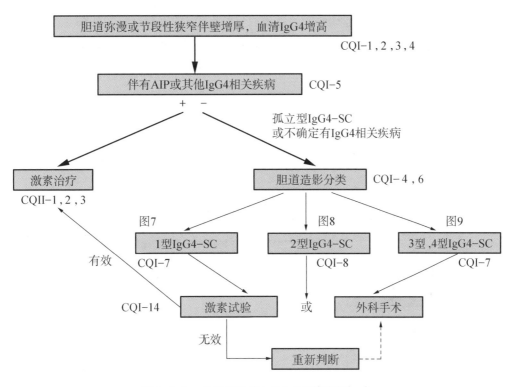

图4-1-3　诊断和治疗IgG4-SC的流程(一)

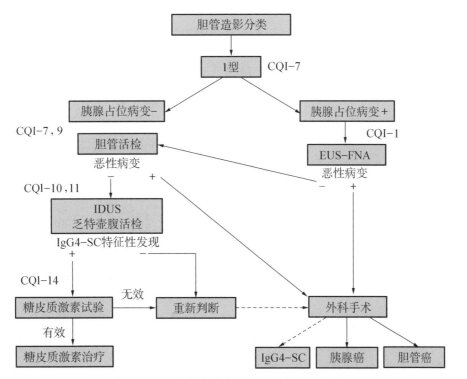

图4-1-4　诊断和治疗IgG4-SC的流程(二)

胆管造影分类为1型。

EUS-FNA：内镜超声引导下细针抽吸；IUDS：胆管内超声检查。

在诊断2型IgG4-SC时,当获得特征性的胆管造影时,建议进行类固醇试验。如果在没有特征性胆管造影表现而联合IDUS、经口胆道镜(POCS)、胆道活组织检查和Vater壶腹活组织检查发现了IgG4-SC的特征性表现,也建议糖皮质激素治疗。如果这些检查没有特征性发现或类固醇试验无效,应考虑其他硬化性胆管炎或胆管癌(图4-1-5)。

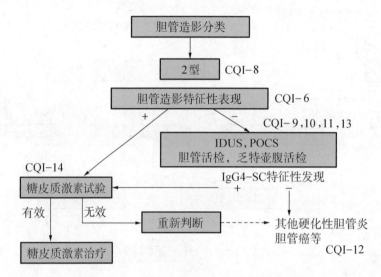

图4-1-5　诊断和治疗 IgG4-SC 的流程(三)

胆管造影分类为2型。

IDUS:胆管内超声;POCS:经口胆道镜检查。

在诊断3型和4型IgG4-SC中,应在ERCP下通过胆管活检排除胆管癌。如果未检测到恶性细胞,并且IDUS、POCS和(或)Vater壶腹活组织检查发现了IgG4-SC的特征性表现,建议糖皮质激素治疗。如果这些检查没有特征性发现,或糖皮质激素试验无效,可选择重新评估或外科手术。外科手术只有在检测到恶性细胞或经仔细重新评估后恶性疾病不能除外时才考虑进行(图4-1-6)。

影像学反映了特征性的病理表现(图4-1-7),如黏膜下炎症,上皮细胞改变小,胆管造影中胆管壁无狭窄性弥漫性增厚。此外,这些发现在使用类固醇后得到显著改善。

应评估2个方面:狭窄的分布和特征以及壁厚程度。

(1)狭窄的分布及特征　在局限性狭窄中,ERCP下进行活组织检查和细胞学检查以排除恶性疾病是必要的。弥漫性狭窄中评估胆管造影差别是必要的。

(2)胆管壁厚程度　IgG4-SC的特征性发现是弥漫性壁增厚、狭窄或非狭窄病变中上皮保留完好。

IgG4-SC的治疗见图4-1-8。建议患者口服每日0.6 mg/kg泼尼龙作为初始缓解诱导治疗,然后在2~3个月内逐渐减量至维持剂量5mg/d,维持剂量应至少持续3年。

影像学和血清学检查改善的患者可以停止类固醇治疗。停止治疗后,患者应随访是否复发。

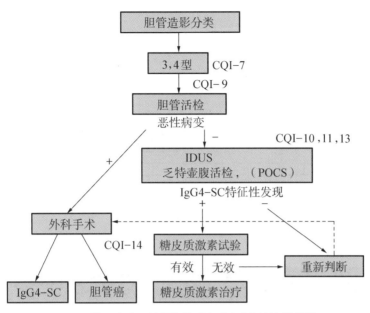

图 4-1-6　诊断和治疗 IgG4-SC 的流程（四）

胆管造影分类为 3、4 型。

IDUS：胆管内超声检查；POCS：经口胆道镜。

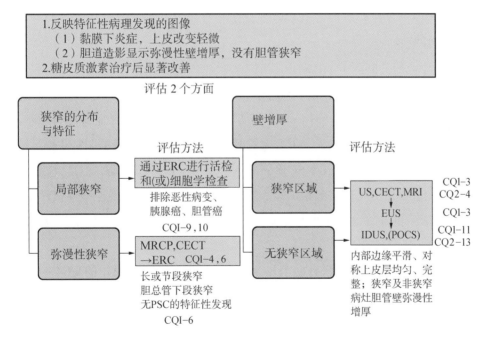

图 4-1-7　影像学提示 IgG4-SC 的表现

ERCP：十二指肠镜逆行胰胆管造影；CECT：增强 CT；MRCP：磁共振胰胆管造影；EUS：超声内镜；US：超声检查；IDUS：胆管内超声；

POCS：经口胆管镜；MRI：磁共振成像。

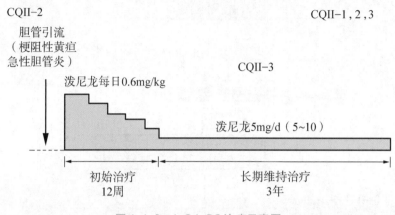

图 4-1-8　IgG4-SC治疗示意图

CQI-1　如何诊断IgG4-SC

我们建议IgG4-SC的诊断应基于以下4个标准:特征性胆道成像发现,血清IgG4水平升高,共存胆道外的IgG4相关疾病,特征性组织病理学特征(推荐1,C级)。

在专门机构中能进行详细的内镜胆道活检和超声内镜引导下细针抽吸(EUS-FNA)检查。我们建议评估类固醇治疗有效作为检查恶性肿瘤阴性后理想的额外确定IgG4-SC的诊断标准(推荐2,D级)。

评论:由于IgG4-SC表现出各种类似PSC、胰腺癌以及胆管癌的胆道造影特征,从这3种进行性或恶性疾病中鉴别IgG4-SC是非常重要的。

已经提出了两套IgG4-SC的诊断标准。HISORt(组织学、影像学、血清学、其他器官受累和对糖皮质激素治疗的反应)。标准最初是为AIP制定的,并适用于IgG4-SC。2012年,由一个日本团体提出第二套IgG4-SC诊断标准(表4-1-1),主要依据有以下4项:①特征性胆道影像学表现;②血清IgG4水平升高;③共存胆道外IgG4相关的疾病;④组织病理学特征。事实上有时难以从IgG4-SC患者的胆管获得足够的活检标本,糖皮质激素治疗的有效性是用于明确IgG4-SC诊断的一个可选附加诊断标准。但是,应努力收集足够的组织样本用于诊断,避免轻易使用糖皮质激素试验。糖皮质激素治疗的有效性应该谨慎评估,因为有些恶性病变在给予糖皮质激素后可改善。如果糖皮质激素治疗后不能临床除外肿瘤性病变,应重新评估以排除恶性胆胰疾病。

IgG4-SC经常与AIP相关,并且这种关联有助于IgG4-SC的诊断。然而,无AIP的IgG4-SC的准确诊断尤其困难。IgG4-SC偶尔与其他系统性IgG4相关疾病有关,包括IgG4相关的泪囊炎或涎腺炎、IgG4相关腹膜后纤维化,以及IgG4相关肾脏疾病。这些相关疾病也有助于IgG4-SC的诊断。与PSC相反,炎症性肠病在临床上很少在IgG4-SC患者观察到。

应该注意的是,血清IgG4水平升高在特应性皮炎、天疱疮和哮喘等情况下也可观察到;尤其是血清IgG4水平在PSC和一些恶性胆管胰腺疾病(如胰腺癌和胆管癌)中升高。

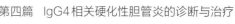

表4-1-1　诊断IgG4-相关硬化性胆管炎的临床诊断的标准

1. 诊断项目

（1）胆道图像显示弥漫或节段性肝内和（或）肝外胆管狭窄伴有胆管壁增厚

（2）血液学检查显示血清IgG4浓度增高(≥135mg/dL)

（3）共存自身免疫性胰腺炎,IgG4相关泪囊炎/涎腺炎,或IgG4相关腹膜后纤维化

（4）组织病理学检查显示:

　　a. 显著淋巴细胞和浆细胞浸润及纤维化

　　b. IgG4阳性浆细胞浸润:>10个IgG4阳性浆细胞/HPF

　　c. 席纹状纤维化

　　d. 闭塞性静脉炎

选项:糖皮质激素治疗有效

可应用专用设备详细检查如内镜下胆道活检及内镜下超声引导下细针抽吸活检(EUS-FNA),排除胰腺胆道肿瘤后可用于诊断其糖皮质激素治疗的效果

2. 诊断

明确诊断	(1)+(3)
	(1)+(2)+(4)a,b
	(4)a,b,c
	(4)a,b,d
可能诊断	(1)+(2)+选项
疑似诊断	(1)+(2)

IgG4-SC伴肝门病变及胆管狭窄必须与肝门部胆管癌相鉴别。在这些情况下,内镜手术如内镜超声检查(EUS)、IDUS、细胞学检查和(或)胆管活组织检查有助于正确诊断。

CQI-2 诊断IgG4-SC是否推荐检查血清IgG4水平

建议检查血清IgG4水平用于诊断IgG4-SC(推荐1,C级)。

建议检查患者的血清IgG4水平用于胆管癌的鉴别诊断(推荐2,D级)。

建议检查患者的血清IgG4水平用于PSC的鉴别诊断(推荐2,D级)。

评论:血清IgG4水平升高见于90%的IgG4-SC病例,而有10%的病例血清IgG4水平不升高。并且血清IgG4水平的升高可见于8%~14%的胆管癌病例。IgG4-SC不能仅根据血清IgG4水平升高进行诊断(敏感性为64%~90%,特异性为87%~93%)。截断值≥206mg/dL可用于3型和4型IgG4-SC以与胆管癌区分。因为已知3型和4型IgG4-SC与胆管癌相似。

血清IgG4水平升高也见于9%~22%的PSC病例。据报道截断值≥117mg/dL的灵敏度为92%,特异度88%;截断值≥140mg/dL,敏感度为90%,特异度为85%;截断值≥280mg/dL,其灵敏度为70%,特异度为98%。最佳截断值报告为250mg/dL,灵敏度为67%~89%,特异性为95%。

大多数IgG4-SC患者血清IgG4水平升高,有助于诊断IgG4-SC。然而,血清IgG4水平的升高对IgG4-

SC的诊断无特异性,只是基于检测血清IgG4水平不能排除胆管癌及PSC。

CQI-3 是否建议使用超声检查(包括EUS)诊断IgG4-SC

我们建议超声诊断IgG4-SC(推荐2,D级)。

我们建议EUS与胆管癌进行鉴别诊断(推荐2,D级)。

评论:只有少数报道描述了IgG4-SC的超声检查发现。在IgG4-SC的疾病概念提出后,Kamisawa等报道观察到60%的AIP患者胆管和胆囊壁增厚。Koyam等报道37.8%AIP患者超声检查有胆管和胆囊壁增厚的特征(图4-1-9)。特征性壁增厚报告为层状结构或胆壁低回声增厚。Koyama等根据超声图像胆管壁增厚表现将患者分为两组:①三层型,超声检查可见明显的壁增厚,表现为胆管壁高-低-高回声;②实质回声型,包括增厚的占据整个胆管管腔的壁,胆管内出现实质回声。他们同时也报道了胆管狭窄在糖皮质激素治疗后的快速改善,但胆管和胆囊壁增厚改善延迟。

超声检查可检测到从肝内至肝外胆管壁增厚,但无法检测胰腺内胆管壁增厚。仅使用超声波检查很难区分IgG4-SC与PSC或胆管癌。Nakamura等报道PSC特征性的超声检查结果包括均匀的高-低-高回声胆管壁增厚,严重者胆管壁增厚,管腔变得模糊,这些结果与IgG4-SC的结果相似(图4-1-10)。因此,两者的鉴别诊断是困难的。Du等报告了超声测定的结果21例IgG4-SC患者中有3例(14.3%)出现壁增厚,7例有占位病变(33%),18例有扩张(85.7%)。相比之下,超声检查194例胆管癌患者中有11例(5.7%)出现壁增厚,占位性病变70例(36.1%)和扩张137例(70.6%)。IgG4-SC与胆管癌之间无显著差异。有个案报告,超声检查在肝脏中检测到一个低回声肿瘤,根据切除标本的检查病理诊断为IgG4-SC。很难做到仅使用超声诊断IgG4-SC。

超声检查是一种有用的检查IgG4-SC患者的胆管增厚手段。此外,超声检查可以发现伴AIP患者的胰

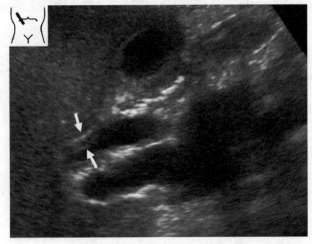

图4-1-9 IgG4-SC的超声图像

超声检查显示肝外胆管壁显著增厚(箭头)。

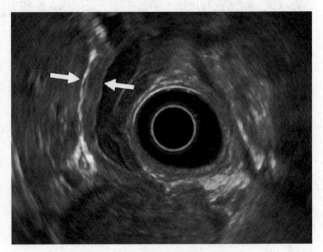

图4-1-10 IgG4-SC的EUS显像

EUS显示均匀的高-低-高胆管壁增厚回声(箭头)。

腺肿胀。超声检查是非侵入性的,建议用于IgG4-SC诊断。

很少有报道描述IgG4-SC的EUS结果。Du等报告了EUS发现18例IgG4患者中,壁增厚IgG4-SC17例(94.4%),占位性病变1例(5.6%),扩张10例(55.6%)。EUS显示10例胆管癌患者中仅有3例(30%)出现壁增厚,占位性病变8例(80%)和扩张5例(50%)。IgG4-SC与胆管癌有显著的差异。Du等观察到IgG4-SC病例管壁增厚比胆管癌更常见,占位性病变在胆管癌中明显多于IgG4-SC。他们认为EUS是一种有效诊断IgG4-SC和胆管癌的影像学工具。

Naitoh等报告通过超声、计算机断层扫描(CT)、EUS和IDUS检测到的管壁增厚包括环形-对称性增厚,内外边缘平滑,以及在胆管狭窄区域内部回声均匀。有时候,胆管壁增厚不伴明显狭窄,胆囊壁也可增厚。由于EUS可以检测到IgG4-SC的特征性发现有助于胆管癌的鉴别诊断。因此被建议用于与胆管癌的鉴别诊断。

CQI-4 CT和磁共振成像(MRI)是否推荐用于IgG4-SC诊断

为了检测胆管扩张或狭窄,并获得胆道系统的完整图像,我们建议采用对比—增强CT(CE-CT)和MRI胰胆管造影(MRCP)成像(推荐2,D级)。

为鉴别PSC或胆管癌,我们建议CE-CT和MRI/MRCP(推荐2,D级)。

评论:CT和MRI能够客观地检测胆道异常,包括扩张或管壁增厚,并有助于识别胆管病变(图4-1-11)。此外,T₂加权像或MRCP可对患者进行无创成像并决定胆道狭窄的程度。因此,CT和MRI有助于提供帮助IgG4-SC诊断的线索(图4-1-12)。就鉴别其他胆道疾病而言,如PSC或特别是胆管癌,CT和MRI两者都有优点和局限性。在IgG4-SC中,胆道发生透壁炎症,上皮层保留几乎完好无损。相比之下,PSC主要累及管腔侧,包括上皮层,而胆管癌起源于上皮层并侵袭性生长。关于这些疾病的初始定位有几个不同之处,然而,通过CT或MRI显示这些差异还是困难的。迄今为止,IgG4-SC的特征性影像学表现包括:①沿长轴向心性胆管壁增厚;②内、外边缘平滑;③可见狭窄中开放的胆管及上端胆管轻度扩张;④胆管壁持续增厚,覆盖肝内外胆管。然而,这些发现的发生情况因报道而异。Kim等报道,MRCP可以检测到PSC的特征性发现,例如,多发肝内胆管狭窄或剪树枝外观,尽管MRCP的空间分辨率低于ERCP。此外,对于增厚的胆管壁详细评估,

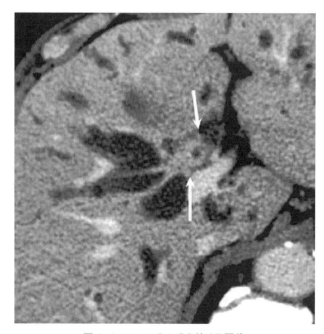

图4-1-11　IgG4-SC的CT图像

对比增强CT(延迟图像)显示肝门胆管壁同心样增厚(箭头)。

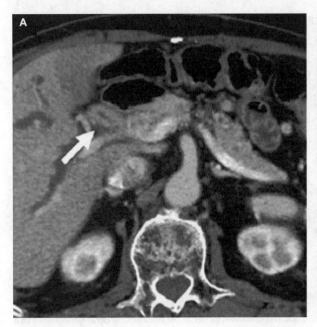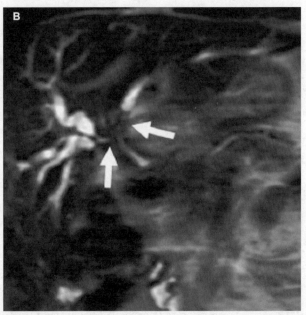

图 4-1-12　IgG4-SC 的 CT 及 MRCP 图像

(A)CT 中肝门胆管显著增厚(箭头);(B)MRCP 显示肝门胆管狭窄。

EUS 或 IDUS 提供比 MRCP 更多的信息。然而,考虑到非侵入性获取胆胰管的完整图像、评估胆管壁同心性增厚、上游胆管扩张的程度以及病变侵袭能力,对比—增强 CT 或 MRI 和 MRCP 与 ERCP 或 IDUS 相比更有助于诊断 IgG4-SC。此外,IgG4-SC 通常伴有导管外损伤,其存在有时有助于诊断。对于全身筛查 IgG4 相关病变,值得进行对比增强 CT 检查。此外,增加了高对比度分辨 MRI(脂肪抑制 T_1 加权或弥散加权图像)或 MRCP,可提供完整的胰导管图像,有时可显示在增强 CT 扫描中不明显的胰腺病变(如 AIP)。CT 和 MRI/MRCP 是普通人群相对熟知和普遍应用的诊断方法,适用于所有患者。因此,当临床怀疑 IgG4-SC,使用 CT 增强扫描系统性筛查和使用 MRI 和 MRCP 详细评估胆管与胰腺有助于诊断。尽管胆道成像的方案和质量已经标准化,重复 CT 检查有辐射暴露之忧。

CQI-5　其他相关疾病对诊断 IgG4-SC 有帮助吗

AIP 是最常与 IgG4-SC 相关的疾病,在大约 90% 的 IgG4-SC 患者中被识别。除 AIP 外,IgG4-SC 与泪囊炎、涎腺炎、腹膜后纤维化、肾病变,肺部病变,淋巴结病变,和血管损伤(主动脉和冠状动脉)相关。我们建议考虑这些 IgG4 相关病变(推荐 2,D 级)。

评论:尽管没有太多的报道分析大样本量的 IgG4-SC 患者,最常见的相关疾病是 AIP(87%~92%)。另外,IgG4-SC 也是最常见与 AIP 相关的疾病。下胆管狭窄在大约 80% 的 AIP 患者中观察到。在胰头病变的 AIP 中、常因胰腺炎或胰腺水肿而发生下胆管狭窄,因此,IgG4-SC 与 AIP 之间可能密切关联(图 4-1-13)。除 AIP 外,IgG4-SC 已知与泪囊炎(图 4-1-14)、涎腺炎、腹膜后纤维化(图 4-1-15),以及肾、肺、淋巴结和血

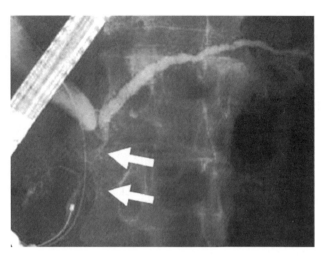

图 4-1-13　一位 AIP 患者的 ERCP 图像

损伤局限于胰头。胰头部主胰管狭窄（箭头），并可见下方胆管狭窄。

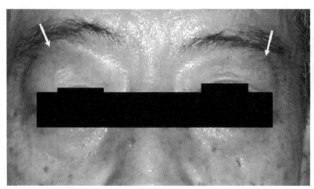

图 4-1-14　IgG4 相关泪囊炎

可见左右泪腺肿胀（右＞左）（箭头）。

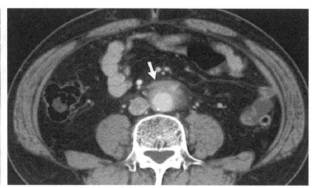

图 4-1-15　CT 图像显示 IgG4 相关腹膜后纤维化

可见腹主动脉周围软组织团块（箭头）。

管（主动脉和冠状动脉）病变相关。然而，炎症性肠病很少见。考虑到 IgG4-SC 是一种全身性 IgG4 相关疾病，所有视为 IgG4 相关疾病的病变可能都与 IgG4-SC 相关，即 IgG4-SC 相关疾病可发生在各种器官，包括中枢神经系统（垂体炎和肥厚性硬脑膜炎）、甲状腺、肝脏、胃肠道、前列腺、眼、皮肤和乳腺。

CQI-6 是否推荐用 ERCP 诊断 IgG4-SC

ERCP 显示肝内和（或）肝外胆管弥漫性或节段性狭窄（推荐 2，D 级）。

ERCP 有助于鉴别 IgG4-SC 和 PSC（推荐 2，D 级）。

评论：IgG4-SC 的胆道成像显示弥漫性或肝内和（或）肝外胆管的节段性狭窄。尽管 MRCP 提供了有用的信息，胆管狭窄应通过直接胆道造影（即 ERCP 或经皮穿刺经肝胆管造影术）进行评估。在临床实践中，推荐 ERCP 作为最有用的诊断 IgG4-SC 的成像方法。

IgG4-SC的特征性表现可根据胆道造影显示的狭窄区域和鉴别诊断分为4种类型,见图4-1-16。

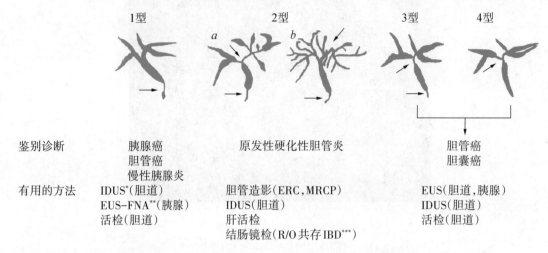

图 4-1-16　IgG4-SC 的胆管造影分类及鉴别诊断

*IDUS:胆道内超声造影;**EUS-FNA:内镜超声引导下细针抽吸;***IBD:炎症性肠病。

　　IgG4-SC胆道狭窄的主要原因是严重的淋巴浆细胞浸润较长的胆管区域,导致长的狭窄。相比之下,PSC胆管狭窄的主要原因是闭塞性纤维化导致短的胆管狭窄和丢失(图4-1-17)。IgG4-SC的胆道造影特点有助于IgG4-SC与PSC的鉴别诊断。显著的PSC的胆道造影发现,包括带状狭窄(1~2mm的短狭窄)(图4-1-18A),串珠状外观(图4-1-18B),剪树枝样外观(图4-1-19A)或憩室样突出(图4-1-19B)在IgG4-SC中很少观察到。相反,IgG4-SC的特征性胆管造影表现为下胆管狭窄(图4-1-20)和汇合性狭窄后扩张(图4-1-21)。当PSC唯一的胆道造影发现是剪树枝样外观时很难区分2b型IgG4-SC与AIP。当IgG4-SC与AIP相关时,胰腺造影显示主胰管狭窄,这是AIP的特征。

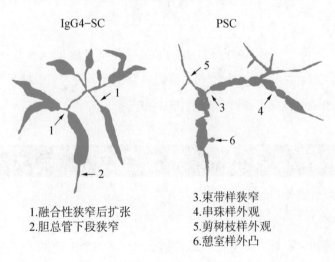

IgG4-SC　　　　　　　PSC

1.融合性狭窄后扩张
2.胆总管下段狭窄

3.束带样狭窄
4.串珠样外观
5.剪树枝样外观
6.憩室样外凸

图 4-1-17　PSC 及 IgG4 胆管造影表现比较示意图

　　伴有局限性胆管狭窄的IgG4-SC必须与胆管癌相鉴别。胆道造影不能用来区分肝门3型或4型IgG4-SC和肝门部胆管癌(图4-1-22)。有助于鉴别3型和4型IgG4-SC以及胆管癌诊断的方法是内镜检查方式如EUS、IDUS和胆管细胞学和(或)活组织检查。1型IgG4-SC必须与下胆道癌和胰腺癌相鉴别。诊断与AIP相关的IgG4-SC在以下情况下相对容易:内镜逆行胰胆管造影显示主胰管狭窄为AIP的特征,但很难与孤立性IgG4-SC及下胆管癌进行鉴别。

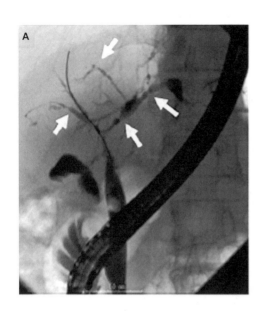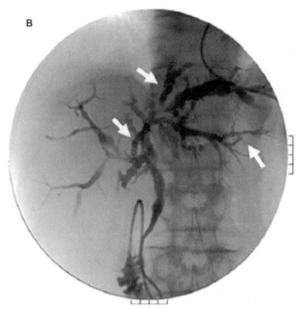

图 4-1-18　PSC胆管显像

（A）带状狭窄及；（B）串珠样外观（箭头）。

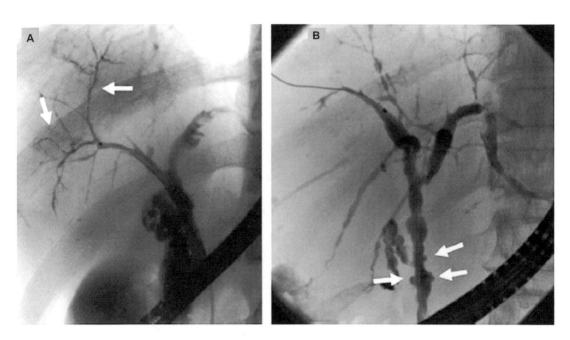

图 4-1-19　PSC胆管造影

（A）剪树枝样外观；（B）憩室样突出（箭头）。

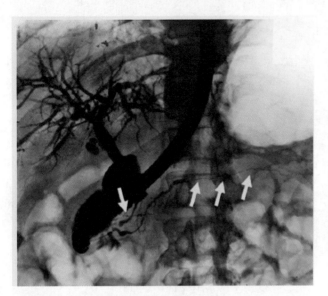

图 4-1-20　胰胆管造影

显示 1 型 IgG4-SC 下胆管狭窄和主胰管不规则狭窄（箭头）。

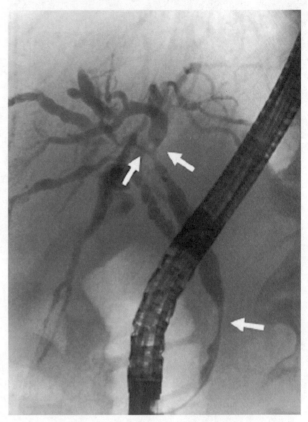

图 4-1-22　3 型 IgG4-SC 胆管造影

显示肝门部及下胆管狭窄（箭头）。

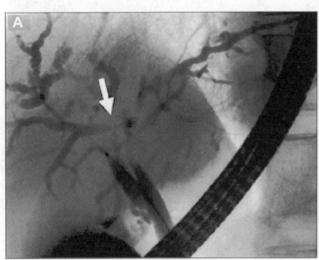

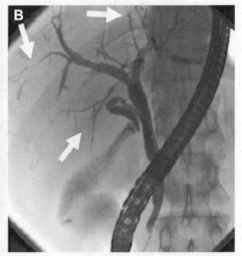

图 4-1-21　2 型 IgG4-SC 胆管造影

（A）2a 型 IgG4-SC 胆管造影显示融合型胆道狭窄后扩张（箭头）；（B）2b 型 IgG4-SC 在融合型胆道狭窄后无扩张（箭头）。

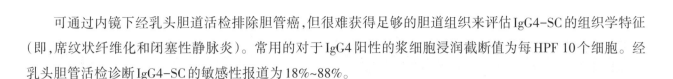

可通过内镜下经乳头胆道活检排除胆管癌，但很难获得足够的胆道组织来评估IgG4-SC的组织学特征（即，席纹状纤维化和闭塞性静脉炎）。常用的对于IgG4阳性的浆细胞浸润截断值为每HPF 10个细胞。经乳头胆管活检诊断IgG4-SC的敏感性报道为18%~88%。

CQI-7　如何将IgG4-SC与胆管癌进行鉴别诊断

我们建议测定血清IgG4水平、伴随疾病、胆管造影、胆管壁对比增强CT或IDUS的结果，黏膜POCS发现、活检或刷检细胞学病理检查结果鉴别胆管癌及IgG4-SC（推荐1，D级）。

评论：IgG4-SC的鉴别诊断通常很困难。涉及1型、3型和4型疾病的病例很难与胆管癌区分。经内镜逆行胰胆管造影（ERCP）的胆管造影诊断IgG4-SC的敏感性和特异性为45%和88%。用ERCP联合CT和MRI的灵敏度为70%~90%，特异性为73%~87%。然而，胆管造影因几点特征性发现对IgG4-SC与PSC的鉴别诊断至关重要。一些胆管癌表现为类似IgG4-SC的高血清IgG4水平；IgG4水平测定对诊断IgG4的敏感性和特异性分别为64%~100%和81%~88%，截断值为140mg/dL。更高的截断值为560mg/dL的水平（正常上限的4倍）提供更可靠的IgG4-PSC与胆管癌断鉴别诊断，敏感性为17%，特异性为99%。

IgG4-SC常伴有IgG4相关疾病AIP，因此伴随IgG4相关疾病提示IgG4-SC的可能性，需要对全身进行筛查。

对比-增强CT有助于IgG4-SC的鉴别诊断。动脉期胆管壁内腔及外层均匀强化是IgG4-SC的特征。相比之下，在涉及胆管癌的病例中，如胆管增强为双层，内腔及外层平滑也是IgG4-SC的特征。对比-增强CT的其他优点是能够检测到胆管外肿瘤浸润和转移性病变。

IDUS结合ERCP有助于鉴别诊断。非狭窄区域的管壁增厚是IgG4-SC的特征，灵敏度为95%~100%，特异度为91%，准确性为94%，非狭窄区壁厚度的截断值为0.8mm。POCS发现胆管中扭曲和扩张的动脉是IgG4-SC的特征，而在一例胆管癌中也发现部分扩张的动脉。

建议活检进行鉴别诊断，但检测恶性肿瘤的敏感性较低（55%~72%）。此外，IgG4-SC病例活检标本的IgG4染色也显示出较低的敏感性（18%~52%）。增加乳头部位活检标本的IgG4染色阳性率提高到72%。然而，乳头活检被认为是一种补充的方法，不应单独进行。在狭窄处同时进行细胞学刷检及胆汁细胞学检查有利于提高胆管活检的诊断价值。

胆汁液IgG4水平升高的报道见于IgG4-SC但非PSC和胆管癌，截断值为113mg/dL时的敏感性和特异性值为100%。监测胆汁IgG4水平可能有助于鉴别诊断。

大多数关于IgG4-SC和胆管癌的鉴别诊断的报告样本量小，证据级别不高。对这些报告的回顾提示应使用多种方法将IgG4-SC与胆管癌区分开来，因为诊断单凭每种方法本身的效能是不够的。

CQI-8 什么是鉴别IgG4-SC和PSC的有用的发现

建议考虑发病年龄、血清IgG4水平、并存疾病、胆树影像学表现、肝脏组织学、对类固醇治疗的反应性和临床进程,从PSC鉴别诊断IgG4-SC(推荐1,D级)。

评论:PSC是一种预后不良的慢性炎症性肝病,以肝内和肝外胆管进展性纤维化最终引起胆汁淤积性肝硬化和肝衰竭为特征。虽然PSC和IgG4-SC表现出相似的胆管造影表现,但是这些疾病随着病因学的建立变得可以区分。这些疾病的治疗策略和预后也各不相同,因此鉴别诊断非常重要。

PSC和IgG4-SC表现出与以下相关的临床差异:①发病年龄;②血清IgG4水平;③并存疾病;④胆管树的影像学表现;⑤肝脏组织学;⑥对糖皮质激素治疗的反应性;⑦临床过程(表4-1-2)。

表4-1-2　IgG4-SC与PSC的鉴别特点

绝对指征	IgG4-相关硬化性胆管炎(IgG4-SC)	原发性硬化性胆管炎(PSC)
发病年龄	老年	两个峰(老年人及年轻人)
血清IgG4水平	上升	不上升
共存疾病	IgG4相关疾病	炎症性肠病
胆树图像	长狭窄;胆道下端狭窄	短狭窄;串珠样外观
胆管壁炎症部位	全层炎症,上皮损伤少	腔表面严重炎症,严重上皮损伤
肝组织学	大量IgG4阳性浆细胞浸润	胆管周围葱皮样纤维化
治疗	皮质激素	熊去氧胆酸,肝移植
临床病程	好	进行性加重

IgG4-SC主要影响60岁以上老年患者,而PSC患者的年龄分布有2个高峰,一个高峰是较年轻的患者(20~30岁);另一高峰是更老年的患者多。

血清IgG4水平在IgG4-SC而不是PSC中升高,但日本的一项多中心调查显示当采用135mg/dL的截断值时对IgG4-SC的诊断灵敏度为89.9%。随后的一项全国性调查显示,血清IgG4水平在83.9%的IgG4-SC病例中升高。相反,这两份报告中只有11.5%和12.9%的PSC患者血清IgG4水平较高。血清IgG4水平是鉴别IgG4-SC与PSC的可靠生物标志物。然而,IgG4-SC的诊断不应仅基于血清IgG4水平,因为在大约10%的PSC病例有假阳性结果。

PSC常伴有炎症性肠病如溃疡性结肠炎,在西方国家的患病率为60%~80%。日本2013年的调查报告显示,PSC患者中炎症性肠病占34%。然而,无论是否有炎症性肠病的症状,结直肠的内镜检查是必要的,因为炎症性肠病偶尔在确诊的PSC患者发现。相反,IgG4- SC与AIP以及其他IgG4相关疾病如涎腺炎和腹膜后纤维化的相关性很高,但很少与炎症性肠病相关。

PSC胆管树的典型影像学表现包括带状狭窄、串珠外观、剪树枝样外观和憩室样膨出。胆道造影的鉴别特征包括IgG4-SC的胆道狭窄比PSC长。IDUS发现反映胆管内皮损伤的不规则内缘及憩室样膨出在PSC中的出现更频繁。这与在IgG4-SC中经常观察到的内部低回声层均质增厚、三层结构不破坏的结果相反。PSC的典型POCS表现则包括瘢痕和假憩室多种病变。

PSC的重要肝组织学发现包括胆管周围洋葱皮样纤维化和纤维闭塞性胆管炎,尽管这些不只是特异性出现在PSC。对于IgG4-SC与PSC的鉴别诊断,纤维性胆管炎是PSC的可能发现,而门静脉区域大量IgG4阳性浆细胞浸润提示IgG4-SC。在药物治疗方面,IgG4-SC患者糖皮质激素能有效治疗,而大量证据表明没有令人满意的治疗PSC药物。尽管熊去氧胆酸广泛用于PSC患者,其临床效益尚不确定。高剂量熊去氧胆酸无有益效果。病程超过10年的PSC患者可因胆汁淤积性肝硬化引起肝衰竭,偶尔也会导致胆管癌而预后不良。因此,肝移植仍然是唯一肯定的治疗方法。

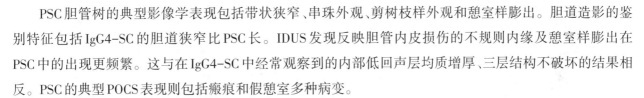

CQI-9 是否将胆管活检推荐用于IgG4-SC的诊断

建议进行胆道活检用于IgG4-SC的诊断(推荐2,级别D)。

建议进行胆道活检鉴别胆管癌(推荐2,级别D)。

评论:诊断IgG4-SC有必要进行胆道活检以与其他疾病鉴别,特别是胆管癌。然而,IgG4-SC的组织病理学特征为弥漫性从胆管黏膜层至浆膜层延伸的淋巴浆细胞浸润,席纹状纤维化,阻塞性静脉炎和嗜酸性粒细胞浸润,而胆管上皮的组织病理学通常是正常的。换言之,组织病理学上通过胆道活检明确IgG4-SC诊断需要收集含有胆管基质的标本。Ghazale等报告了16名IgG4-SC患者中有14名(88%)通过胆管活检获得病理诊断。而Kawakami等、Naitoh等以及Hirano等分别报告了29例患者中15例(52%),17例患者中3例(18%)和5名患者中的0名(0%)通过胆道活检诊断IgG4-SC,效果不好。通过胆管活检诊断IgG4-SC的能力不佳可能是因为内镜下的胆管标本通常都很小,使用活检钳采集导管基质标本具有挑战性。虽然使用采集的小标本可以更有效地进行IgG4免疫染色,但可能得不到令人满意的结果。

当我们观察到局限性狭窄时,必须排除胆管癌。请参阅CQI-7与胆管癌的鉴别诊断。

CQI-10 从乏特壶腹采集内镜活检样本对诊断IgG4-SC有用吗

内镜乏特壶腹活检标本的组织病理学IgG4免疫染色可作为IgG4-SC诊断的补充工具。建议在与胰头部受累特别是由AIP引起的壶腹部肿胀患者进行(推荐2,D级)。

评论:在乏特壶腹肿胀(图4-1-23A)患者补充内镜活检组织病理学IgG4免疫染色且有阳性浸润的组织病理学证据(即每HPF>10个IgG4阳性浆细胞)可能有助于IgG4-SC的诊断(图4-1-23B)。

壶腹肿胀、丰富IgG4阳性浆细胞浸润等特征被认为是与AIP相关胰头受累的指征而不是IgG4-SC的诊断。通过内镜活检诊断IgG4相关疾病的标准没有达成共识。此外,按照国际共识诊断标准中的建议内镜

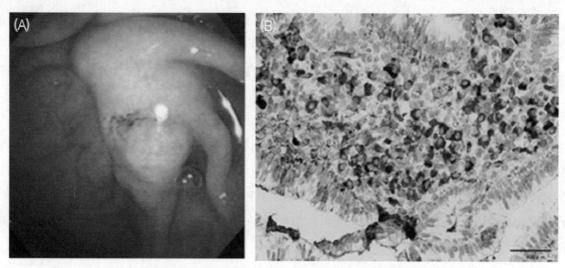

图4-1-23　IgG4-SC患者乏特壶腹部内镜及病理IgG4免疫组化染色表现

（A）内镜图像显示一例IgG4-SC患者乏特壶腹部肿胀;（B）免疫组化发现IgG4-SC患者乏特壶腹标本丰富的IgG4-阳性浆细胞浸润。

乏特壶腹标本的活检组织病理学是诊断AIP的一种选择。补充从乏特壶腹活检的内镜标本病理学检查有助于PSC与IgG4-SC的鉴别。然而,IgG4相关疾病的最终诊断不依赖于内镜活检组织病理学本身。1例报告描述了孤立性乏特壶腹IgG4相关疾病。虽然关于乏特壶腹IgG4相关疾病没有共识性诊断标准,如果有典型的内镜检查结果,如乏特壶腹伴帽状皱襞肿胀,活检组织病理学表现大量IgG4阳性浆细胞浸润,可考虑其诊断。内镜检查发现乏特壶腹肿胀,活检病理显示IgG4阳性浆细胞浸润可在40%~80%的IgG4-SC伴AIP患者中观察到。另外,使用内镜活检组织病理学来显示IgG4-SC的基质特征(包括席纹状纤维化和闭塞性静脉炎)几乎是不可能的。孤立的不伴AIP的IgG4-SC少见。此外,Matsubayashi报道7例孤立型IgG4-SC患者中只有1例出现乏特壶腹肿胀。采集来自IgG4-SC患者受累胆管标本困难的情况下,获取在解剖学上与胆管连接的壶腹部组织标本可作为替代物。

因此,壶腹部活检是有用的。壶腹的特征如典型的表明AIP胰头病变的内镜检查结果有助于IgG4-SC诊断;这些发现在孤立型IgG4-SC患者也是阳性的。

CQI-11　是否IDUS推荐用于IgG4的诊断

建议用IDUS鉴别胆管癌或PSC诊断(推荐2,D级)。

评论:内镜下经乳头部IDUS是ERCP后获取高分辨率胆管壁图像的一种可靠的方法。IDUS通过插入小口径超声探头进入胆管操作。IDUS广泛用于评价胆管结石、鉴别不明原因胆管狭窄和浅表扩散性胆管癌的诊断。IDUS应在胆管引流之前进行,因为引流可引起胆管的机械性炎症。IDUS下IgG4-SC的发现包括圆形对称性壁增厚,内外边缘光滑,胆管狭窄的内部回声均匀(图4-1-24A)。IgG4-SC最具特征的IDUS发现是胆管管腔不狭窄而壁增厚(图4-1-24B)。IgG4-SC的IDUS发现胆管壁基质纤维炎症为主要表现,而胆管上皮保持完整的病理变化。

IgG4-SC的IDUS下胆管壁狭窄和非狭窄表现与胆管癌不同。IDUS的胆管癌表现为增厚、有缺口的外缘、内部边缘粗糙,而胆管狭窄的内部回声均匀。最具特征的IgG4-SC的IDUS表现是不狭窄的胆管壁增厚。相反,胆管癌时非狭窄部位没有肿瘤因而胆管壁未见增厚。一项研究根据受试者操作曲线分析显示,胆管壁厚为0.8mm是鉴别IgG4-SC与胆管癌的最佳截断值,这项研究中没有记录胆管壁厚度大于1mm的胆管癌病例。因此,该截断值可用于从胆管癌中排除IgG4-SC的诊断。最有用的鉴别IgG4-SC与胆管癌的IDUS发现是,大多数IgG4-SC病例表现胆管壁增厚从下胆管到上胆管不断蔓延。

大多数有胰腺内胆管狭窄的IgG4-SC病例表现为胆管壁增厚。这个IDUS发现对鉴别胰腺癌有价值,因为胰腺内胆管狭窄主要考虑由于肿大胰腺的外部压迫引起。胰腺内胆管增厚和肿大胰腺的外压引起胰腺内胆管狭窄。这两个因素在每个IgG4-SC病例的影响程度可能不同。上游(中部和上部)胆管增厚通常在IgG4-SC而不是胰腺癌中观察到。IDUS发现上游胆管增厚有助于AIP(IgG4-SC)与胰腺癌的鉴别诊断。

PSC的典型IDUS发现包括环形不对称壁增厚,内部边缘不规则,外部边缘不清楚,憩室样突出,内部回声异质性,三层消失。这些发现不同于IgG4-SC的表现。内缘不规则,憩室样突出,三层消失是根据IDUS鉴别IgG4-SC和PSC的特征性表现。憩室样突出被认为是PSC最直观的ERCP发现。IDUS在早期发现PSC特征性的憩室样突出方面优于ERCP。

建议使用IDUS对IgG4-SC与胆管癌、胰腺癌或PSC进行鉴别诊断。尤其是接受ERCP的患者,因为IDUS可在ERCP后进行。

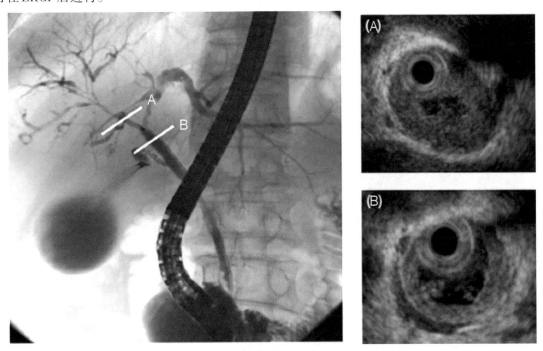

图4-1-24　一例IgG4-SC患者的IDUS图像

(A)胆管狭窄;(B)胆管无狭窄。

CQI-12 是否肝活检推荐用于IgG4-SC的诊断

可通过肝活检获得IgG4-SC的病变,但很少观察到特定的组织学特征(推荐2,D级)。

评论:在大约25%的IgG4-SC病例中可通过肝活检获得病变组织。这种情况更常见于使用14G针活检肝内胆管病变。然而在大多数情况下获得非特异性的组织学特征,如门脉周围区淋巴浆细胞性浸润和偶有嗜酸性细胞浸润,有时伴有门脉管区周围、小叶内和中央静脉周围炎性细胞浸润,通常缺少类似于大胆管胆管炎对席纹状纤维化、闭塞性静脉炎。在门管区出现门脉基础的纤维化-炎性结节,类似于IgG4相关炎性假瘤的发现,为特征性病理改变,但很少通过肝活检观察到。

临床诊断IgG4-SC和IgG4相关疾病的病理学共识意见中,IgG4阳性细胞增多的标准是>10个细胞/HPF;后者还需满足IgG4/IgG阳性细胞比例>40%。与PSC和胆管癌相比,IgG4-SC肝活检病理标本中的IgG4阳性细胞数量明显增多。在一项研究中,10例IgG4-SC病例中有6例报告有每HPF>10个IgG4阳性细胞,而16例PSC病例中无一例。IgG4-SC病例IgG4阳性/单核细胞比率和IgG4/IgG阳性细胞比率明显高于PSC对照。胆管癌病理标本中也可观察到大量IgG4阳性细胞,因此应关注仅基于IgG4-SC免疫染色误诊为IgG4-SC的胆管癌假阴性标本情况。

在从肝脏活检样本鉴别IgG4-SC和PSC方面,与3期和4期相对应的晚期纤维化仅在PSC中观察到,而在IgG4-SC中未观察到。纤维性胆管炎在PSC中更为常见,但也可见于IgG4-SC。

并发症如剧烈疼痛、血管迷走性晕厥、出血很少在肝活检后发生。

CQI-13 是否推荐用POCS诊断IgG4

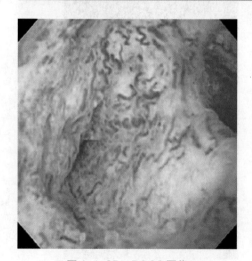

图4-1-25 POCS图像

显示IgG4-SC中扩张和扭曲的血管。

建议使用POC来鉴别胆管癌和PSC(推荐2,等级D)。

评论:胆管黏膜表面的详细结构可使用POCS进行大体观察。当与窄带成像相结合时,使用POCS对血管进行观察对辅助诊断非常有帮助。据一项比较IgG4-SC、胆管炎和PSC的POCS图像报道,一小部分IgG4-SC病例的特征性表现为高频率出现扩张和扭曲血管,而在许多情况下没有纤维瘢痕组织(图4-1-25)。在IgG4-SC中,炎症主要是在黏膜下,因此外观只是黏膜静脉充血,而肉眼可见只有相对轻微的炎症。相比之下,在PSC中血管分布差,经常看到的是瘢痕形成伴假性憩室样改变。在胆管癌中,则常观察到黏膜不规则改变和大的新生血管。然而,仅通过POCS图像进行鉴别诊断是困难的。在胆管癌诊断时,当荧光镜指导下胆管活检困难时,通过POCS活检收集标本病理检查更为可靠。

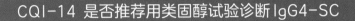

CQI-14 是否推荐用类固醇试验诊断IgG4-SC

建议仅由熟悉AIP和IgG4-SC的专家进行糖皮质激素试验,或在没有AIP或其他器官受累的、排除胆管癌的诊断困难的IgG4-SC患者进行(推荐2,D级)。

糖皮质激素试验诊断IgG4-SC的有效性应通过在服用0.4~0.6 mg/kg剂量糖皮质激素1周或2周后ER-CP/MRCP胆管成像证实胆管损伤吸收来评估。如没有改善建议重新判断,包括切除可疑癌变组织(推荐2,D级)。

评论:没有关于仅用于诊断IgG4-SC的糖皮质激素试验的随机对照研究报道。为鉴别AIP和胰腺癌进行的糖皮质激素试验表明糖皮质激素试验只能由胰胆管亚专科医生在排除恶性肿瘤可能性后进行。在诊断IgG4-SC时应仅适用于排除胆道恶性肿瘤的患者。

糖皮质激素试验适合于胰胆管亚专科医生在疑似PSC和(或)胆管癌的诊断困难的病例中采用。几乎所有IgG4-SC的病例与AIP相关,而与AIP无关的通常也有其他器官受累。这些诊断线索可能有助于在没有获得胆道标本的组织病理学证据时就正确诊断IgG4-SC。然而,糖皮质激素试验在与AIP关系轻微和(或)无其他器官受累的孤立型IgG4-SC的诊断上是可以接受的。糖皮质激素试验可能也适用于血清IgG4水平升高、具有典型提示IgG4-SC的胆管造影结果的患者。在给予0.4~0.6 mg/kg糖皮质激素剂量1周或2周后,应使用ERCP/MRCP证实胆管成像的改善,从而判断糖皮质激素试验对IgG4-SC诊断的有效性。Mayo临床组和Iwasaki等验证使用糖皮质激素试验诊断IgG4-SC的有效性,糖皮质激素的治疗效果应在1周左右使用血清学检查数据,以及1~2周后通过CT和MRCP或ERCP成像进行评估。如缺乏改善应建议重新判断,包括切除可疑的癌症病变进行病理检查。

治疗

CQII-1 什么是对IgG4-SC患者进行糖皮质激素治疗的建议

建议对几乎所有IgG4-SC患者进行糖皮质激素治疗。对于患有梗阻性黄疸、急性胆管炎和有症状的胆道外IgG4相关疾病的IgG4-SC患者应考虑立即进行糖皮质激素治疗(推荐1,D级)。

评论:推荐糖皮质激素治疗为IgG4相关疾病的标准治疗方法。根据日本的一项全国性调查,大约88%的IgG4-SC患者接受糖皮质激素治疗。糖皮质激素治疗后的IgG4-SC缓解率为90%。

根据日本的AIP指南,糖皮质激素治疗的适应证为出现症状(如梗阻性黄疸、腹痛和背痛)以及出现胰腺外病变的症状。此外,基于治疗IgG4相关疾病的国际共识指南,近端胆道狭窄及相关的症状性IgG4相关疾病,包括主动脉炎、腹膜后纤维化、肾小管间质肾炎、硬脑膜炎、心包炎、和弥漫性胰腺肿大,已报道为紧急糖皮质激素治疗的适应证,可能包括高剂量糖皮质激素联合其他机械干预治疗,如胆道支架植入术。因此,建议几乎所有的IgG4-SC患者接受糖皮质激素治疗。对于伴有梗阻性黄疸、急性胆管炎和症状性胆道外IgG4相关疾病的IgG4-SC患者应立即进行糖皮质激素治疗。

据报道,一些出现黄疸而无急性胆管炎的IgG4-SC病例可安全有效地单用糖皮质激素治疗,无需放置胆道支架。然而,根据2013年东京指南在患有急性胆管炎的IgG4-SC病例则指出应考虑胆道引流。

有在IgG4-SC患者糖皮质激素逐渐减量或停用中胆管狭窄复发的报道,在未经治疗的IgG4-SC患者中也有报道新的胆道狭窄发生,复发率为16%~53%。据报道,胆管狭窄在糖皮质激素治疗后不同程度改善,但在某些IgG4-SC患者中胆管轻度狭窄可能持续存在。因此,糖皮质激素治疗也被推荐用于治疗无症状的血清肝胆酶升高的IgG4-SC患者。在IgG4-SC患者开始糖皮质激素治疗之前应鉴别胆管癌和胰腺癌的诊断。

CQII-2 IgG4-SC的类固醇治疗启动前是否建议进行胆道引流

我们建议在有胆道狭窄所致梗阻性黄疸时进行胆道引流(推荐2,D级)。

在轻度黄疸、无胆管炎的诊断明确的患者无需胆道引流即可开始糖皮质激素治疗,并且胆道狭窄的病理检查是不必要的(推荐2,D级)。

评论:在IgG4-SC中,鉴别侵袭胆道的胰腺癌或引起下胆管狭窄的胆管癌以及鉴别累及上部或肝门部胆管引起狭窄的肝门部胆管癌是重要的。ERCP和相关操作在鉴别诊断中发挥重要作用。许多IgG4-SC患者进行ERCP、IDUS、经乳头胆管活检和(或)刷检或不刷检的胆汁细胞学检查,最终在单次操作中插入内镜鼻胆管引流管或塑料支架缓解胆汁淤积和预防胆管炎。据一项日本研究和一项国际研究,77%和71%的出现梗阻性黄疸的AIP患者开始使用糖皮质激素前进行了胆道引流。同时,在对15名AIP患者的研究中,Mayo诊所的Bi等报告单独使用糖皮质激素而不放置胆道支架对治疗黄疸安全有效。开始服用糖皮质激素后平均4天(范围1~14d)随访血清肝酶试验所有指标均快速下降:门冬氨酸氨基转移酶(AST)下降54.9%,丙氨酸氨基转移酶(ALT)下降51.6%,碱性磷酸酶(ALP)下降33%,总胆红素(TB)下降47.2%。糖皮质激素治疗后15~45d,所有患者AST正常,3例患者ALT超过1.5倍ULN(正常上限),1例患者的ALP超过1.5倍ULN,只有1例患者TB超过1.5倍ULN。没有患者在糖皮质激素治疗期间出现任何感染并发症,如胆管炎。因此,对明确诊断AIP伴梗阻性黄疸患者,推荐在有经验的胰腺科医生指导和密切监控下单用糖皮质激素治疗,避免进行ERCP及其潜在并发症如胰腺炎。Iwasaki等报告19名接受糖皮质激素治疗而没有进行胆道引流的IgG4-SC患者开始使用糖皮质激素后5d左右血清ALT、ALP和TB水平分别减少75%、89%和83%,在开始服用糖皮质激素后10d左右分别降低63%、89%,67%。除1例患者外,开始服用糖皮质激素后1~4周ERCP检查所有患者的胆管狭窄程度均有所改善。以上数据表明,使用糖皮质激素后IgG4-SC迅速改善。无胆管炎的轻度黄疸的诊断明确的患者无需ERCP或胆道引流术即可开始激素治疗,无需对狭窄胆道进行病理检查,如下胆管的狭窄伴血清IgG4水平升高及与弥漫性胰腺肿大患者。

CQII-3 如何对IgG4-SC进行糖皮质激素治疗

建议口服泼尼龙每日0.6mg/kg(通常剂量:30~40mg/d),持续2~4周,用于初始缓解-诱导治疗(推荐2,D级)。

建议诱导缓解后每1~2周减少泼尼龙的剂量为5mg,同时通过实验室和影像学检查确认对糖皮质激素治疗的反应(例如超声成像、CT,或MRCP),然后在2~3个月逐渐减量至维持剂量(推荐2,D级)。

尽管推荐的维持剂量为5mg/d,建议根据患者的反应在大约5mg/d的范围调整剂量(推荐2,D级)。

维持缓解3年后可考虑进一步减少或中止糖皮质激素治疗,但建议应谨慎撤药,因为复发的风险很高(推荐2,C级)。

建议开始及停止糖皮质激素治疗后定期评估症状,检查黄疸和生化指标、血清IgG/IgG4水平和影像学检查。在患者的临床病程中应仔细识别复发、排除恶性肿瘤和控制糖皮质激素治疗的不良反应(推荐1,D级)。

评论:

(1)诱导初始缓解 目前关于糖皮质激素治疗IgG4-SC的研究较少。糖皮质激素治疗适用于伴有症状性AIP、黄疸和胆管受累的患者。对AIP推荐的治疗是口服泼尼龙(每日0.6 mg/kg)2~4周作为初始诱导缓解的剂量和方法,随后每1~2周减量5mg/d,并在开始治疗后2~3个月减至维持剂量,在整个过程中观察患者的治疗反应。Mayo诊所还提出了1个治疗方案,即开始以40mg/d的剂量口服泼尼松4周,然后以5毫克/周的剂量逐渐减少,直到第11周停药。在日本的一项563例AIP患者的多中心研究中,对242/314名有梗阻性黄疸患者进行胆管引流,并比较在459例糖皮质激素治疗的患者中起始剂量为40mg/d或30mg/d的口服泼尼龙治疗效果,显示病情缓解和复发率没有差异。虽然有报道称在有引起糖尿病恶化风险的糖尿病患者,即使在低糖皮质激素剂量下也能观察到效果(≤20mg/d),不能排除在回顾性研究中有患者的选择偏倚。有报道称,糖皮质激素脉冲疗法与口服糖皮质激素相比对改善早期胆管病变效果更好,适用于需要在短时间内获得激素治疗反应者。

(2)诱导缓解后的减量 诱导缓解后,对糖皮质激素的反应可经实验室检查和影像学研究证实。如果排除其他疾病(包括胆管癌,胰腺癌和PSC),糖皮质激素治疗仍然继续而剂量逐渐减少。如果糖皮质激素治疗无改善,其他疾病的可能性高,有必要及时重新评估诊断。标准方法是糖皮质激素治疗诱导缓解后每1~2周减少5mg泼尼龙,最终在开始治疗后2~3个月达到维持剂量(5~10mg/d)。由于有报道说存在SC复发的风险,糖皮质激素减量同时应定期监测症状和体征、生化数据、IgG/IgG4水平和影像学(如超声、CT、MRCP或ERCP)检查复发情况。泼尼龙减至15mg/d后,在某些病例剂量会以更长的间隔进一步减少。与AIP相关的胰腺肿大几乎总是在糖皮质激素治疗获得缓解后改善,相比IgG4持续升高患者中的58%与具有正常的IgG4水平患者的27%胆管狭窄持续存在。

(3)维持治疗 日本一项49例AIP患者糖皮质激素维持治疗的随机对照试验发现,对诱导缓解后维持治疗(5~7.5mg/d)3年与治疗26周停止的患者进行比较,发现达3年治疗组复发率23.3%,而后者为57.9%,有显著性差异。长期维持治疗组复发风险较低,没有严重的糖皮质激素相关疾病不良事件。回顾性多中心510例AIP患者的研究显示,AIP的标准糖皮质激素治疗复发率1年为10%,2年为11%,3年为25.8%,4年为30.9%,5年为35.1%,最终在7年后达到稳定43%。在使用2.5~10mg/d糖皮质激素剂量维持治疗下,治疗组的复发率与对照停止治疗组相比显著降低(30.3%∶45.2%)。并且比较不同剂量的口服泼尼龙治疗(0、2.5mg/d、5mg/d、7.5mg/d或10mg/d)发现复发率最低的是5mg/d(26.1%),并且5mg/d、7.5mg/d和10mg/d之间没有显著差异。短期终止激素治疗是其他国家的一般策略。然而,一项Mayo临床中心的30例SC患者的回顾性研究显示以40mg/d口服泼尼松治疗开始,5mg/周减量至1周停用导致中位期3个月的复发率53%,6个月的复发率71%。英国的一项对IgG4-SC对前瞻性研究中,口服泼尼龙开始剂量为30mg/d共2周,然后每2周减少5mg,缓解率为82%,然而18%的患者对激素治疗无反应,35%的患者在中位期4个月的时间复发。从这些结果来看,日本的共识是以大约5mg/d的剂量持续长期维持治疗3年以防止复发。但关于3年后停止糖皮质激素治疗或进一步减少剂量治疗没有达成一致意见。Hirano等对21例AIP患者进行了前瞻性试验,3年后停止维持治疗,并且在随访43个月期间发现48%的患者复发。基于这些结果,他们建议应该继续进行长期维持治疗3年以上。日本一项与糖皮质激素治疗相关不良反应的多中心研究报告,当糖皮质激素总剂量截断值设定为6405mg时,曲线下面积为0.717。为避免长期给药引起的糖皮质激素不良反应,标准推荐是标准治疗、减量或3年后中止。长期给药10mg/d增加感染的风险,当糖皮质激素总剂量达到或超过6405mg时糖皮质激素相关骨质疏松症的风险显著增加。在IgG4-SC患者,我们应该仔细考虑治疗中糖皮质激素的剂量及减量、维持治疗,以及持续时间,因为有很高的复发风险。

CQII-4 复发应如何治疗

我们建议对IgG4-SC复发者重新给予和增加糖皮质激素剂量(推荐1,D级)。

免疫调节药物和利妥昔单抗可用于一些复发病例(C级)。

评论:IgG4-SC的复发通常定义为缓解后再次出现症状(糖皮质激素治疗维持期间或停药后),以及胆管狭窄的发生或加重和(或)其他器官受累(如AIP、IgG4相关泪囊炎或唾液腺炎、IgG4相关腹膜后纤维化),影像学异常和(或)血清IgG4水平升高。仅血清IgG4水平升高而无症状或无胆管狭窄不被认为是复发。

30%~57%的IgG4-SC患者在糖皮质激素维持治疗期间或停药后出现疾病复发,特别是在开始的2~3年内。糖皮质激素治疗后复发率与手术后复发率的报道相似。日本507例IgG4-SC患者的回顾性队列研究发现,104例患者复发并胆管再狭窄患者(19%),诊断后1年、3年和5年的累积复发率分别为1.6%、7.6%和16.5%。已知预测复发的风险因素包括诊断时高血清IgG4水平、出现近端肝外/肝内或多发性胆管狭窄,以及在发病初始胆管壁较厚。

再次给药和增加糖皮质激素剂量已证明对复发的治疗有效。在西方国家,除了再给予糖皮质激素,免疫调节药物如硫唑嘌呤、6-巯基嘌呤、麦考酚酯及甲氨蝶呤已作为治疗IgG4-SC患者复发的非激素备用药物。然而,这些其他免疫调节剂治疗在减少再次复发的时间方面的益处不确定,这些药物有严重不良反应,因此应谨慎用药。

利妥昔单抗,一种可导致B细胞耗竭的单克隆抗CD20抗体,据报道对糖皮质激素及免疫调节剂治疗抵抗的IgG4-SC有效。根据有限的数据,可在80%~90%的IgG4-SC患者中获得治疗反应,包括许多难治性疾病。

在AIP治疗的国际共识中,推荐对复发性AIP患者使用免疫调节药物或利妥昔单抗做为非激素治疗药物。

解读指南

Kamisawa T, Nakazawa T, Tazuma S, et al. Clinical practice guidelines for IgG4-related sclerosing cholangitis. J Hepatobiliary Pancreat Sci (2019) 26: 9–42.

第二章　IgG4相关硬化性胆管炎病例

病　例　1

此病例为以胰腺占位、肝脏多发占位为表现的IgG4相关性胆管炎。

病史摘要

2016年2月24日入院记录：患者，男性，48岁，因"上腹部不适1个月"入院。

主诉：上腹部不适1个月。

现病史：患者1个月前出现进食后上腹部不适，平躺休息后缓解，无恶心、呕吐，无发热。当地医院行B超检查提示胆囊炎可能，给予抗感染治疗后上腹部不适有好转。3周前再次出现类似症状，2016年2月12日至外院查胸、腹、盆腔CT示：胰腺体尾MT伴肝脏MT可能，肝胃间隙淋巴结；胆囊丘状增厚隆起；两肺结节灶；两侧胸膜增厚。2016年2月15日外院行PET/CT检查示：胰腺体尾部弥漫性增大伴FDG代谢增高，双肺结节灶、肝内稍低密度灶FDG代谢异常增高，纵隔、双肺门、左侧内乳区、右侧心膈角、双侧膈脚后、腹腔、腹膜后、双侧髂血管旁及左侧腹股沟区淋巴结FDG代谢增高，盆腔腹膜增厚伴FDG代谢异常增高，考虑胰腺恶性病变及其转移所致。2016年2月19日胰腺MRI：胰头部占位，考虑胰腺癌伴肝内多发转移，伴阻塞性胰腺炎；小网膜囊区及腹膜后多发稍大淋巴结，转移可能；胰尾部异常信号结节，胰腺炎？建议结合CT检查；胆囊底部增厚，双肾多发囊肿。

2016年2月16日超声胃镜下行胰腺穿刺，病理示：少量增生的纤维组织及少量破碎的胰腺腺泡，散在炎症细胞浸润。考虑患者恶性肿瘤诊断依据不足，为进一步诊治来我院门诊，并以"肝占位性病变"收治入院。患者病程中无明显口干、眼干，无皮疹、关节痛，无乏力、肌肉痛，无盗汗、消瘦、体重下降。

既往史：高血压病史8年，血压高时150/100mmHg，现服用缬沙坦40mg，每日1次，口服。血压控制在130/80mmHg，否认糖尿病、冠心病史；否认乙肝、结核病传染病史；否认手术外伤史；否认药物及食物过敏史；否认重要药物应用史；预防接种史；随社会；否认输血史。

个人史：抽烟1包/天，共30年，否认喝酒等不良增好，否认疫区驻留史。

婚育史：已婚，已育。

家族史：否认家族遗传病及传染病患者，子女均健康。

体格检查

T:37℃ P:75 次/分 R:18 次/分 BP:125/75 mmHg。

神志清晰,精神尚可,呼吸平稳,营养中等,表情自如,发育正常,自主体位,应答流畅,查体合作。全身皮肤无黄染,无肝掌、蜘蛛痣。全身浅表淋巴结无肿大,头颅无畸形,巩膜无黄染、眼球无突出、瞳孔等大等圆、对光反射灵敏、听力正常、外耳道无分泌物、耳郭、乳突无压痛鼻中隔无偏曲、鼻翼无扇动、鼻窦区无压痛、口唇红润光泽、口腔无特殊气味、伸舌居中、扁桃体无肿大、腮腺正常。颈软,气管居中,甲状腺未及肿大,胸廓无畸形,双肺叩诊清音,听诊呼吸音清。心前区无隆起,心界不大,心率75次/分,律齐。腹部平坦,腹壁静脉不显露,未见胃肠轮廓及蠕动波形,无压痛,无反跳痛。肝脾肋下未及,腹部未及包块。Murphy征阴性。肝肾区无叩击痛,移动性浊音(−),肠鸣音2~4次/分。四肢脊柱无畸形,活动自如。双下肢无水肿,神经系统检查(−)。

实验室检查

2016年2月17日 CA19-9:8.47U/ml。

血常规:RBC:4.04×10^{12}/L;Hb:119g/L;PLT:148×10^9/L;WBC:5 65×10^9/L;中性粒细胞百分比:47.8%;淋巴细胞百分比:31.7%;单核细胞百分比7.6%;嗜酸性粒细胞百分比12.2%;嗜碱性粒细胞百分比0.7%;PT:11.8秒。

肝功能:TB:6.0μmol/L;DB:2.5μmol/L;白蛋白:32g/L;球蛋白:52g/L;蛋白电泳γ:46.4%;ALT:19U/L;AST:21U/L;ALP:83U/L;GGT:43U/L;总胆汁酸4.0μmol/L;乳酸脱氢酶123U/L;前白蛋白0.19g/L。

肾功能:尿素氮6.2mmol/L,肌酐79μmol/L,尿酸276μmol/L。

葡萄糖4.7mmol/L,糖化白蛋白12.1%;酮体(−)。

总胆固醇:3.27mmol/L;三酰甘油:0.95mmol/L;低密度脂蛋白胆固醇:2.04mmol/L;LDH-CH:2.27mmol/L;非高密度脂蛋白胆固醇:2.47mmol/L;高密度脂蛋白胆固醇:0.80mmol/L。载脂蛋白A-I:1.09g/L;载脂蛋白B:0.74g/L;载脂蛋白E:32mg/L;脂蛋白(a):832mg/L。

钠139mmol/L,钾4.0mmol/L,氯104mmol/L。高敏C反应蛋白4.0mg/L。

肝炎病毒标志甲肝病毒抗体IgM:(−);戊肝病毒抗体IgG(−);戊肝病毒抗体IgM(−)。

乙肝病毒表面抗原(−)0.512COI;乙肝病毒表面抗体:<2.0mlU/mL;乙肝病毒e抗原(−)0.090COI;乙肝病毒e抗体:(−)1.52COI;乙肝病毒核心抗体:(−)1.70COI;HBV-DNA:低于检出下限;Anti-HCV:(−);人类免疫缺陷病毒抗体Anti-HIV(−);梅毒特异性抗体(−)。

肿瘤标志物AFP:3.0ng/mL;CEA:2.1ng/mL;CA19-9:10.0U/mL。

免疫球蛋白IgG4:32.00g/L;IgG:34.00g/L;IgA:0.74g/L;IgM:0.48g/L;IgE:34IU/mL。

辅助检查

2016年2月25日胸部正位X线:两肺未见明显活动性病变。

2016年2月24日常规心电图:正常。

2016年2月25日肝脾及门脉:胆(含胆总管):胰超声:脾门处实质占位,考虑胰尾MT伴周边淋巴结肿大可能;肝左右叶实质占位,继发性MT不除外,建议超声造影;胆囊前壁处稍高回声占位,考虑良性病变可能。

上腹部平扫+增强+DWI+MRCP影像学表现:肝脏表面光滑,肝脏左外叶见16mm类圆形异常信号,T_2WI呈高信号,T_1WI呈低信号,肝右叶19mm类圆形异常信号,T_2WI呈等信号,T_1WI呈低信号,动态增强后早期边缘强化,后期进一步强化:增强后动脉期肝左叶见片状强化灶,其余序列未见异常,肝内血管未见狭窄或充盈缺损;脾脏未见肿大,信号均匀;胆管末见扩张;胰腺体尾部弥漫性肿大,信号减低,增强后强化程度较正常胰腺低,周围见低信号影包绕,脾门旁约胰尾处见大小约23mm×18mm异常信号,增强后有强化;双侧肾脏见微小类圆形无强化灶:腹主动脉周围见低信号影包绕;后纵隔软组织影增厚伴强化,腹腔内无积液。

MRI影像学诊断(图4-2-1):提示IgG4相关性疾病伴胰腺体尾部、肝脏、后纵隔及腹膜后受累机会大。胰体尾MT伴多发转移待除外。

肝肿瘤外科专家分析

(1) 诊断与鉴别诊断　病例特点:48岁男性,胰腺占位、肝脏多发占位诊断明确,目前病灶性质不明。肝脏占位应与以下疾病相鉴别:

1) 原发性肝癌:多有乙肝病史,AFP可为阳性。影像学表现为动脉期强化明显,门脉期及延迟期强化减弱。

2) 肝血管瘤:多无乙肝史,AFP为阴性。影像学表现为快进慢出,从周边向中央逐渐强化,MRI T_2WI有"灯泡征"。与患者不符。

3) 肝囊肿:多无乙肝史,AFP为阴性。影像学表现为囊液占位,增强扫描无明显强化,与患者不符。

4) 肝局灶性结节增生:多见于女性,CT表现为中心或偏心瘢痕,无包膜,动脉期显著或中度强化,静脉期和延迟期轻度强化,中心瘢痕无强化表现,可予以鉴别。

5) 肝血管平滑肌脂肪瘤:多见于女性,AFP阴性,一般无乙肝史,CT表现动脉期显著或中度异常强化,静脉期和延迟期中度和轻度强化,MRI表现为高信号为主的混杂信号,脂肪抑制后T_1WI高信号完全或部分消失,可予以鉴别。

6) 炎性假瘤:多见于中青年,AFP多为阴性,多无乙肝史,多有高热病史,CT表现早期炎性假瘤可有轻到中度强化,后期坏死型一般无强化。

7) 恶性肿瘤:患者中年男性,上腹部胀痛起病,影像学提示胰尾占位、肝脏占位、双肺结节灶,但患者病

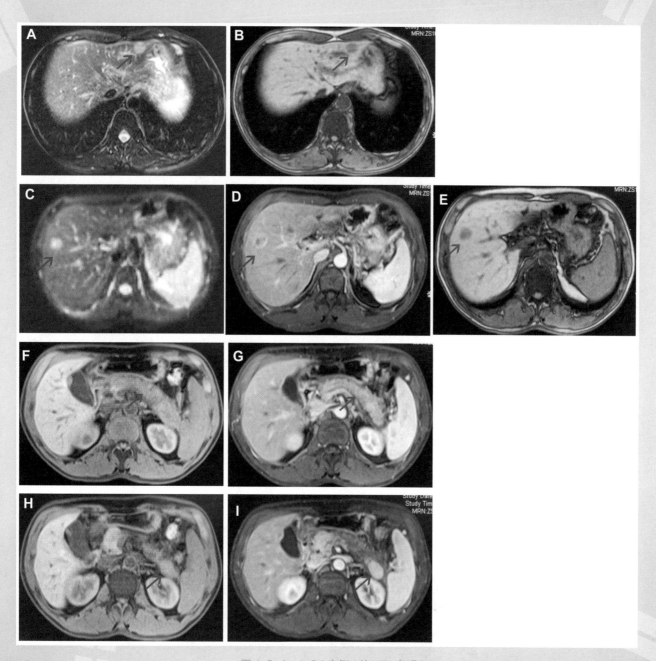

图4-2-1　IgG4病例1的MRI表现

所示肝脏左外叶见16mm类圆形异常信号,T₂WI呈高信号(A),T₁WI呈低信号(B);肝右叶19mm类圆形异常信号,T₂WI呈等信号(C),T₁WI呈低信号(D),动态增强后早期边缘强化(E);胰腺体尾部弥漫性肿大,信号减低(F),增强后强化程度较正常胰腺低,周围见低信号影包绕(G);脾门旁约胰尾处见大小约23mm×18mm异常信号(H),增强后有强化(I)。

程短,无发热、消瘦等消耗症状。肿瘤标志物正常,胰腺、肝脏病理均未见肿瘤细胞,暂不考虑肿瘤。

8)胰腺炎:患者上腹胀痛起病,胰尾占位,穿刺示炎细胞浸润,需考虑胰腺炎可能,但患者无饮酒、油腻或过饱饮食等诱因,血淀粉酶及脂肪酶不高,影像学不支持胰腺炎,暂不考虑胰腺炎。

(2)诊疗方案

1)讨论意见:择期行腹腔镜下肝左外叶病灶切取活检术。

2)手术指征:胰腺占位、肝占位诊断基本明确,未发现明确手术禁忌证。

3)拟手术名称和方式:腹腔镜下肝肿瘤探查术,肝左外叶病灶切取活检术。

2016年2月26日腹腔镜下肝左外叶部分切除术。术中探查:肝无硬化,肝左叶见多发占位,其中一枚位于肝左叶Ⅱ段膈面,直径约1cm。伤口愈合:Ⅱ/甲。

手术简要经过:腹腔无腹水,胃、肠、胰、脾及盆腔脏器无异常,肝门淋巴结无肿大,门静脉主干无栓子,肝无硬化,肝左叶见多发占位,其中一枚位于左叶Ⅱ段膈面,直径约1cm。遂决定行肝左外叶Ⅱ段病灶切取活检。术中出血1mL,无输血,肝门未阻断,患者安返病房,切除组织送病理检查。术后处理措施:心电监护、保肝、抑酸、营养、补液支持治疗,术后注意观察患者生命体征。

冰冻病理诊断报告审核时间2016年2月26日:巨检见小块肝组织,大小1.5cm×1.3cm×0.7cm,切面紧贴被膜,紧贴切缘见一灰白色肿块,直径1cm,质中、界尚清。

诊断:肝左叶病变区为大量浆细胞,淋巴细胞浸润伴纤维组织增生,病灶边缘见肝组织。

取材位置:标本001:左叶肝切除肿块。

病理诊断报告巨检:小块肝组织,大小1.5cm×1.3cm×0.7cm,切面紧贴被膜,紧贴切缘见一灰白肿块,直径1cm,质中界尚清。

诊断:肝左叶肿块(图4-2-2)病变区纤维化,大量炎症细胞浸润,以浆细胞及嗜酸性粒细胞为主,免疫组化结果示IgG4阳性细胞约200个/HPF,IgG4/IgG>40%,参考其血清学(IgG 34.00g/L,IgG4 32.00g/L),考虑IgG4相关性疾病,请结合临床。

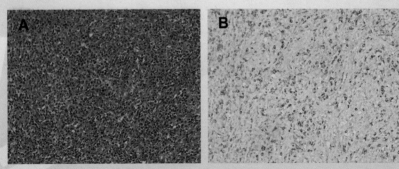

图4-2-2 IgG4病例1(肝左叶肿块)病理

(A)HE染色示病变区纤维化,大量炎症细胞浸润,以浆细胞及嗜酸性粒细胞为主;(B)IgG4免疫组化结果:示IgG4阳性细胞约200个/HPF,IgG4/IgG>40%。

免疫组化(2016-N03117):16S06315-002:CD3(淋巴细胞+),IgG(+),Langerin(少量+),CD35(部分+),ALK-1(-),IgG4(+),CD21(-),KI67(30%阳性),CD20(散淋巴细胞+),SMA(-)。

肝肿瘤外科专家分析

IgG4相关性疾病:患者为中年男性,急性病程,上腹部胀痛起病,IgG 34.00g/L,IgG4 34.00g/L,影像学提示胰尾占位、肝脏占位、双肺结节灶,胰腺穿刺示炎症细胞浸润,肝脏病理示浆细胞嗜酸性粒细胞浸润,IgG4阳性细胞大于40%。IgG4相关疾病诊断明确。

风湿科专家分析

IgG4相关性疾病:患者系中年男性,急性病程,上腹部胀痛起病,免疫球蛋白IgG 34.00g/L。免疫球蛋白IgG4 32.00g/L,影像学提示胰尾占位、肝脏占位、双肺结节灶,胰腺穿刺示炎症细胞浸润。肝脏病理示浆细胞嗜酸性粒细胞浸润,IgG4阳性细胞大于40%,IgG4相关疾病诊断明确。

血小板减少症:患者入院前查血小板28×10^9/L,诊断明确。

讨论意见:建议口服激素、白芍总苷治疗原发病。给予硫唑嘌呤25mg,每日1次,口服。泼尼松30mg,每日1次,口服,治疗原发病。

2016年3月5日复查:IgG 25.21g/L,IgG4 23g/L,ESR 37mm/h,CRP 0.7mg/L,血常规:Hb 135g/L,WBC 13.4×10^9/L,血小板142×10^9/L;D-Dimer 2.21mg/L,白蛋白42g/L,改为硫唑嘌呤50mg每日1次,口服。泼尼松25mg,每日1次,口服。

2016年4月15日:IgG4 8.22g/L。

肝功能,离子浓度,2016年4月25日特定蛋白:总蛋白53g/L;白蛋白34g/L;蛋白电泳Alb 53.8%;蛋白电泳α_1 5.1%;蛋白电泳α_2 13.7%;门冬氨酸氨基转移酶12U/L;钠148mmol/L;钾3.3mol/L;钙2.03mmL;高敏感C反应蛋白3.3mg/L。

离子浓度,特定蛋白2016年4月27日:钙2.07mmol/L。病毒抗体2016年4月15日巨细胞病毒IgG 386.7U/mL;风疹病毒IgG 36.9lU/mL。

肝炎标志物,骨代谢,甲状腺功能。贫血,心脏标志物,性激素,自身抗体:三碘甲状腺原氨酸1.0nmol/L,睾酮5.4nmol/L;铁蛋白469.8ng/mL;

2016年4月16日病毒抗体:EB病毒壳抗体lgA(-)阴性,EB病毒壳抗体IgM:(-)阴性。

2016年4月18日自身抗体:抗核抗体:(-);抗双链DNA抗体:10.0IU/mL;抗核小体抗体:2.0RU/mL;抗线粒体抗体:(-);抗平滑肌抗体:(-);抗心磷脂抗体:<2.0RU/mL;抗β_2糖蛋白1抗体:<2.0RU/mL;抗RNP

抗体:(-);抗Sm抗体:(-);抗SS-A抗体:(-);抗SS-B抗体:(-);抗SCL-70抗体:(-);抗JO-1抗体:(-);抗PM-Scl抗体:(-);抗着丝点抗体:(-);抗PCNA抗体:(-);抗组蛋白抗体:(-);抗核糖体P蛋白抗体:(-);抗核小体抗体:(-);抗可溶性肝/肝胰抗原抗体:(-);抗肝溶质抗原Ⅰ型抗体:(-);抗肝肾微粒体Ⅰ型抗体:(-);抗线粒体M2亚型抗体:(-);中性粒细胞胞浆抗体(胞质型):(-);中性粒细胞胞质抗体(核周型):(-);蛋白酶3:2.0RU/ml;髓过氧化物酶:2.0RU/ml;抗肾小球基底膜抗体:<2.0RU/mL。

2016年4月14日血常规:红细胞3.27×10^{12}/L;血红蛋白95g/L;红细胞压积:28.9%;血小板12×10^9/L;白细胞1.84×10^9/L;中性粒细胞百分比1.1%;淋巴细胞百分比96.7%;单核细胞百分比1.1%;单核细胞数0.02×10^9/L,血小板压积0.02%。

2016年4月15日淋巴细胞百分比:100%。

2016年4月19日C反应蛋白(急):>90.0mg/L。

风湿科专家意见

因出现血象三系减少的骨髓抑制表现,停用硫唑嘌呤,调整用药为:

(1)醋酸泼尼松片5mg/片,每日1次,每次4片,口服(低盐低脂饮食,定期复查血糖、血脂、骨密度、电解质等,勿自行减量或停药)。

(2)法莫替丁20mg/片,每日2次,每次1片,口服(与醋酸泼尼松配合服用,勿自行停药)。

(3)钙尔奇0.6g/片,每日1次,每次1片,口服(与醋酸泼尼松配合服用,勿自行停药)。

(4)阿法骨化醇0.25μg/片,每日1次,每次1片,口服(与醋酸泼尼松配合服用,勿自行停药)。

(5)帕夫林0.3g/片,每日3次,每次2片,口服。

(6)利血生20mg/片,每日3次,每次1片,口服。

(7)速力菲0.1g/片,每日3次,每次1片,口服。

(8)脱氧核苷酸钠20mg/片,每日3次,每次2片,口服。

(9)螺旋藻胶囊0.35g/片,每日3次,每次3片,口服。

2017年3月13日入院记录

主诉:上腹部胀痛1年余,激素治疗门诊长期随访复查。

2016年5月11日开始加用甲氨蝶呤15mg每周1次口服及沙利度胺(反应停)50mg,每晚1次口服,停用帕夫林治疗。2016年9月7日开始甲氨蝶呤减量为10mg每周1次口服,加用艾拉莫德25mg每日2次口服治疗。患者3个月前开始泼尼松减量为7.5mg每日1次,口服,继续甲氨蝶呤10mg每周1次口服,爱拉莫德25mg每日2次口服治疗,现患者自觉仍有腹部闷胀不适,现为复查和评估病情入院。患者病程中无明显口干、眼干,无皮疹、关节痛,无乏力、肌肉痛,无盗汗、消瘦、体重下降。

实验室检查

2017年3月14日血沉16mm/H；粪便检查（-）；血常规红细胞计数：4.15×10^{12}L，血红蛋白：134g/L，血小板计数：169×10^9/L，白细胞计数：8.38×10^9/L；其他：免疫球蛋白IgG4 10.80g/L，血清淀粉样蛋白A：2.8mg/L。

肝功能，离子浓度，糖代谢，特定蛋白，血脂：总胆红素：9.4μmol/L；直接胆红素：2.8μmol/L；总蛋白：71g/L；白蛋白：42g/L；球蛋白：29g/L；白球比值：1.4；蛋白电泳AIb 58.6%；蛋白电泳α$_1$：3.5%；蛋白电泳α$_2$：10.1%；蛋白电泳β 12.8%；蛋白电泳λ：15.0%；丙氨酸氨基转移酶：22U/L；门冬氨酸氨基转移酶：23U/L；碱性磷酸酶：74U/L；γ-谷氨酰转移酶：40U/L；总胆汁酸：13.8μmol/L；乳酸脱氢酶：149U/L；前白蛋白：0.34g/L；尿素：10.6mmol/L；肌酐：97μmol/L；估算肾小球滤过率（根据CKD-EPI方程）：79ml/min/1.73m^2；尿酸：277μmol/L；葡萄糖：5.2mmol/L；总胆固醇：4.71mmol/L；三酰甘油：0.88mmol/L；高密度脂蛋白胆固醇：1.71mmol/L；低密度脂蛋白胆固醇：2.60mmol/L；非高密度脂蛋白胆固醇：3.00mmol/L；载脂蛋白A-I：1.79g/L；载脂蛋白B：0.90g/L；载脂蛋白E：25mg/L；脂蛋白（a）：775mg/L；钠：143mmol/L；钾：4.6mmol/L；氯：105mmol/L；二氧化碳：26mmol/L；阴离子隙：12mmol/L；钙：2.29mmol/L；无机磷：1.30mmol/L；镁：1.00mmol/L；免疫球蛋白IgG：12.89g/L；IgA：1.02g/L；IgM：0.68g/L；IgE：27IU/mL；补体C3：0.99g/L；补体C4：0.26g/L；总补体测定：66.9IU/mL；高敏感C反应蛋白：1.1mg/L。

2017年3月14日细胞因子：肿瘤坏死因子：6.5pg/mL；白介素1β：<5.0pg/mL；白介素2受体：731.0U/mL；白介素6：4.0pg/mL；白介素8：59pg/mL；白介素10：<5.0pg/mL。

心脏标志物：心肌肌钙蛋白T：0.011ng/mL；肌酸激酶MB质量：1.0ng/mL；氨基末端利钠肽前体：214.2pg/mL；肿瘤标志物：甲胎蛋白：4.9ng/mL；癌胚抗原：4.6ng/mL；糖类抗原19-9：13.0U/mL；前列腺特异性抗膜：0.765ng/mL；游离前列腺特异性抗原：0.222ng/mL；fPSA/PSA比值：29%；细胞角蛋白19片段：3.9ng/mL；神经元特异烯醇化酶：8.1ng/mL；铁蛋白：235.8ng/mL；鳞状上皮癌抗原9ng/mL。

CRP、血沉、SAA正常。IgG4：10.80g/L。肝肾功能、特定蛋白：正常。

辅助检查

2016年11月2日上腹部平扫+增强+DWI+MRCP表现：肝左外叶包膜下见小斑片异常信号，T$_2$WI未见，T$_1$WI呈低信号，增强后未见明显强化；肝内血管未见狭窄或充盈缺损；脾脏未见肿大，信号均匀；胆管未见扩张；胰腺体尾部局限性增大；见直径约1.0cm的T$_1$WI稍低信号结节，增强后强化较正常胰腺低，双侧肾脏见微小类圆形无强化灶；腹主动脉周围见低信号影包绕；腹腔内无积液。

影像学诊断：IgG4相关性疾病病例：肝脏、胰尾部、腹膜后病变均较前片相仿，建议随访。

患者腹部胀痛较前明显好转,复查血沉、CRP、SAA正常,IgG4较前稳定,复查上腹部MRI较前好转。评估病情稳定,继续同前方案治疗。

(1)醋酸泼尼松片5mg/片,每日1次,每次1.5片,口服(低盐低脂饮食,定期复查血糖、血脂、骨密度、电解质等,勿自行减量或停药)(自备)。

(2)法莫替丁20mg/片,每日2次,每次1片,口服(与醋酸泼尼松配合服用)(自备)。

(3)钙尔奇0.6g/片,每日1次,每次1片,口服(与醋酸泼尼松配合服用)(自备)。

(4)阿法骨化醇0.25μg/片,每日1次,每次1片,口服(与醋酸泼尼松配合服用)(自备)。

(5)甲氨蝶呤2.5mg/片,每周1次,每次4片,口服(每周1次,切勿过量服用)。

(6)艾拉莫德25mg/片,每日2次,每次1片,口服(自备)。

治疗结果

2017年9月14日MRI报告上腹部平扫+增强+DWI+MRCP影像学表现:肝左外叶包膜下见小斑片异常信号,T$_2$WI未见,T$_1$WI呈低信号,增强后未见明显强化;肝内血管未见狭窄或充盈缺损;脾脏未见肿大,信号均匀;胆管未见扩张;胰腺体尾部局限性增大,见直径约1.0cm的T$_1$WI稍低信号结节,增强后强化较正常胰腺低,双侧肾脏见微小类圆形无强化灶;腹主动脉周围见低信号影包绕;腹腔内无积液。

影像学诊断:IgG4相关性疾病病例:肝脏、胰尾部、腹膜后病变均较前片(2017年3月17日)大致相仿,建议随访。

病 例 2

此病例为"肝门胆管癌"经手术病理确诊IgG4相关性胆管炎。

病史摘要

患者,男性,58,因"尿色发黄加深1个月",于2011年1月14日入院。

患者1个月前发现尿色发黄呈浓茶色,就诊附近医院,生化检查提示肝酶升高伴黄疸。拟诊"肝损伤",住院隔离治疗1周,查肝炎病毒指标均为阴性,排除病毒性肝炎后为行进一步诊治就诊本院,门诊行MRI检查提示"肝门胆管壁增厚伴强化,考虑胆管源性MT可能,肝内胆管及胰管轻度扩张,肝门淋巴结肿大,肝内小囊肿"。拟"肝门胆管MT"收入院行手术治疗。患者发病来食欲可,睡眠一般,体重无明显减轻,尿色深黄,大便色白。患者患病期间接受中药治疗,具体不详。

既往史:否认高血压、糖尿病病史;否认肝炎,结核病传染病史;10年前右侧斜疝修补术;有碘过敏史:否认重要药物应用史;否认输血史。

体格检查:T:37℃,P:80次/分,R:16次/分,BP:120/80 mmHg。神志清晰,精神尚可,呼吸平稳,营养中等,表情自如,发育正常,自主体位,应答流畅,查体合作,全身皮肤黄染,无肝掌、蜘蛛痣。全身浅表淋巴结无肿大,头颅无畸形,巩膜黄染、眼球无突出、瞳孔等大等圆、对光反射灵敏,听力正常、外耳道无分泌物、耳郭、乳突无压痛,鼻中隔无偏曲、鼻翼无扇动、鼻窦区无压痛,口唇红润光泽、口腔无特殊气味、伸舌居中、扁桃体无肿大。颈软,气管居中,甲状腺未及肿大,胸廓无畸形,双肺叩诊清音,听诊呼吸音清。心前区无隆起,心界不大,心率80次/分,律齐。腹部平软,肝脾肋下未及,肝肾区无叩击痛,肠鸣音3次/分,肛门及生殖器未检,四肢脊柱无畸形,活动自如,神经系统检查(-)。

实验室检查

2011年1月15日血常规:红细胞计数4.73×10^{12}/L;血红蛋白149g/L;血小板计数170×10^9/L;白细胞计数5.56×10^9/L;中性粒细胞百分比53.2%;淋巴细胞百分比39.4%;嗜酸性粒细胞百分比1.1%;中性粒细胞数3.0×10^9/L;单核细胞数0.3×10^9/L。

肝功能:总胆红素37.5μmol/L;结合胆红素27.4μmol/L;总蛋白66g/L;白蛋白39g/L;丙氨酸氨基转移酶126U/L;门冬氨酸氨基转移酶58U/L;碱性磷酸酶93U/L;γ谷氨酰转移酶102U/L;总胆汁酸19.1μmol/L;乳酸脱氢酶156U/L;前白蛋白0.23g/L。

肾功能:尿素4.9mmol/L;肌酐71μmol/L;尿酸362μmol/L。

病毒性肝炎血清标志物:甲肝病毒抗体IgM(-);丙肝病毒抗体(-);人类免疫缺陷病毒抗体(-);梅毒特异性抗体(-),梅毒非特异性抗体(-);乙肝病毒表面抗原(-)0.348COI,乙肝病毒表面抗体>1000.0mIU/mL,乙肝病毒e抗原(-)0.098COI,乙肝病毒e抗体(-)1.41COI,乙肝病毒核心抗体(+)0.397 COI,乙肝病毒核心抗体IgM(-)。

肿瘤标志物:甲胎蛋白3.7ng/mL,癌胚抗原1.8ng/mL,糖类抗原19-9 19.3U/mL。

尿常规:蛋白(-),红细胞(-),白细胞(-),上皮细胞计数0/μL。

出凝血功能:凝血酶原时间10.8s。

辅助检查

胸部正位X线:两肺未见活动性病变。常规心电图:(-)。

2011年1月17日超声造影:肝门胆总管壁增厚,考虑MT可能,纤维组织增生不能除外,肝内胆管轻度扩张。

MRI：肝门胆总管壁增厚伴强化,考虑胆管源性MT可能,肝内胆管及胰管轻度扩张,肝门淋巴结肿大,肝内小囊肿。

胆道外科专家分析

（1）诊断与诊断依据　诊断:肝门胆管MT。患者无痛性黄疸起病,外院影像学检查提示胆管癌,进一步术中探查以及术后详细病理可最终明确疾病诊断。

（2）鉴别诊断

1）胆道结石:有发作性腹痛史,黄疸也多为间歇性,有明显的症状缓解期,胆道造影可见结石透亮影和"杯口状",且胆道壁光滑。B超、CT及MRCP可鉴别。

2）肝外胆管MT:表现为进行性加深梗阻性黄疸,中、下段胆管MT可出现胆囊肿大,B超、CT、MRCP检查可协助鉴别。

3）原发性硬化性胆管炎:MRCP及ERCP显示胆管普遍性或局限性狭窄,僵硬,临床上常出现门脉高压等表现。

4）胰头癌:无痛性黄疸进行性加重,多伴有胰管梗阻。B超及CT检查可见胰头部肿块和胰体尾部胰管显著扩张。

5）壶腹癌:黄疸可呈波动性,常合并胆管感染,大便隐血可阳性,ERCP可见十二指肠乳头隆起的菜花样肿块,胆管与胰管于汇合处中断。

（3）处理　手术探查和病理检查。

2011年1月18日行肝门胆总管切除、肝门胆管Roux-Y吻合术。探查:腹内无腹水。盆腔、腹壁、网膜无种植转移灶。肝脏无硬化。肝总管壁厚僵硬,肝十二指肠韧带及其后方、胰头上方未及明显转移淋巴结。病理未回。伤口愈合:Ⅱ甲。

手术经过:逆行切除胆囊并进行解剖,自胆囊底部游离直至胆囊管,途中所遇管道一一钳夹、离断、结扎。解剖至Calot三角,暂置一旁。肝十二指肠韧带清扫:于十二指肠上缘切开肝十二指肠韧带前面腹膜,解剖出肝总动脉、肝固有动脉及胃十一指肠动脉。切断肝动脉内侧的脂肪淋巴组织并与肝动脉分开。在胰腺上缘解剖出胆总管下端并离断,远端缝闭。暴露门静脉主干并牵开之,切断门静脉周围脂肪淋巴组织。左右肝管分叉处离断胆管,与肝动脉、门静脉外肝十二指肠韧带内脂肪淋巴组织及胆囊一并切除,胆管上切缘送冰冻。冰冻病理诊断示慢性炎症。距屈氏韧带20cm处离断小肠及其系膜,注意保护小肠血供。肝门胆管整形后,以4-0可吸收微乔线于结肠前行胆管空肠端端吻合,吻合口血供好、无张力、吻合满意。距胆肠吻合口60cm处使用国产25.5吻合器行空肠空肠端侧吻合。仔细止血,检查无活动性出血,乳胶管与负压球置于胆肠吻合口两旁,分别戳创引出。清点器械敷料无误,逐层缝合切口。术程顺利,术中出血约

50mL,未输血。标本送病理检查。

2011年1月25日病理报告(图4-2-3)

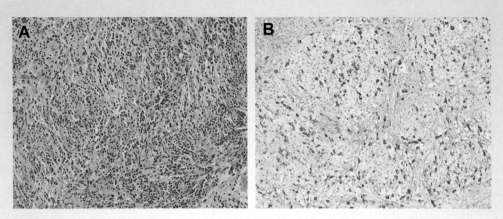

图4-2-3 IgG4病例2胆管手术标本病理

(A)胆管HE染色:胆管黏膜大量淋巴细胞、浆细胞浸润,部分区域纤维组织明显增生;(B)IgG4酶标结果提示浆细胞以分泌IgG4为主。

巨检:(胆囊)慢性炎。(胆管)黏膜下可见大量淋巴细胞、浆细胞浸润,部分区纤维组织明显增生。酶标结果提示其中浆细胞以分泌IgG4为主(IgG4>50个/HPF),符合IgG4相关性硬化胆管炎。酶标(2011-N0401):CK19(上皮+),CK7(上皮+),CD68(组织细胞+),IgG4(>50个/HPF),IgG(部分+),CD79a(+),CD4(部分+),CD8(部分+),CD3(+),CD20(+)。

2011年1月25日病理诊断:考虑IgG4相关硬化性胆管炎,另见肠黏膜慢性炎症。

消化科专家分析

IgG4相关性胆管炎(IgG4 related cholangiopathy, IAC)是一种新近发现的病因不明的胆道疾病,其生化和胆道造影表现与PSC相似,常累及肝外胆管。糖皮质激素治疗对IAC有效,常伴发自身免疫性胰腺炎(AIP)以及其他纤维化性疾病,血清IgG4水平升高和胆管内及肝组织IgG4阳性浆细胞浸润是其特征性表现。多数男性患者诊断时中位年龄是60岁左右。免疫抑制治疗有效者的长期预后良好。

如果患者伴有肝内胆管、近端肝外胆管和(或)胰腺内胆管的狭窄,硬化性胆管炎的典型胆道影像学改变者需考虑IAC诊断,但还需基于以下发现:

(1)近期胰腺癌/胆道外科手术史或胰腺针芯活检有AIP或IAC特征性组织学表现。

(2)典型的AIP影像学改变伴IgG4升高。

(3)符合以下标准中的两项:①IgG4升高:血清IgG4≥135mg/dL;②同时合并AIP,或其他脏器改变如硬化性涎腺炎、腹膜后纤维化、伴IgG4阳性浆细胞浸润的胃肠道或腹部淋巴结肿大;③胆管活组织检查示每高倍镜视野下的IgG4阳性浆细胞>10个;④对糖皮质激素显效且治疗4周拆除支架后,阻塞性胆汁淤积不复发,血清肝指标<2×ULN,IgG4和CA19-9下降。

治疗建议免疫抑制剂治疗,可明显改善IAC的炎性活动度,有报道治疗3个月后可获得完全长期缓解。病变的累及范围可能会影响药物的长期疗效,因此本病的初始治疗建议选择糖皮质激素。对近端和肝内胆管狭窄、糖皮质激素治疗期间和治疗后复发的患者,可考虑加用硫唑嘌呤2mg/(kg·d)。对一些患者来说,3个月的治疗可能已足够达到缓解,但当疾病活动度尚未停止或疾病复发时,则需长期低剂量维持治疗。

第五篇
胆汁淤积性肝病的诊断与治疗

1. 胆汁淤积的诊断方法

胆汁淤积(cholectasis)是指胆汁形成和(或)胆汁流出障碍。临床可表现为乏力、瘙痒和显著的黄疸。在无症状患者中,早期的生化异常往往表现为血清碱性磷酸酶(ALP)和γ谷氨酰转肽酶(GGT)水平升高,病情进一步发展后出现高胆红素血症。胆汁淤积可分为肝内胆汁淤积和肝外胆汁淤积。肝内胆汁淤积可来自于肝细胞功能缺陷或来自于肝内胆道末端毛细胆管的阻塞性损害。胆汁淤积也可由多种因素引起,如淋巴瘤。胆汁淤积如持续6个月以上通常被认为是慢性。大部分慢性胆汁淤积性疾病是单纯肝内胆汁淤积,但硬化性胆管炎可影响肝内的大小胆管和(或)肝外胆管。无症状患者通常在常规实验室检查时或因另一疾病随访时发现血清ALP和GGT水平的显著升高而确诊的。单纯的血清GGT水平升高对胆汁淤积的特异性差,也可因酒精及药物摄入对酶的诱导引起。单纯的血清ALP升高见于胆汁淤积性肝病,包括某些少见疾病,如进行性家族性肝内胆汁淤积症(PFIC)1或2,胆汁酸合成障碍。但也可由骨骼快速生长(如儿童)、骨病(如Paget病)或妊娠引起。专家诊断工作组对血清ALP和GGT截断值进行了讨论,建议为ALP超过正常上限的1.5倍,GGT超过正常上限的3倍。胆汁淤积性肝病的鉴别诊断很广泛(表5-1-1和表5-1-2),但首要的关键步骤是区分肝内和肝外胆汁淤积。

仔细的病史询问及体格检查对于诊断很重要且可以提供有价值的信息,在许多病例,有经验的临床医生单凭病史及体格检查就可判断胆汁淤积的性质。需要对存在的肝外疾病进行记录。完整的职业史及用药史是必要的,临床表现出现前6周之内使用过和不连续使用过的任何药物都可能与

表5-1-1　成人肝内胆汁淤积的病因

肝细胞性胆汁淤积

　　败血症、内毒素血症诱导的胆汁淤积

　　病毒性肝炎的胆汁淤积性改变

　　酒精或非酒精性脂肪性肝炎

　　药物或胃肠外营养所致的胆汁淤积

　　遗传性疾病如 BRIC、PFIC、ABCB4 缺乏、妊娠期肝内胆汁淤积(ICP)、红细胞生成性原卟啉症

　　恶性浸润性疾病:如造血系统疾病、转移癌

　　良性浸润性疾病:如淀粉样变性、肉芽肿性肝炎和其他肉芽肿病、贮积性疾病

　　副瘤综合征:如霍奇金病、肾癌

　　管壁发育异常:如先天性肝纤维化

　　结节再生性增生

　　血管性疾病如布加综合征、静脉闭塞性疾病、充血性肝病

　　肝硬化(各种原因)

胆管细胞性胆汁淤积

　　原发性胆汁性肝硬化(AMA+ / AMA-)*

　　原发性硬化性胆管炎

　　PBC 和 PSC 合并 AIH 的重叠综合征

　　IgG4 相关性胆管炎

　　特发性成人肝内胆管缺失症

　　管壁发育异常:胆汁性错构瘤、Caroli 综合征

　　囊性纤维化

　　药物性胆管病

　　移植物抗宿主病

　　继发性硬化性胆管炎:如各种胆石病、缺血性胆管病(遗传性出血性毛细血管扩张症、结节性多动脉炎和其他类型的脉管炎)与 AIDS 和其他类型的免疫抑制相关的感染性胆管炎等

注:BRIC:良性复发性肝内胆汁淤积;PFIC:进行性家族性肝内胆汁淤积。

*:AMA 阴性 ANA 阳性(Sp100 和 gp210 阳性)的原发性胆汁性肝硬化。

表5-1-2　婴幼儿或儿童肝内胆汁淤积的病因

代谢性疾病

　　累及胆管:α_1 抗胰蛋白酶贮积病,囊性纤维化

　　不累及胆壁:半乳糖血症,酪氨酸血症,脂肪酸氧化作用缺陷,脂质和糖原贮积病,过氧化物酶体病

　　胆汁功能的特异性缺陷

　　　　胆汁酸生物合成和结合性疾病

　　　　小管分泌性疾病(PFIC)

胆管缺乏

　　综合征性:Alagille 综合征(Jagged 1 缺乏)

　　非综合征性

管壁发育异常

感染

　　细菌性,病毒性

毒性

　　胃肠外营养,药物

特发性

　　新生儿肝炎

肝硬化(各种原因)

疾病有关,包括草药、维生素及其他化学物质。发热病史,尤其是伴寒战和右上腹痛时提示阻塞性疾病(尤其是胆总管结石)引起的胆管炎,但也可见于酒精性疾病,偶尔也见于病毒性肝炎。既往胆道手术史也增加了罹患胆道阻塞的可能性。最后,胆汁淤积性肝病的家族史提示遗传性疾病的可能性。一些胆汁淤积性疾病仅见于某些特殊情况(如妊娠、儿童、肝移植、HIV感染),并可能需要其他人群所不需要的特殊检查。

由于具有较高的敏感性和特异性,且具有无创性、方便性及相对价廉等优点,腹部超声检查通常是用来排除肝内、外胆管扩张和包块占位性病变的第一步。超声检查的缺点在于其检查结果与操作者有关,且在某些疾病如硬化性胆管炎中所观察到的胆道异常有可能被漏诊。而且胆总管下端及胰腺通常显示不清楚。腹部CT对读片者的依赖性弱,但涉及射线暴露,而且在显示胆道系统方面可能效果不如超声。

如果存在胆道异常,进一步的检查取决于可能的病因。单纯从诊断方面考虑,磁共振胰胆管造影术(MRCP)是显示胆道系统的安全方法。在具备最先进技术且经验丰富的医疗中心,MRCP显示胆道系统梗阻的准确性接近内镜逆行胰胆管造影术(ERCP)。超声内镜(EUS)在检测胆道结石及引起肝外胆道梗阻的病变方面与MRCP相当,在内镜中心可先于MRCP检查。

肝外胆道梗阻可由结石、肿瘤、囊肿或狭窄引起。显示胆道系统及治疗肝外胆道梗阻的金标准是ERCP,但即使是有经验的操作者,仍有较高的并发症发生率(3%~5%发生胰腺炎;当行括约肌切开术时,2%合并出血,1%合并胆管炎,0.4%发生操作相关的死亡)。因此,当考虑肝外胆道梗阻且不确定是否需要内镜干预时,应首先行MRCP或EUS,以避免不必要的ERCP。

如果影像学检查未显示机械性梗阻,则可作出肝内胆汁淤积的诊断。但是,如果患者的病史提示肝外梗阻(可能是早期胰腺或壶腹癌),临床诊断应谨慎,应重复超声检查或其他的影像学检查。

排除肝外梗阻后,肝内胆汁淤积进一步的检查取决于临床情况。

在成人慢性肝内胆汁淤积患者,进一步的检查是检测血清抗线粒体抗体(AMA)。因为在高滴度AMA(≥1/40)及胆汁淤积性血清酶谱均很高且缺乏其他解释时可诊断为PBC,PBC是小胆管胆汁淤积性疾病的主要原因。某些患者可能仍需要肝活检。对于原因不清的大多数慢性肝内胆汁淤积患者来说,如果AMA和PBC特异性抗核抗体(ANA)阴性,下一步应行MRCP。

最后,如诊断仍不明确,应行肝活检。在进行组织学评估时,应特别注意胆道的情况;在小胆管病变的患者,由于取样标本的高度差异性,活检标本应至少包含10个门管区。活检发现应分为以下几种:①累及胆道的疾病(典型的胆管损害,表5-1-3),主要病因为AMA阴性PBC、独立的小胆管PSC、ABCB4缺乏、肉样瘤病、特发性肝内胆管缺失症或迁延性药物性胆汁淤积;②不累及胆道的疾病,主要病因为一系列的贮积性或浸润型肝病,肝脏肉芽肿(不伴胆管炎)、结节性再生性增生、紫癜、窦状隙扩张和肝硬化;③仅有轻微组织学异常的肝细胞性胆汁淤积,见于良性复发性肝内胆汁淤积、雌激素或促蛋白合成糖皮质激素治疗、败血症、完全胃肠外营养或作为副瘤表现。

评估成人胆汁淤积的一般流程见图5-1-1。

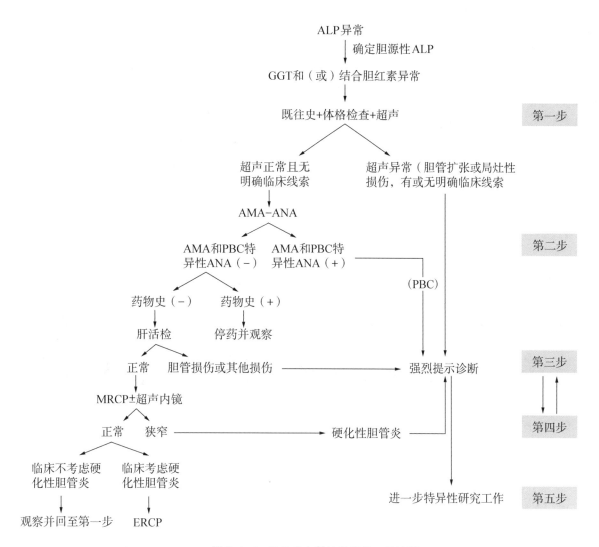

图5-1-1　评估成人胆汁淤积的一般流程

ANA:抗核抗体;ALP:碱性磷酸酶;GGT:谷氨酰转肽酶;AMA:抗线粒体抗体;PBC:原发性胆汁性肝硬化;MRCP:磁共振胆管造影;
ERCP:经内镜逆行胰胆管造影。

表5-1-3　典型的胆管损害及其主要原因(肝移植除外)

非化脓性破坏性胆管炎
　　原发性胆汁性肝硬化
　　原发性硬化性胆管炎
　　自身免疫性肝炎
　　药物性胆管炎
　　肉样瘤病
　　ABCB4缺乏
　　丙型、乙型、戊型肝炎

（续表）

纤维闭塞性胆管炎
    原发性硬化性胆管炎
    继发性硬化性胆管炎
    IgG4相关性胆管炎
    肉样瘤病
其他胆管炎（不常见）
    恶性胆管炎
    淋巴瘤（霍奇金淋巴瘤或非霍奇金淋巴瘤）
    系统性肥大细胞增多症
    朗格罕细胞组织细胞增多病
    中性粒细胞性胆管炎：中性粒细胞性皮病
管壁发育异常
    胆管错构瘤
    Caroli综合征
    先天性肝纤维化

推荐

（1）详细的病史和体格检查是必需的（Ⅲ/C1）。

（2）超声是区分肝内和肝外胆汁淤积首选的非创伤性影像学检查方法（Ⅲ/C1）。

（3）成人慢性肝内胆汁淤积需检测血清AMA（Ⅲ/C1）。

（4）对于无法解释的胆汁淤积的患者，下一步骤是行MRCP检查（Ⅲ/C1）。

（5）EUS是除MRCP外另一可评估远端胆管梗阻的方法（Ⅱb/B1）。

（6）诊断性ERCP应用于那些被高度选择的患者，由于ERCP相关的发病率及死亡率，如果不是考虑ERCP作为治疗方法，宁可选择MRCP或EUS而不是ERCP（Ⅱb/A1）。

（7）对于无法解释的肝内胆汁淤积和AMA阴性患者考虑肝活检（Ⅲ/C1）。

（8）对于AMA阴性及肝活检发现可能与PBC或PSC相符的患者，如果可能的话，应考虑ABCB4基因（编码毛细胆管磷脂输出泵）检测。

2. 原发性胆汁性肝硬化

2.1 原发性胆汁性肝硬化的诊断

PBC患者临床可表现为疲劳、皮肤瘙痒伴或不伴黄疸，但大部分患者在诊断时常无明显症状。首诊很少有患者出现进展期肝病表现和门静脉高压并发症（如腹水、肝性脑病或食管静脉曲张破裂出血）。近来，结合异常血清肝生化指标(肝源性ALP升高,持续6个月以上)和血清AMA滴度(≥1/40)可确诊PBC。PBC特征性胆管组织学病变可明确诊断。AMA阳性且ALP正常的患者在随访期间进展为PBC的风险很高。

2.1.1 实验室检查

生化指标:PBC患者血清ALP和GGT升高,血清丙氨酸氨基转移酶(ALT)和门冬氨酸氨基转移酶(AST)和结合胆红素也可升高,但不具有诊断价值。对于ALP和GGT正常但具有特征性PBC血清学改变的患者,应每隔一年重新评估一次临床和生化指标。典型PBC患者的血清IgM水平可显著升高。像其他胆汁淤积情况一样,血清胆固醇水平通常升高。凝血酶原时间、血清白蛋白和结合胆红素的改变仅见于晚期患者。

免疫学指标:AMA是PBC的诊断标志物,90%以上的患者可以检测到血清AMA,其诊断PBC的特异性大于95%。AMA活性可通过免疫荧光法检测,滴度≥1/40为阳性。线粒体靶抗原分子的确立和进一步重组蛋白免疫酶检测法的建立,使得本试验的敏感性和特异性得到提高。AMA-M2(PDC-EC抗体)可能是一个有用的检测指标。至少30%的PBC患者血清中可检测到非特异性ANA。ANA可通过间接免疫荧光技术检测,ANA抗核内多蛋白复合体和核周包膜蛋白,如抗Sp100和抗gp210对PBC有较高的特异性(>95%),AMA阴性时可作为PBC的标志物,但其敏感性较低。

2.1.2 组织学

对于具有胆汁淤积性血清酶谱改变且血清AMA阳性的患者,肝活检不再是PBC诊断所必需,但肝活检对评估PBC的活动度和疾病分期仍有一定意义。Ludwig和Scheuer等根据胆管损伤、炎症和纤维化程度提出了PBC的组织学分期(1~4期)标准。局灶性胆管闭塞伴肉芽肿形成是PBC的特异性胆管损害,对PBC的诊断具有特异性。PBC的肝脏并不一定均一受累,4期病理特征可同时见于同一个活检标本,因此,在行组织学分期时应选取最严重的病变。

2.1.3 影像学

血清ALP和GGT升高的所有患者,都有指征行腹部超声检查以排除肝内、外胆管扩张或局灶性肝脏病变。PBC没有特异性的超声下表现,尤其是胆道系统常表现为正常。晚期PBC超声下表现为肝硬化。

推荐

(1)成年患者若出现不能解释的ALP升高、AMA阳性(≥1/40)和(或)AMA-M2阳性,即可诊断PBC。此类患者的诊断无需行肝活检,但活检有助于评估疾病的活动度和分期(Ⅲ/A1)。

(2)PBC特异性抗体阴性时,肝活检对于PBC的诊断时必需的。当出现血清氨基转移酶和(或)血清IgG水平不均衡性升高时,肝活检有助于发现其他疾病的病情进展(Ⅲ/C1)。

(3)AMA阳性且肝功能正常者需每年随访评估胆汁淤积相关的生化指标(Ⅲ/C2)。

2.2 PBC 的治疗

2.2.1 熊去氧胆酸

二十多年来,基于安慰剂对照试验和最新的长期病例对照研究结果,越来越多的证据提示熊去氧胆酸(UDCA)(每日 13~15mg/kg)可用于 PBC 的治疗。已经证实,在各种胆汁淤积性疾病中,UDCA 有抗胆汁淤积的作用。临床和实验研究发现熊去氧胆酸存在多种作用机制和多个作用位点,从而发挥其临床作用。熊去氧胆酸抗胆汁淤积的功效可能取决于胆汁淤积的类型。PBC 早期,熊去氧胆酸主要保护受损胆管细胞免受胆汁酸的毒性作用。而在进展期胆汁淤积中,熊去氧胆酸主要通过转录后调控机制,包括刺激合成、靶向作用和转运体顶膜插入来刺激受损肝细胞的分泌。此外,刺激胆管碱性胆汁分泌及抑制胆汁酸诱导的肝细胞和胆管细胞凋亡,均有利于熊去氧胆酸在 PBC 患者中发挥有效作用。

在一些大规模试验中,与安慰剂相比,熊去氧胆酸能显著降低 PBC 患者的血清胆红素、ALP、GGT、胆固醇和 IgM 水平,改善肝脏组织学,但对疲劳和皮肤瘙痒症状无明显改善作用。疾病早期即开始接受熊去氧胆酸长期治疗的患者,PBC 的组织学进展延缓。但是,上述研究都没有提示熊去氧胆酸对改善 PBC 患者的生存期有明确效果。一方面可能由于患者数量有限;另一方面可能由于 PBC 进展缓慢,而上述研究的观察期较短。仅有的一项综合分析显示熊去氧胆酸可改善 PBC 患者的生存率,其原始数据来源于法国、加拿大和 Mayo 医院随访 4 年的患者。在这项分析中,熊去氧胆酸治疗使得肝移植或死亡风险显著下降。但该疗效仅见于中重度 PBC 患者,而轻度患者[(血清胆红素 < 1.4mg/dL(24μmol/L),组织学改变 Ⅰ 期或 Ⅱ 期]因 4年中未进展为终末期肝病,因此,无法观察熊去氧胆酸在这部分患者中对肝移植或死亡风险的疗效。

一些 Meta 分析结果对熊去氧胆酸可改善 PBC 生存率提出了质疑,这些 Meta 分析纳入的多数是观察期在 2 年内的临床试验或使用了无效剂量熊去氧胆酸的临床试验。对于未加干预、病程估计在 10~20 年的疾病而言,3 个月~2 年的临床试验更适合观察药物对血清生化指标的疗效,但对于生存率分析则有削弱信息量的风险。因此,在剔除短期(< 24 个月)和使用无效剂量(每日 < 10mg/kg)的临床试验后,Meta 的分析结果显示,长期熊去氧胆酸治疗能显著提高非肝移植患者的生存率,延缓早期 PBC 的组织学进展。

近期研究证实,维持 10~20 年以上、标准剂量(每日 13~15mg/kg)的熊去氧胆酸治疗对改善 PBC 患者的长期生存率有益。早期 PBC 患者接受熊去氧胆酸治疗后的非移植生存率与年龄、性别匹配的健康对照组相近,且与治疗开始时经 Mayo 危险评分估算的 PBC 生存率相比有所提高。值得关注的是,对熊去氧胆酸具有"良好生化应答"("巴塞罗那"标准定义为:治疗 1 年后,ALP 下降>40% 或降至正常值)的患者,随访 14 年的非移植生存率高达 95%,与正常人群相当。一项大规模独立队列研究肯定了"巴塞罗那"标准对 PBC 预后的判断。治疗 1 年后,血清胆红素≤1mg/dL(17μmol/L)、ALP≤3×ULN、AST≤2×ULN(即符合"巴黎标准")的 PBC患者,其 10 年非移植生存率高达 90%(vs 51%)。因此,对熊去氧胆酸治疗未达到"良好生化应答"的患者应选择其他补充治疗。

2.2.2 糖皮质激素和其他免疫抑制剂

泼尼龙可改善PBC患者的肝功能和肝脏组织学,但会显著破坏PBC患者的骨密度,所以不宜长期使用。泼尼龙(10mg/d,9个月)联合熊去氧胆酸(每日10mg/kg)治疗,较熊去氧胆酸单药更能改善早期PBC的各种肝脏组织学表现。

布地奈德联合熊去氧胆酸可改善早期PBC的生化指标和肝脏组织学,但对晚期PBC疗效不佳。对熊去氧胆酸单药治疗反应不佳的早期PBC患者,布地奈德联合熊去氧胆酸长期治疗安全,且可延缓或预防肝移植的发生。伴门静脉高压的Ⅳ期PBC患者短期应用布地奈德,有形成门静脉血栓的报道。因此,布地奈德不宜用于肝硬化患者。

对其他免疫抑制剂如硫唑嘌呤、环孢素A、甲氨蝶呤、苯丁酸氮芥和麦考酚酯的研究显示,长期应用可能有效、无效或存在潜在危害,因而不推荐用于PBC的标准治疗。

2.2.3 抗纤维化因子

秋水仙碱在PBC治疗中的地位次于熊去氧胆酸。与熊去氧胆酸单独应用相比,秋水仙碱联合熊去氧胆酸并不能显著改善患者的症状、血清肝功能、血清纤维化指标和肝脏组织学。因此,目前不推荐熊去氧胆酸联合秋水仙碱治疗PBC。

D-青霉胺对PBC治疗无效,且具有严重不良反应。

2.2.4 其他药物

马洛替酯、沙利度胺、水飞蓟宾和阿托伐他汀对PBC的治疗无效。部分对熊去氧胆酸反应不完全的患者,舒林酸和过氧化物酶体增殖物激活受体-α(PPARα)激动剂苯扎贝特能改善肝功能,值得进一步研究。另有报道,2例女性PBC患者于乳腺癌术后接受三苯氧胺治疗ALP水平下降。

亦有研究观察了抗反转录病毒药物治疗PBC的疗效。拉米夫定单药或联合齐多夫定可轻微改善患者的临床症状和生化指标。齐多夫定可在一定程度上改善某些肝脏组织学表现,但该发现还有待进一步随机试验的证实。

2.2.5 肝移植

肝移植可显著提高晚期PBC患者的生存率。PBC肝移植的指征与其他原因引起的肝衰竭相同:如生活质量严重低下的失代偿期肝硬化,伴顽固性腹水、自发性细菌性腹膜炎、复发性静脉曲张破裂出血肝性脑病或肝细胞癌且预期生存期少于1年的患者。此外,严重的难治性瘙痒症也可考虑行肝移植。当患者胆红素接近103μmol/L(6mg/dL)、Mayo危险评分≥7.8、MELD评分>12时,应该转入移植中心进行移植评估。

多个移植中心报道,肝移植术后1年生存率>90%,5年生存率为80%~85%。许多患者在原位肝移植术后没有肝病征象,但AMA状态不变。肝移植术后的疾病复发率是18%,但极少发生供体衰竭。

推荐

（1）PBC患者包括无症状者，应长期（Ⅱb/B1）服用熊去氧胆酸（每日13~15mg/kg）（Ⅰ/A1）。

（2）早期PBC患者和对熊去氧胆酸应答良好的PBC患者（Ⅱb/B1），熊去氧胆酸长期疗效良好。目前，熊去氧胆酸治疗1年后应答良好定义为血清胆红素17μmol/L（≤1mg/dl）、ALP≤3×ULN、AST≤2×ULN（"巴黎标准"）或ALP下降40%或降至正常值（"巴塞罗那"标准）（Ⅱb/B1）。

（3）目前，就如何治疗对熊去氧胆酸应答不完全的PBC患者尚未达成共识。推荐对非肝硬化的PBC患者（Ⅰ~Ⅲ期）（Ⅲ/C2）联合熊去氧胆酸和布地奈德（6~9mg/d）治疗。仍需开展关于此方案或其他联合方案的研究。

（4）对于血清胆红素超过103μmol/L（6mg/dL）、生活质量严重低下的失代偿期肝硬化，伴顽固性腹水、自发性细菌性腹膜炎、复发性静脉曲张破裂出血、肝性脑病、肝细胞癌且预期生存期不足1年的晚期PBC患者，强烈推荐行肝移植（Ⅱb/A1）。

3. PBC和AIH重叠综合征

PBC和AIH一般被认为是不同的肝病，然而，有些患者或先后或同时在临床、生化、血清学、伴或不伴组织学特征出现这两种疾病的表现，临床上并不少见，"重叠综合征"就是用来描述这一现象。目前，PBC和AIH重叠综合征的发病机制仍存在争议，究竟是一种独立疾病还是属于PBC或AIH的变异仍不明确。不同观点认为其病理生理机制如下：①可能是两种独立的自身免疫性肝病的纯粹巧合；②同属一种自身免疫病，但不同的遗传背景导致了不同的临床、生化和组织学表现；③2种自身免疫病的中间状态。

3.1 诊断

目前，PBC-AIH重叠综合征的诊断标准尚未完全确立，"重叠综合征"这一术语在肝病学方面已被过度使用。PBC和AIH的诊断需联合血清、生化和组织学特征。任何单一指标都没有绝对特异性，需更多依赖其在某一诊断标准中的相对权重以及不同情况下连续变量的临界值。由国际自身免疫性肝炎小组（IAIHG）制定的出于科研目的的"1999评分系统"包括了AIH的典型特征，并提供了AIH的诊断标准。然而，这一评分系统的实用性存在问题，因为按此评分有重叠综合征表现的患者很少能"确诊"为AIH，而事实上近20%的PBC患者被归类为"可能"AIH重叠。IAIHG提出的简化的诊断评分还未在可疑的PBC-AIH重叠综合征中验证。为区分PBC与PBC-AIH重叠综合征，现提出一种基于PBC和AIH主要特征的诊断方案，即"巴黎标准"，该方案要求至少同时具备2种疾病的2~3个诊断指标才能诊断PBC-AIH重叠综合征（表5-1-4），其中组织学表现中重度淋巴细胞碎屑样坏死（界面性肝炎）是诊断所必需的。

表5-1-4 PBC-AIH重叠综合征的诊断标准（巴黎标准）

PBC诊断标准

 （1）ALP>2×ULN 或 GGT>5×ULN

 （2）AMA≥1∶40

 （3）肝组织学示红色胆管损害

AIH诊断标准

 （1）ALT>5×ULN

 （2）IgG>2×ULN 或抗平滑肌抗体(SMA)阳性

 （3）肝组织学示中度或重度门管周围或间隔区淋巴细胞碎屑样坏死

除了最常见的PBC和AIH同时出现这一类型，还有从PBC发展到AIH或相反的类型，称之为"序贯综合征"。PBC的基线情况和对熊去氧胆酸的初步反应不能预测AIH的"序贯"发生。另外，AMA阴性的PBC和AIH重叠也有报道。

PBC-AIH重叠综合征准确的患病率不详，但近10%的AIH或PBC成年患者可能属于该范畴。该综合征的患者较单纯PBC患者病情更严重，预后更差。这提示我们一旦诊断PBC，就应进一步了解有无重叠综合征。

3.2 治疗

PBC-AIH重叠综合征发病率较低，对此病进行对照性治疗试验非常难。因此，相关治疗建议主要是基于PBC和AIH的治疗经验，以及回顾性的非随机研究。PBC-AIH重叠综合征在熊去氧胆酸治疗基础上，是否需要免疫抑制剂仍存在争论。一项队列研究中，12例PBC-AIH重叠综合征和159例单纯性PBC患者，服用熊去氧胆酸4个月的生化反应和生存率非常相似。但是，在其他队列研究中，大多数患者需要添加免疫抑制治疗才能获得完全的生化反应。在一项最大规模随访长达7年半的研究中，17例患者单用熊去氧胆酸或熊去氧胆酸与免疫抑制剂联合治疗。在单用熊去氧胆酸的11位患者中，仅有3位患者AIH的相关特征有生化学应答（ALT<2×ULN 和 IgG<16 g/L），而另外8例没有应答的患者纤维化进展到4期。总的来说，接受熊去氧胆酸单独治疗的无肝硬化患者(4/8)比接受联合疗法(0/6)的患者肝纤维化更容易进展(P=0.04)。这些结果说明联合疗法（熊去氧胆酸和糖皮质激素）是PBC-AIH重叠综合征的最佳治疗选择。另一种治疗方法是：开始时单用熊去氧胆酸，如果在某一恰当的时间段内（比如3个月）没有达到充分的生化应答，应加用糖皮质激素。开始阶段泼尼松使用量是每日0.5mg/kg，一旦ALT水平出现应答就要逐步减量。布地奈德是AIH一个非常有效的治疗药物，在一些PBC-AIH重叠综合征患者中治疗也有效。其他免疫制剂如硫唑嘌呤，对这些患者的长期治疗情况尚不清楚，但硫唑嘌呤在AIH中的成功应用，使其成为长期免疫抑制治疗中糖皮质激素最有希望的替代品。值得注意的是，与典型AIH相比，PBC-AIH重叠综合征中免疫抑制剂的治疗剂量低，撤药成功率高。有报道对糖皮质激素抵抗的患者，采用其他免疫抑制剂如环孢素A也有效。

熊去氧胆酸治疗的PBC患者，如进展为AIH（序贯综合征），需用免疫抑制治疗。

（1）PBC-AIH重叠综合征建议使用表5-1-4所示的严格诊断标准（Ⅲ/C2）。

（2）由于对治疗的潜在影响，PBC患者一经确诊就需排除PBC-AIH重叠综合征的可能（Ⅲ/C2）。

（3）熊去氧胆酸联合糖皮质激素是PBC-AIH重叠综合征的推荐治疗方案（Ⅲ/C2）。另一疗法为起始时单用UDCA，如在某一时间段内（如3个月）没有达到充分的生化应答，则应加用糖皮质激素。需要长期使用免疫抑制剂的患者需考虑应用糖皮质激素助减剂（Ⅲ/C2）。

4. 原发性硬化性胆管炎

PSC是一种慢性胆汁淤积性肝病，其特征是同时累及肝内外胆管系统的炎症性和纤维化改变疾病。该病可以导致不规则的胆管闭塞，包括多病灶的胆管狭窄形成。PSC是一种进展性疾病，最终将发展为肝硬化和肝衰竭。PSC的病因学仍未明确，但有证据显示与遗传易感性因素相关。男性与女性的比例约为2∶1。PSC可发生在儿童或老年人，但诊断的中位年龄是40岁左右。高达80%的PSC患者伴发炎症性肠病（IBD），主要为溃疡性结肠炎（UC）。因此，"典型"PSC是好发于青壮年，生化和（或）临床表现为胆汁淤积性肝病且常伴有IBD的一类疾病。

4.1 原发性硬化性胆管炎诊断

无其他原因可以解释的胆汁淤积血清标志物（ALP、GGT）升高，MRCP或ERCP显示有特征性的胆管改变（多中心狭窄和节段性扩张），且排除引起继发性硬化性胆管炎和其他胆汁淤积性病变，则可做出PSC诊断。临床、生化和组织学表现符合PSC特征，但胆道造影正常的患者属小胆管PSC。

4.1.1 症状和体征

约50%的初发PSC患者有症状。典型症状包括瘙痒、右上腹疼痛、疲倦、体重减轻和发热、寒战发作，有报道这些表现可发生于不同数量的患者。而诊断PSC时出现肝硬化和门静脉高压性腹水和静脉曲张破裂出血症状的情况较少见。诊断PSC时体检发现肝脾肿大最常见。进展期PSC的一个并发症是骨质疏松，但比较PBC患者报道的少见。脂肪吸收不良性脂肪泻和脂溶维生素吸收不良仅发生在长期胆汁淤积的情况。

4.1.2 生化检测

PSC最常见的生化指标异常是血清ALP值升高。但若临床疑诊PSC，即使ALP活性正常也不能排除PSC。大部分患者诊断时有血清氨基转移酶水平升高，典型患者比正常上限升高2~3倍，但血清转氨酶水平也可正常。高达70%的患者诊断时血清胆红素水平正常。有报道61%患者IgG水平升高，最常见的比正常上限值升高1.5倍。在一项回顾性队列研究中，9%的PSC患者被报道有轻度IgG4水平升高，但这些患者的总IgG值未报道。目前仍不清楚是否这些患者是IgG4相关性胆管炎而不是PSC。有报道高达45%的PSC

患者存在 IgM 水平的升高。

4.1.3 自身抗体

在 PSC 人群中曾检测出不同的自身抗体。最常见的自身抗体是 pANCA(26%~94%)、ANA(8%~77%)和 SMA(0%~83%)。PSC 患者中,pANCA 形式是"非典型的",因为该抗原存在于胞核而不是胞质。非典型的 pANCA 常常出现在 UC 和 AIH 中,它在 PSC 诊断中的特异性低。ANA 和 SMA 滴度阳性也是非特异性的。确诊 PSC 并不需要做常规的自身抗体检测。怀疑患者有"自身免疫"特征,ANA 和 SMA 检测有助于区别 PSC 亚型,对治疗选择有帮助(见"PSC-AIH 重叠综合征")。

4.1.4 肝脏活检

肝脏组织学证据可以支持 PSC 的诊断,但它们是非特异性的且有较大程度的差异。PSC 病变进展可分为 4 期。早期病变(第 1 期,门脉期)局限于门管区。其特征包括门脉肿胀、中度门脉性肝炎、伴胆管内淋巴细胞浸润的非损伤性胆管炎和胆管增生。可能会出现胆管周围纤维化和纤维化-闭塞性胆管炎。第 2 期(门脉周围期),损伤进一步发展,出现门脉周围纤维化、有时伴肝炎,门脉管腔常扩大。第 3 期(间隔期),发展成桥接的纤维性间隔,同时出现胆管消失。第 4 期为肝硬化特征。胆管周围集中的纤维化高度提示 PSC,但是 PSC 中该变化在细针穿刺肝活检时较少见,且同样可能与其他疾病相关。由于标本的差异性和肝脏不均一受累,组织学可以只观察到轻微病变,甚至也可能是正常的。血清氨基转移酶水平相对较高的 PSC 患者,尤其伴有 ANA 和(或)SMA 阳性及 IgG 水平显著增高者,肝脏活检可能显示为 PSC-AIH 重叠综合征。

4.1.5 影像学

超声检查(US):US 不能诊断 PSC,超声显像往往是正常的,但可能观察到有胆管壁增厚和(或)局灶性胆管扩张。有报道高达 41% 的 PSC 患者在普通 US 检查或胆管造影术时存在 1 项或多项胆囊异常,包括:胆囊壁增厚、胆囊增大、胆石症、胆囊炎和肿块病变。

胆管造影术:详细的胆道造影学评估胆道系统对 PSC 的诊断是必要的。必须同时对肝内胆管做充分显影,以免忽视轻微病变而产生假阴性结果。PSC 的特征性胆管造影学改变包括:管壁不规则、广泛多灶、短环状狭窄,间隔以正常或轻度扩张的胆管,从而形成串珠状结构。偶有管壁外凸产生憩室表现。疾病进展期可见长的融合性狭窄。在大部分病例中,肝内外胆管同时受累。文献报道不同比例患者(<25%)仅存在肝内病变,而损害局限于肝外胆管者更少见(通常<5%),PSC 的诊断必须建立在肝内胆管充分显影的基础上。由于肝内胆管异常同样可见于其他慢性肝病,仅存在肝内病变的 PSC 时诊断必须非常谨慎。有些病例中胆囊和胆囊管均有受累,同样文献报道不同数量的 PSC 患者还存在胰管异常而表现为慢性胰腺炎。

ERCP 一直是诊断 PSC 的金标准,但 ERCP 有一定的并发症如胰腺炎和败血症。临床医生在评估胆汁淤积时不太愿意采用 ERCP,因此,PSC 最容易被漏诊。MRCP 是一种无创性检查方法,现在,有经验的医学中心常规对疑似 PSC 的病例行 MRCP 检查以作为初步的诊断方法。虽然 MRCP 显示胆管的效果不如 ERCP,但对比 ERCP 和 MRCP 的研究显示两者有相似的诊断准确性。MRCP 诊断 PSC 的敏感性和特异性分别为≥80% 和≥87%,其在观察梗阻近端的胆道方面更具优势。该方法同样可显示胆管壁内改变、肝实质及其他器官的病理变化。然而,当患者仅是轻度 PSC 改变且无胆道扩张时,MRCP 可能会漏诊。因此,应警惕

MRCP正常者仍需排除早期PSC。对于难以确诊者来说,诊断性ERCP仍然有意义。

4.1.6 小胆管PSC

小胆管PSC是指符合PSC临床、生化和组织学特征,但胆管造影正常的一类疾病。一项报道将小胆管PSC诊断局限于小胆管PSC同时伴发IBD者,然而其他研究发现,小胆管PSC伴发IBD仅占一定比例(50%~88%)。因为其他类型胆汁淤积性疾病如ABCB4缺乏,组织学表现与小胆管PSC相符,所以这些研究可能存在将这类患者纳入研究病例中的风险。为排除局限性肝内PSC,必须进行高质量的胆道造影检查。将来MRCP检查阴性且伴发IBD的胆汁淤积患者即可诊断小胆管PSC,但没有IBD的患者必须有ERCP正常以及ABCB4突变分析阴性的结果。小胆管PSC的诊断标准目前仍然存在争议。

4.1.7 PSC与继发性硬化性胆管炎的鉴别诊断

诊断PSC前必须排除引起继发性硬化性胆管炎的一些病因,如既往胆道手术史、胆道结石症和某些易误诊为PSC的疾病如胆道肿瘤,但PSC有时也可导致胆道结石症和胆道肿瘤。PSC临床和胆道造影结果往往与胆管内结石疾病、胆囊切除手术创伤、腹部损伤、动脉内化疗和反复发作的胰腺炎相关。还有些不同的疾病可产生与PSC特征混淆的情况,包括IgG4相关性胆管炎、自身免疫性胰腺炎、肝脏炎性假瘤、嗜酸细胞性胆管炎、肥大细胞胆管炎、门脉高压性胆道疾病、AIDS相关性胆道病、反复发作性化脓性胆管炎和缺血性胆管炎等。因为PSC患者本身可能实施过胆道外科手术或伴有胆管内结石病,甚至胆管癌(CCA),区别原发性和继发性硬化性胆管炎可能特别困难。在判断胆道影像学异常是源于PSC还是继发于非PSC所致的良恶性胆道狭窄时,需要考虑下列因素,如临床病史、异常胆道影像的分布情况及伴发的IBD等。

推荐

(1)MRCP示有典型PSC改变且排除继发性硬化性胆管炎,无其他可解释的胆汁淤积生化指标升高者可诊断PSC(Ⅱb/B1)。肝活检并非诊断PSC所必需,但其可评估疾病的活动度和分期。

(2)高质量MRCP正常者,诊断小胆管PSC需做肝活检(Ⅲ/C2)。同样,血清氨基转移酶和(或)IgG水平不对称性升高者,可行肝活检以帮助判断伴发的其他疾病(Ⅲ/C1)。

(3)考虑ERCP的指征。

(4)如果高质量MRCP仍不能确诊者,ERCP有典型表现者可诊断PSC(Ⅲ/C2)。

(5)伴发IBD患者,但高质量MRCP正常,且高度怀疑PSC者可行ERCP(Ⅲ/C2)。

4.2 随访

4.2.1 IBD和结肠癌风险

PSC与IBD密切相关,西方国家PSC人群伴发IBD的概率高达60%~80%,而日本近期的一项研究报道在391例患者中仅125例伴发IBD病史。PSC伴发IBD病例大多数是UC(80%),克罗恩病约10%,另外10%

归类于不确定性结肠炎。IBD可诊断于PSC病程的任何时期,但大部分患者的IBD常先于PSC发生。由于与PSC伴发的结肠炎多为轻度,有时甚至无症状,因此建议将结肠镜加活检作为诊断PSC的常规检查。IBD患者需随访和监视营养不良、肿瘤情况,因为PSC合并UC患者较单纯UC患者发生营养不良和结肠肿瘤的风险明显增加。与没有PSC的UC患者比较,PSC的结肠炎更多见全结肠炎(87%:54%)、倒灌性回肠炎(51%:7%)和溃疡性直肠炎(52%:6%)。PSC合并克罗恩病患者的特征是仅累及结肠。建议对伴有结肠炎的PSC患者自确立PSC诊断起实行每年结肠镜加活检的监测方案。

4.2.2 PSC中肝胆道恶性肿瘤

PSC与肝胆道恶性肿瘤患病风险增高相关,尤其是胆管癌(CCA)。瑞士的一项PSC患者大规模队列研究,对患者进行了5.7年(中位时间)的随访,观察到肝胆道恶性肿瘤(CCA)、肝细胞肝癌(HCC)和胆囊癌发生率约13.3%,比正常人群风险增加161倍。CCA是目前最常见的发生于PSC的肝胆恶性肿瘤,累积生存期内发病率为10%~15%,PSC患者中胆囊癌和HCC发病率最高分别可达2%。PSC中的CCA患者中,高达50%是在PSC诊断后第1年被诊断的。第1年以后,其年发病率是0.5%~1.5%。尽管高龄、酗酒、吸烟和诊断PSC前长期IBD病史以及结肠恶性肿瘤病史等因素,能增加PSC患者患CCA的风险,但是目前临床上仍没有提示预后的确切变量,需进一步寻找CCA相关的基因标志物。PSC患者合并CCA的症状使得其很难和PSC不伴恶性肿瘤者相区别,但当病情迅速恶化时要考虑到CCA的存在。

血清肿瘤标志物CA19-9的中位值,在合并有CCA的PSC患者中较无CCA者显著增高。但对个体而言,CA19-9不能用于鉴别PSC是否伴发CCA。通过影像学检查如US、CT、MRCP/MRI以及ERCP来鉴别PSC良恶性改变同样比较困难。血清CA19-9结合横断面肝显像可作为一种有效的筛查方法,但是仍需进一步的确诊手段。FDG-PET结合CT/MRI是否更有效仍待证实。ERCP时细胞学刷检和活检,可提高PSC伴CCA的诊断准确性,但是必须用更先进的方法包括数字影像分析法(DIA)和荧光原位杂交法(FISH)对细胞标本进行确认。

PSC的胆囊肿块病变常表现为腺癌(>50%),与病变大小无关。因此伴胆囊肿块甚至肿块直径<1 cm的PSC患者,建议行胆囊切除术。瑞士的一项队列研究发现:与匹配的对照人群相比,PSC中胰腺癌的患病风险增高了14倍,但PSC中其发生率显著低于肝胆系统恶性肿瘤,因此,目前不推荐将胰腺癌作为常规筛查项目。

推荐

(1)PSC一经确诊,如不伴有IBD,需行全结肠镜加活组织检查,对伴结肠炎的PSC患者,自确诊PSC起,需每年进行1次(或根据个体情况每1~2年1次)结肠镜检查(Ⅲ/C1)。

(2)有胆囊异常者需考虑每年行腹部超声检查(Ⅲ/C2)。

(3)目前尚无可推荐用于早期发现胆管癌的生化标志物或影像学方法。临床提示有胆管癌可能时,建议行ERCP加细胞学刷检和(或)活检(Ⅲ/C2)。

4.3 原发性硬化性胆管炎的治疗

4.3.1 熊去氧胆酸

如前所述,熊去氧胆酸是一种治疗PBC的有效药物。因此熊去氧胆酸同样可能成为治疗PSC的潜在候选药物。早在20世纪90年代,一些小规模的临床试验发现熊去氧胆酸每日10~15 mg/kg可使PSC患者出现生化指标的改善,部分患者有组织学改善。Lindor在1997年的一项较大规模临床研究中,选取了105例患者进行双盲安慰剂对照试验,应用熊去氧胆酸13~15 mg/kg 2年。结果提示,血清肝功能改善,但症状和最重要的评估疾病分期的肝脏组织学未见改善。有研究每日应用大剂量20~25mg/kg熊去氧胆酸可显著改善肝硬化的组织学分级和PSC的胆管造影表现,同样观察到有生化学改善。每日应用25~30mg/kg熊去氧胆酸的一项短期开放研究中,Mayo风险评分后显示生存率显著改善,但该研究缺乏直接评价该病进展的指标如肝活检或胆管造影。另一项2年的初步临床研究中,随访30例使用熊去氧胆酸的患者得出肯定性结论:小剂量组(每日10mg/kg)和标准剂量组(每日20mg/kg)预期生存率有改善倾向,大剂量组(每日30mg/kg)预期生存率有显著改善。斯堪的纳维亚的熊去氧胆酸试验它收集了最大规模的PSC病例(n=219)且治疗期最长(5年),熊去氧胆酸剂量每日17~23mg/kg。该研究显示熊去氧胆酸治疗组生存率较对照组有增高趋势。尽管它收集的病例数最多,但得出有显著差异的结论尚不够有力。与其他研究相比,该研究的生化结果出人意料的差,这可能与部分研究人群依从性差有关。近期一项对150例PSC患者使用高剂量熊去氧胆酸每日28~30mg/kg 5年以上的多中心研究被中止,因为该研究中虽然整个熊去氧胆酸组出现生化指标改善,但熊去氧胆酸治疗组达到初期终点如需肝移植或疾病进展到胃食管静脉曲张的风险增高。因此,目前熊去氧胆酸在减缓PSC相关肝病进展中的作用仍不明确,而且高剂量熊去氧胆酸可能对晚期PSC不利。

熊去氧胆酸研究提示可预防PSC伴IBD患者结肠癌的发生。一项交叉试验收集了59例PSC伴UC病例,进行结肠镜监测后发现:服用熊去氧胆酸的患者发生结肠异常增生的风险显著减少,虽然对照组发生异常增生的比例特别高。在一项回顾性队列研究发现,28例熊去氧胆酸治疗的PSC伴UC病例为一组,92例无熊去氧胆酸治疗的PSC伴UC病例为一组,结果发现:熊去氧胆酸治疗组发生结肠异常增生和瘤变的风险有降低趋势(调整后相对危险度0.59,95%*CI* 0.26~1.36,*P*=0.17),死亡率也降低(调整后相对危险度0.44,95%*CI* 0.22~0.90,*P*=0.02)。第3项研究随访了随机安慰剂对照熊去氧胆酸试验中355例患者中的52例PSC伴UC患者,该研究显示,熊去氧胆酸治疗患者发生结肠异常增生或癌症的风险显著降低,其相对风险值降至0.26(95%*CI* 0.06~0.92,*P*=0.03)。

熊去氧胆酸降低发生CCA风险方面的有限证据来自于观察性研究。斯堪的纳维亚和美国的随机安慰剂对照熊去氧胆酸试验分别纳入了219例和150例PSC患者,这两项试验都没有观察到熊去氧胆酸治疗组和安慰剂组之间CCA的发生存在差异。一项德国的队列研究纳入了150例患者,使用熊去氧胆酸治疗并随访6.4年。该研究发现5例患者发生CCA(3.3%),是PSC中CCA预期发生率的一半。对255例列入肝移植名单中的PSC患者进行长达11年的研究发现缺乏熊去氧胆酸治疗是发生肝胆恶性肿瘤的一个独立危险因素。

4.3.2 免疫抑制剂和其他药物

尚未证实糖皮质激素和其他免疫抑制剂能改善PSC的疾病活动度或预后。小规模的随机安慰剂对照或前瞻性研究已经观察了免疫抑制剂的作用效果,如泼尼龙、布地奈德、硫唑嘌呤、环孢素A、甲氨喋呤、麦考酚酯、他克莫司等,具有对抗TNFα作用的因子如依那西普、已酮可可碱和抗TNF单克隆抗体以及抗纤维化因子如秋水仙碱、青霉胺、甲苯吡啶酮。尚无证据支持这些药物的疗效,因而没有一个药物被推荐用于治疗PSC。这些药物也可能对PSC-AIH重叠综合征(见下文)有作用,因为儿童和有PSC-AIH重叠综合征的患者更倾向于对免疫抑制治疗有反应。一项关于成人的回顾性研究发现糖皮质激素对伴AIH重叠征的患者也有作用。

4.3.3 ERCP和内镜治疗

过去诊断性ERCP一直是疑似PSC者的选择方法之一,但是它存在显著的并发症风险,包括胰腺炎和胆管炎。然而,患者行诊断性ERCP并发症发生率很低,但当进行治疗干预时,并发症高达14%,如球囊扩张、内镜下括约肌切开术和支架术。

显著胆管狭窄的定义是总胆管直径<1.5 mm和左右肝管直径<1 mm。在大胆管性PSC中明显胆管狭窄的发生率不尽相同,报道为10%~50%。动物和人体研究都提示胆管狭窄减压术可以预防损害加剧和逆转纤维化肝病。内镜治疗胆道狭窄常常可改善肝生化指标和瘙痒症,也可以减少反复发作性胆管炎的发生风险。因此,对显著胆管狭窄行内镜扩张术已经用于有症状的患者。非随机研究比较了黄疸、胆管炎、肝移植和用预后模式评估的实际生存率,提示内镜干预的胆管显著狭窄对患者有利,虽然患者同时在服用熊去氧胆酸。相反,瑞士的一项研究比较了有或无显著胆管狭窄患者的肝生化值,指出胆汁淤积和黄疸是PSC肝病的一个特征,而和显著狭窄的扩张无关。对显著狭窄最合适的扩张方法和频率仍不清楚。最广泛用于促进胆汁引流的技术是塑料支架置入伴或不伴前期扩张术。这种方法的问题在于下次ERCP时需取出或替代旧的支架,且在置入3个月内支架阻塞和(或)胆管炎的发生率较高。一项研究评价了为改善预后的短期支架术的有效性和安全性(平均9d),尤其是评价胆管炎和支架阻塞的发生率。一些有经验的医学中心的策略是短期(2~3周)支架术。其他研究比较了支架术与球囊扩张术的作用,结果与单纯球囊扩张术相比,支架术有相似的有效性但并发症发生率较低,如胆管炎(18%:50%)。一旦显著狭窄的诊断和治疗确立后,通常需要在数月或数年内行多次扩张以保持显著的疗效,并不是所有的狭窄都适于内镜干预。这些患者必须仔细考虑治疗方案,选择保守、放射学或外科方法(包括肝移植)治疗。

4.3.4 肝移植

肝移植是晚期PSC的唯一治疗方法,可以治愈该进展性疾病。在有经验的医学中心,近期的肝移植后1年和10年生存率分别可达90%和80%。PSC肝移植后的胆道改建方法应用广泛的是切除肝外胆道树和Roux-en Y胆总管空肠吻合术。肝移植后PSC的复发率文献报道不一,高达1/3的患者移植后复发,但很难确定是因为缺血性胆道损伤、感染、药物损害、移植肝储备功能损害或慢性排异所致,因为它们都可导致相似的胆道损伤。在不同的队列研究中,PSC复发与糖皮质激素抵抗排异、使用OKT3、储存损害、ABO不相容、巨细胞病毒感染、男性或宿主-受体性别差异相关。有进展性结肠炎或结肠异常增生者,在肝移植前行结肠切除术以避免UC,从而保护患者避免PSC复发。

> **推荐**
>
> (1) 已有数据显示熊去氧胆酸(15~20mg/d)可以改善血清肝功能和预后生化指标(Ⅰ/B1),但未证实能改善生存率(Ⅲ/C2)。基于目前数据有限,还未特异推荐PSC患者常规使用熊去氧胆酸。
>
> (2) 建议使用熊去氧胆酸来化学预防PSC患者的结直肠癌(Ⅱb/C2),但证据有限。对于高危人群,如有结直肠癌家族史、既往有结直肠肿瘤或长期范围广泛的结肠炎者(Ⅲ/C2),要特别考虑应用熊去氧胆酸(注:在更新的指南中不做推荐)。
>
> (3) 糖皮质激素和其他免疫抑制剂并不需要用于成年PSC患者的治疗,除非有重叠综合征的证据(Ⅲ/C2)。
>
> (4) 显著胆道狭窄伴明显胆汁淤积需要做胆道扩张治疗(Ⅱb/B1);在有狭窄扩张和胆汁引流不满意的情况下需要行胆道支架置入术(Ⅲ/C2);建议治疗后预防性应用抗生素(Ⅲ/C1)。
>
> (5) 肝移植适用于晚期PSC患者(Ⅱb/A1),有胆管细胞异常增生或严重的反复发作细菌性胆管炎证据的患者也可以考虑肝移植(Ⅲ/C2)。

5. PSC-AIH重叠综合征

5.1 诊断

PSC-AIH重叠综合征是一种免疫介导的疾病,主要发生于儿童、青少年和年轻人。基于研究目的和PSC胆道影像学典型特点,国际专家小组制订的优化AIH评分总结了PSC-AIH重叠综合征的特点,包括临床、生化和组织学特征。①修订的AIH评分>15;②ANA或ASMA抗体滴度至少是1:40;③肝组织学示:碎屑样坏死、淋巴细胞聚集成玫瑰花团样和中重度门管区炎症。在新英格兰,113例PSC患者中有8%使用优化AIH评分对重叠综合征作出诊断。在美国211例PSC患者中有1.4%(回顾性分析中获得数据不完整)。来自意大利41例连续性PSC患者的前瞻性分析显示,按此标准只有17%的患者诊断为PSC-AIH重叠综合征。这些患者使用熊去氧胆酸(每日15~20mg/kg)、泼尼龙(每日0.5mg/kg,最大量10~15mg/d)和硫唑嘌呤(50~75mg/d)治疗有良好的生化应答。最大的系列病例报道称:在美国,前瞻性随访16年,发现每55例有临床生化和组织学表现的AIH儿童患者中,有27例发生PSC-AIH重叠综合征。儿童和青少年PSC-AIH重叠综合征患者通常更易患IBD,且与单独AIH患者相比,血清非典型pANCA通常为阳性。然而,他们的症状和体征相似。血清氨基转移酶在AIH患者中较高,但血清ALP在PSC-AIH重叠综合征和AIH患者中都可能正常,尽管PSC时ALP多升高。值得注意的是,PSC-AIH重叠综合征中AIH和PSC的发生可能是连续性的,在儿童和成人中已经发现了这一现象。因此,AIH患者如发生胆汁淤积和(或)对免疫抑制剂耐受应排除PSC。

5.2 治疗

　　熊去氧胆酸广泛用于PSC的治疗,尽管目前其长期疗效尚未证实。在PSC-AIH重叠综合征患者中,熊去氧胆酸已与免疫抑制方案联合使用。在儿童患者中,已经描述过对免疫抑制治疗的反应。因此,熊去氧胆酸联合免疫抑制治疗方案可能是大多数PSC-AIH重叠综合征患者的合适治疗方法,尽管尚无对照试验数据的支持。据报道,PSC-AIH重叠综合征的预后优于PSC,但差于AIH。肝移植适用于治疗终末期PSC。

> **推荐**
>
> 　　(1)PSC-AIH重叠综合征是一种免疫介导的疾病,其主要特点是:AIH的组织学特点和PSC典型的胆道影像学表现(Ⅲ/C2)。
>
> 　　(2)建议将熊去氧胆酸联合免疫抑制治疗作为PSC-AIH重叠综合征的治疗药物,但这一建议尚无足够证据支持(Ⅲ/C2)。肝移植是终末期PSC可选择的治疗手段(Ⅲ/A1)。

6. IgG4相关性胆管炎

6.1 诊断

　　IgG4相关性胆管炎(IAC)是一种新近发现的病因不明的胆道疾病,其生化和胆道造影表现与PSC相似,常累及肝外胆管。抗炎治疗对IAC有效,常伴发自身免疫性胰腺炎以及其他促纤维化疾病,血清IgG4水平升高和胆管内及肝组织IgG4阳性浆细胞浸润是其特征性表现。与PSC相反,IAC与IBD无关。初步资料显示:IAC的免疫病理机制与其他免疫介导的胆汁淤积性肝病如PSC和PBC明显不同,IAC患者辅助性T细胞和调节性T细胞细胞因子明显过表达。在最大的队列研究中分别对53和17例IAC患者进行了研究,绝大多数男性患者(7/8)诊断时的中位年龄是60岁左右。

　　如果患者伴有肝内胆管、近端肝外胆管和(或)胰腺内胆管的狭窄,即可诊断IAC:①近期胰腺癌/胆道外科手术史或胰腺针芯活检提示AIP/IAC;②典型的AIP影像学改变伴IgG4升高;③符合以下标准中的2项(IgG4升高,胰腺异常影像学表现,其他脏器改变:如硬化性涎腺炎、腹膜后纤维化、伴IgG4阳性浆细胞浸润的胃肠道或腹部淋巴结肿大,胆管活组织检查示每高倍镜视野下的IgG4阳性浆细胞>10个),糖皮质激素治疗显效且治疗4周拆除支架后,阻塞性胆汁淤积不复发,血清肝指标<2×ULN,IgG4和CA19-9下降。

　　尽管尚未经IAC患者的独立队列交叉研究验证,仍暂时推荐将上述标准作为IAC的诊断指南。

6.2 治疗

免疫抑制治疗可明显改善IAC的炎性活动度,有报道治疗3个月后可获得完全长期缓解。然而,病变的累及范围可能会影响药物的长期疗效,回顾性分析显示:与仅有远端胆管狭窄的患者相比,停止治疗后,肝外近端胆管和肝内胆管病变的患者疾病复发的危险度更高。因此,本病的初始治疗建议选择糖皮质激素。近端和肝内胆管狭窄、糖皮质激素治疗期间和治疗后复发的患者,可考虑加用硫唑嘌呤,剂量可至每日2mg/kg。对一些患者来说,3个月的治疗可能已足够,但当疾病活动或复发时,则需长期低剂量维持治疗。

> **推荐**
>
> (1) IAC是一种免疫病理机制不明、糖皮质激素治疗有效的硬化性胆管炎,与PSC不同,多发生于老年人,用免疫抑制治疗有效者的长期预后良好(Ⅱb/C2)。
>
> (2) 有硬化性胆管炎的典型胆道影像学改变者建议诊断IAC,其诊断还应基于以下基础:① AIP/IAC的特征性组织学表现;②典型AIP影像学改变和IgG4升高;③符合2项生化、病理或影像学诊断标准,对糖皮质激素显效且治疗4周后拆除支架阻塞性胆汁淤积不复发,肝功能指标<2× ULN(Ⅲ/C2)。
>
> (3) 复发或治疗效果不好的IAC患者可能需给予糖皮质激素长期治疗(Ⅲ/C2)。

7. 遗传性胆汁淤积性肝病

7.1 囊性纤维化相关性肝病

长期随访发现高达27%伴囊性纤维化(CF)的患者可见囊性纤维化相关性肝病(CFALD),可表现为肝肿大,2项以上肝功能指标持续升高,超声检查有异常改变,可见先天性胆汁淤积、脂肪肝、局灶或多叶性肝硬化。目前,CFALD并发症是导致CF相关性死亡的第二大原因。

7.1.1 诊断

CFALD的诊断标准尚未确立。1/3的CF患者存在肝肿大,这可能是由CFALD所致或是肝充血的结果。建议CF患者每年行血清肝功能(AP、ALT、AST和胆红素)检查。血清肝功能升高1.5×ULN以上应在3~6个月内进行控制,当肝功能持续异常时应进一步检查以评估肝损害程度(凝血酶原时间、白蛋白),并排除其他原因所致的肝病(如药物、毒素、感染、胆道闭锁、抗胰蛋白酶缺乏症、AIH、PSC或其他原因所致的胆道梗阻)。超声检查可发现CFALD征象,如肝肿大或胆道异常。由于许多患者存在局灶性纤维化或肝硬化,CFALD是否需要行肝活检尚存在争议。

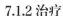

7.1.2 治疗

尚无治疗方法被证实对改善CFALD的长期预后有益,推荐对胆汁淤积患者优化营养状态以避免维生素缺乏和营养不良。

熊去氧胆酸每日20~30mg/kg可持续改善肝功能,刺激受损胆管的胆汁分泌,改善肝组织学病变(2年以上)和营养状态。熊去氧胆酸的最佳剂量和其对CF生存率的影响仍不明确。

肝硬化并发症的治疗与其他肝病不同。CFALD中β受体阻滞剂对门脉高压的药物治疗和曲张静脉的内镜治疗效果尚未进行评价,尽管有研究发现,选择性分流术能改善门脉高压患者的长期生存率。肝移植的效果与其他终末期肝病相似。

> **推荐**
>
> （1）尽管CFALD的定义尚未明确,但长期随访发现1/3的CF患者可发生CFALD。可在肝肿大病因检查、每年例行的肝功能检查以及肝脏超声检查时发现(Ⅲ/C2)。
>
> （2）熊去氧胆酸(每日20~30mg/kg)可改善CFALD的血清肝功能和组织学参数(Ⅲ/C1),但尚无治疗方法证实对改善CFALD患者的长期预后有益(Ⅲ/C2)。肝移植是终末期CFALD患者的治疗选择(Ⅲ/B1)。

7.2 进行性家族性肝内胆汁淤积(PFIC)

7.2.1 分类

PFIC包括3种遗传性胆汁淤积性疾病,可在出生后早期或青少年时期发病,也可快速进展至终末期肝病。ATP结合子(ABC)转运体的小管转运体基因突变是该病的主要原因。

Ⅰ型PFIC(以往又称"Byler病")见于新生儿期,可有肝病的典型症状(瘙痒症)和体征。血清氨基转移酶、胆红素和胆汁酸可升高,血清GGT较低(与胆道闭锁和Alagille综合征相反)。肝组织检查可见纤维化,但无胆管增生。大多数患者可在10岁前进展为终末期肝病,腹泻、胰腺炎、发育和听力障碍是其肝外表现。Ⅰ型PFIC是由编码磷脂翻转酶(磷脂酰丝氨酸)-FIC1蛋白的*ATP8B1*基因突变所致。

Ⅱ型PFIC(以往又称"Byler综合征"),幼儿期的表现类似于Ⅰ型PFIC,具有进展期肝病的临床表现和生化特征,但GGT水平较低。组织学检查可见门管区炎症和巨细胞肝炎。电子显微镜检查可见Ⅰ型PFIC的胆汁呈粗粒状,而Ⅱ型PFIC为液状胆汁。Ⅱ型PFIC是由编码小胆管胆酸盐输出泵ABCB11/BSEP的*ABCB11*基因突变所致。较高的肝细胞癌发生率使得Ⅱ型PFIC变得复杂,肝移植是治疗的选择。

Ⅲ型PFIC发生于出生后的第1年,常伴进行性胆汁淤积,尽管最近报道成人也出现该病的表现和肝硬化。与Ⅰ型和Ⅱ型PFIC不同,Ⅲ型PFIC患者的GGT常明显升高。组织学检查除有门管区炎症、纤维化和肝硬化外,尚可见弥漫性胆管增生。Ⅲ型PFIC是由编码小胆管磷脂转运体ABCB4/MDR3的*ABCB4*基因突变所致,可伴肝内胆石症。

7.2.2 治疗

尚无任何治疗方法证实可改善PFIC的长期预后。推荐给予患儿补充中链三酰甘油和脂溶性维生素。熊去氧胆酸在50%的Ⅲ型PFIC患者中可改善肝生化指标,但对Ⅰ型和Ⅱ型PFIC无效。利福平可缓解瘙痒症状。系列病例研究称,部分胆道分流术和回肠切除术能改善Ⅰ型和Ⅱ型PFIC患者的症状和体征。晚期PFIC患者推荐行肝移植。

> **推荐**
>
> (1) Ⅱ型和Ⅲ型PFIC是发生于幼儿和少年期的罕见的慢性进展性胆汁淤积性肝病。Ⅰ型和Ⅱ型PFIC以低GGT、严重瘙痒和各种肝外表现为特征。
>
> (2) 尚无任何治疗方法证实可改善PFIC的长期预后。熊去氧胆酸可改善部分Ⅲ型PFIC患者的血清肝指标,利福平可缓解瘙痒,部分胆道分流可改善Ⅰ型和Ⅱ型PFIC患者的临床和生化指标(Ⅲ/C2)。晚期PFIC患者推荐行肝移植(Ⅲ/B1)。

7.3 良性复发性肝内胆汁淤积

BRIC见于青少年和成人,属急性胆汁淤积性疾病。Ⅰ型和Ⅱ型BRIC分别是Ⅰ型和Ⅱ型PFIC的良性表现形式,分别由*ATP8B1*和*ABCB11*基因错义突变引起。BRIC的特点是不明原因的急性复发性胆汁淤积、黄疸和严重瘙痒,这些症状可在数周至数月内完全缓解,经过数月至数年的无症状期后再次发作。与Ⅰ型PFIC一样,Ⅰ型BRIC可伴胰腺炎,而Ⅱ型BRIC可伴发胆石症。BRIC患者可有肝纤维化,提示在一些患者中肝纤维化可能是BRIC和PFIC发展的一个连续过程。

BRIC尚无有效治疗方法。有报道称,同胆鼻管引流术一样,熊去氧胆酸和利福平能影响BRIC的病程。

> **推荐**
>
> (1) 急性复发性胆汁淤积、黄疸和重度瘙痒是BRIC的特征性表现,可在数周至数月内完全缓解(Ⅲ/C1)。
>
> (2) BRIC尚无有效治疗方法。熊去氧胆酸、利福平或胆鼻管引流术尚处于试验阶段(Ⅲ/C2)。

7.4 Alagille综合征

Alagille综合征是发生于儿童和青少年的一种常染色体显性遗传病,肝组织学检查可见慢性进行性胆汁淤积伴胆管减少,无炎症改变。肝外症状和体征可累及几乎所有脏器,包括心脏、肾脏、骨骼和中枢神经系统。慢性胆汁淤积合并炎症瘙痒的年轻患者,若有典型面部改变(面部器官距离过远、眼眶深陷和鼻梁扁平),即可诊断为Alagille综合征。70%的患者由*JAG*基因突变所致,目前尚无有效治疗方法。部分胆道分流证实对缓解严重瘙痒有效。

> **推荐**
>
> （1）Alagille综合征的特点是年轻时出现胆汁淤积伴瘙痒和胆管减少,且常伴有肝外症状和体征,提示*JAG1*基因突变导致多器官受累(Ⅲ/C2)。
>
> （2）目前Alagille综合征尚无有效的药物治疗方法(Ⅲ/C2)。

8. 药物性胆汁淤积性肝病

急性药物性胆汁淤积性损伤是药物性肝损伤(DILI)3种主要形式中的1种。国际小组一致将其定义为孤立性ALP >2×ULN 或 ALT/ALP<2(两指标均高于ULN)。相比药物性肝细胞损伤作为DILI的主要形式,其定义是孤立性ALT>2×ULN 或 ALT/ALP>5(两指标均高于ULN),而混合性损伤定义为ALT/ALP 2~5。药物性胆汁淤积性损伤预后优于肝细胞损伤。已经报道有数百种药物、草药和未批准的复合物能诱发药物性胆汁淤积性损伤。仅极少数病例出现可预测肝脏不良反应和剂量依赖,然而绝大多数是由不可预测的特异体质因素和超敏机制所致。大多数药物的DILI发生率为1/100 000~1/10 000,且约30%的DILI患者是胆汁淤积性的。然而,相当数量未报道的DILI降低了这些估计的可信度。环境和遗传因素都可能决定易感性。在外来药物的应激情况下,肝胆转运体遗传性变异、生物转化酶的表现和功能是增加个体对胆汁淤积遗传易感性的重要危险因素。

8.1　诊断

由于尚无诊断本病的特异性试验,对临床疑似病例需了解详细用药史、药物摄入与肝病之间的时效关系,并除外其他疾病。有时无意中用药再次引发肝损伤可帮助诊断,但试验性用药有潜在的危害且不符合伦理,临床上不推荐应用。怀疑药物性胆汁淤积性损伤时,通常不建议肝活检,停药后应密切随访自然病程直至肝功能正常(多数患者3个月内恢复正常)。严重进行性迁延性DILI患者可能需进行肝活检以获得肝损伤类型的更多信息,排除其他原因引起的肝脏胆汁淤积。腹部超声可排除其他肝病。

8.2　发病机制和常用药物

药物性胆汁淤积可能基于2种主要的机制和作用部位,抑制肝细胞转运体的表达和(或)在肝细胞水平影响胆汁分泌(表5-1-5),以及在伴胆汁淤积的胆管和胆管细胞水平诱发特异体质炎症或超敏反应。更罕见的是,药物可诱发胆管消失综合征(VBDS)从而促进胆汁性肝硬化的发生。多种因素如年龄、性别、剂量或同时使用的药物可能会诱发药物性肝损伤的危险。

表5-1-5 引起肝细胞性或胆管性胆汁淤积的最常见药物

肝细胞性胆汁淤积	胆管性胆汁淤积
性激素	别嘌醇
卡马西平	阿莫西林-克拉维酸
氯丙嗪	硫唑嘌呤
阿莫西林-克拉维酸	巴比妥类
磺胺甲噁唑	卡马西平
红霉素、克拉霉素	氯磺丙脲
呋喃妥因	克林霉素
氯磺丙脲	苯妥英
硫唑嘌呤	舒必利
环孢霉素	磺胺甲噁唑
普罗帕酮	草药
硝苯地平	
草药	
NSAIDs:尼美舒利	

NSAID:非甾体抗炎药物。

8.3 治疗

除停用药物以外,尚无有效治疗方法。预防并早期发现肝功能异常,及时停用可疑药物是避免造成严重肝损伤的关键。一些患者肝中毒严重,发生伤残或有生命危险时,可能需要行肝移植。有研究表明熊去氧胆酸对2/3的药物性胆汁淤积患者有效。皮质类固醇对药物性胆汁淤积有效,尤其是超敏反应性药物引起的肝内胆汁淤积,但目前尚无相关对照试验。撤药后药物性胆汁淤积性损伤的结局通常良好。偶尔会发生迁延性胆汁淤积。引起胆汁淤积超过6个月的典型药物是氯丙嗪,可引起药物性肝病中胆管消失综合征,导致持续性肝损伤。随访期间,有一小部分DILI患者肝功能异常且组织学呈持续性肝损伤。

推荐

(1) 诊断药物性胆汁淤积性肝病(ALP>2×ULN 或 ALT/ALP<2)主要依据药物摄入与临床起病的时效关系,并需除外其他原因。肝活组织检查并非诊断所必需(Ⅲ/C2)。

(2) 建议即刻停用可疑药物,并详细监测患者的临床和生化指标。因缺少对照性研究结果,故可行熊去氧胆酸或皮质类固醇试验性治疗(Ⅲ/C2)。

9. 妊娠期胆汁淤积性疾病

9.1　妊娠期肝内胆汁淤积

妊娠期肝内胆汁淤积(ICP)是一种可逆的胆汁淤积,其特点是:①妊娠期严重瘙痒(多数患者开始于妊娠的第二或第三个3个月期);②血清ALT活动度和空腹血胆汁酸水平升高;③分娩后(4~6周内)症状和体征自发缓解。在欧洲,0.4%~2.0%的孕妇患此病。ICP的临床重要性在于对胎儿的潜在危害(自发性或医源性早产、分娩时窒息和胎儿宫内死亡),瘙痒(夜间尤其严重)影响母亲的生活质量。仅在十分罕见的情况下,由于维生素K缺乏,ICP与脂肪泻和产后出血有关。

ICP的发病机制是多因素的,遗传、激素和环境因素均有作用。ICP发病期间,母亲到胎儿的胆汁流增加,因此羊水、脐带血和胎便中胆汁酸增加。双胎妊娠时ICP发生率很高且高剂量口服避孕药和孕酮能诱发ICP。这说明激素在ICP发病中起重要作用。最近的遗传学研究在一些患者中确定了肝小管转运蛋白[ATP结合子(ABC)转运体B4=磷脂酰胆碱,ABC转运体B11=胆盐输出泵,ABC转运体C2=结合器官阴离子转运体,ATP8B1=FIC1]和其调节因子(如胆汁酸感受器法尼醇X受体,FXR)的基因变异体。这些肝小管转运体的轻微功能异常就能诱发胆汁淤积,因为妊娠期间它们对激素和其他亚基的转运能力异常增高。目前,遗传检查仅在研究性实验室中开展,还未应用于诊断或危险分层。然而,将来如果分娩后胆汁淤积(伴GGT升高)仍持续,可考虑行*ABCB4*突变分析。

9.1.1 诊断

应仔细检查皮肤以区分抓痕性损伤和皮肤病变如湿疹和妊娠期瘙痒性皮疹。尽管瘙痒症先于任何肝功能异常的发生,发生过瘙痒的每一孕妇都应进行血清肝功能检查,若一些持续性瘙痒患者肝功能正常,则应重复检查。其他原因不能解释的瘙痒伴血清胆汁酸浓度升高(≥11μmol/L)是ICP诊断所必需。单项血清胆汁酸可有升高,但并不常见;多数患者ALT活动度亦有升高。胆汁酸是诊断ICP最敏感的指标,可先于其他血清肝功能指标出现异常。妊娠期任意时间胆汁酸>40μmol/L和早发性ICP(<孕33周)可能会显著增加胎儿并发症的发生率。伴*ABCB4*变异的ICP患者GGT水平往往升高,而GGT在ICP患者多为正常。轻度黄疸伴仅血清结合胆红素中度升高发生于10%~15%的患者。通常不建议行肝活检。

先兆子痫和妊娠期急性脂肪肝是妊娠期肝功能异常的特定病因,应与无症状患者或早期ICP患者进行鉴别诊断(表5-1-6)。

分娩后持续异常应考虑其他慢性肝病如PBC、PSC、ABCB4缺乏或慢性丙型肝炎。妊娠晚期这些慢性肝病可能与瘙痒的发生有关。

9.1.2 治疗

随机对照临床试验结果示熊去氧胆酸(每日10~20mg/kg)可作为治疗ICP的一线药物,可改善67%~80%ICP患者的瘙痒和血清肝功能指标。新近试验结果示熊去氧胆酸和安慰剂治疗的胎儿并发症发生率相

表5-1-6　ICP、HELLP综合征和妊娠期急性脂肪性肝病的特点

	ICP	HELLP	AFLP
妊娠率(%)	0.1~1.0	0.2~0.6	0.005~0.01
3个期	2或3	3或产后	3或产后
家族史	常有	无	偶尔有
有无先兆子痫	瘙痒	有	50%
典型临床特点	血清ALT、AST和空腹胆汁酸升高	溶血、血清肝指标升高、血小板减少(常<50 000/μL)	肝衰伴轻度黄疸,凝血障碍、肝性脑病,低血糖,DIC
ALT(高于正常)	轻度升高至10~20倍	轻度升高至10~20倍	5~15倍,多变
胆红素	<5mg/dL (<85μmol)	大多数<5mg/dL (<85μmol)	通常<5mg/dL (<85μmol)
肝脏影像学	正常	肝梗死、血肿、破裂	脂肪浸润
目前死亡率(%)	0	1~25	7~18
胎儿/围生期死亡率(%)	0.4~1.4	11	9~23
再妊娠时的复发率(%)	45~70	4~19	20~70(LCHAD突变携带者) 罕见(其他)

LCHAD:α亚基,长链3-羟基-CoA脱氢酶;ICP:妊娠期肝内胆汁淤积;HELLP:妊娠高血压综合征,以溶血、肝酶升高和血小板减少为特征。

当,故尚不清楚熊去氧胆酸对降低胎儿并发症是否有效。

地塞米松(12mg/d,连用7d)能促进胎儿肺成熟,但不能改善ICP患者的瘙痒和ALT水平。因此,该药不能作为ICP的治疗药物。

S-腺苷-L-蛋氨酸的疗效次于熊去氧胆酸,但可能存在附加效应。若数天的熊去氧胆酸标准治疗仍无法缓解瘙痒,则可根据具体情况将熊去氧胆酸增量至每日25mg/kg,或改用S-腺苷蛋氨酸(联合熊去氧胆酸和利福平)。局部搽剂安全,但疗效不确定。

已有报道积极的产科治疗能降低围生期死亡率,但增加了干预和并发症的发生率。考虑妊娠36~38周分娩似乎能预防过期产所致的死产,但尚无证据支持。

9.2 妊娠期梗阻性胆汁淤积的诊断和治疗

尽管妊娠期间约10%的患者发生结石或胆汁淤积,但这些孕妇中仅1.2%有胆道结石症状。诊断基于临床症状、血清肝功能指标(ALT、胆红素、GGT和ALP)的升高和超声检查异常。由总胆管病变或重型胆源性胰腺炎所致的梗阻性胆汁淤积,是抗生素治疗下行ERCP、乳头切开取石术的指征。一些系列报道已表明,妊娠期ERCP是安全的。有经验的医生应进行该手术。超声检查可能有助于减少对胎儿的放射性损害

（子宫剂量24mSv/min）。关于进一步的镇静药物使用,建议咨询麻醉科医师和产科医师。低剂量的哌替啶、丙泊酚、芬太尼和咪达唑仑可能有效。氨苄青霉素是推荐使用的抗生素且哺乳期仍可使用（表5-1-7）。

表5-1-7　妊娠期胆汁淤积性疾病的药物治疗

指征/药物	对胎儿的危险（FDA分类）	使用和安全性
免疫介导性疾病		
熊去氧胆酸	B	低危
泼尼龙	C	低危：腭裂和肾上腺素缺乏的发生率升高
硫唑嘌呤	D	低危
细菌性胆管炎		
氨苄青霉素	B	低危
镇静和止痛		
芬太尼	C	低剂量使用
哌替啶	B	低剂量使用
咪达唑仑	D	低剂量使用
丙泊酚	B	避免第一个（和第二个）3个月期使用

胎儿危险度分类（FDA）：A：无危险；B：动物研究中有危险,但在人类无；C：不能排除对人类的危险；D：危险；X：绝对禁忌。

9.3　治疗妊娠期胆汁淤积的药物

女性胆汁淤积性肝病可能发生于分娩期,那些轻微或非活动性疾病的女性多为不伴疾病进展的非复杂性妊娠。妊娠期AIH或重叠综合征的病程高度多变,疾病活动度可能会进展,尤其是在产后期。表5-1-7总结了治疗胆汁淤积性肝病的安全药物。

9.3.1 熊去氧胆酸

尽管尚未被批准,熊去氧胆酸可能适合用于早期妊娠的治疗,妊娠第二或第三个3个月期,当妊娠妇女出现症状时,熊去氧胆酸可用于胆汁淤积性肝病的治疗。最新的使用8周熊去氧胆酸治疗的随机对照试验未观察到其对母亲和新生儿的不良反应。哺乳期不建议使用熊去氧胆酸,但可能对婴儿是安全的,因为哺乳时,乳汁中未发现大量熊去氧胆酸。

9.3.2 糖皮质激素

妊娠期和哺乳期使用泼尼松龙是安全的,但妊娠第一个3个月期使用该药可能会增加婴儿发生腭裂的风险。过去已有报道移植者发生早产羊膜破裂和肾上腺素缺乏的风险增加。

9.3.3 硫唑嘌呤

妊娠期硫唑嘌呤可能是一种安全药物,尽管在动物中有报道致畸作用。伴AIH、风湿性关节炎、IBD及器官移植后的女性中,越来越多的经验性用药被报道。应仔细和患者讨论治疗的风险和收益。尽管乳汁中硫唑嘌呤的分泌量极少,也应根据个体情况讨论是否哺乳。

（1）ICP的诊断基于：妊娠期瘙痒，血清ALT和空腹胆汁酸水平升高；除外其他原因所致的肝功能异常或瘙痒（Ⅲ/C2）；产后血清肝功能完全恢复正常。

（2）对ICP患者需告诫其自身或医源性早产率增加的可能（Ⅱb/B1）。目前尚无特异性的胎儿监测方式（Ⅱb/C2）。熊去氧胆酸可缓解瘙痒，并能改善血清肝功能指标（Ⅰ/B1），但尚无足够资料证实对预防胎儿并发症的确切疗效（Ⅱa/C1）。凝血酶原时间延长的患者需补充维生素K（Ⅱb/B1）。分娩时间应根据个体情况讨论决定（Ⅱb/C1）。

（3）处于妊娠第二或第三期、有症状的ICP患者可采用熊去氧胆酸治疗（Ⅰ/B1）。AIH患者妊娠期间需维持泼尼龙±硫唑嘌呤治疗，以防止疾病复发；疾病复发对妊娠的影响甚于任何药物的潜在危险（Ⅲ/C2）。

（4）妊娠期有症状的胆道结石患者，可予内镜下乳头切开取石术（Ⅲ-3/B1）。X线并非绝对禁忌，甚至是在妊娠的第一个3个月期（Ⅲ/C2）。行胆道清除术后无症状的胆囊和胆管结石患者，应于产后行胆囊切除术（Ⅲ/C2）。

10. 肝外表现的处理

10.1 瘙痒

瘙痒可以是任何胆汁淤积性疾病的一个特征且可能会非常严重，一些病例甚至会致残。胆汁淤积性瘙痒的确切机制尚不清楚。其特征是波动性（一整天或更长时间），且发展至终末期肝病时瘙痒可减轻。梗阻性胆道病变时实施的内镜、放射或手术治疗（图5-1-2）更多集中于系统性治疗（为证明任何药物有效）。除ICP外，尚无证据提示熊去氧胆酸能减轻胆汁淤积性瘙痒（事实上有报道使用该药物后反而可能加重瘙痒）。考来烯胺广泛用于瘙痒的治疗，属一线药物。尽管支持证据有限，且很大程度上是来自循证医学时代之前，但此药已广泛使用。口感差所致的低耐受是该药的一个问题（有时可用果汁优化其口味）。同时使用这两种药物时，熊去氧胆酸和考来烯胺应间隔至少4h，以预防药物之间结合和失效。

孕烷X受体（PXR）激动剂、利福平是广泛使用的二线药物，并有证据支持。有报道治疗2年可获得持续的疗效（临床经验的反映）治疗期间尿液、眼泪和其他身体分泌物会褪色，且已报道高达12%的胆汁淤积患者在治疗2~3个月后发生药物性肝炎和严重肝功能异常。基于此建议在增加剂量前，应低剂量起始并加以监测。

口服阿片类拮抗剂可作为三线药物。然而已经报道该药开始时有阿片类撤药反应（特别是疼痛和精神混乱，静脉注射纳洛酮可在一定程度上缓解戒断症状，也可采用口服阿片受体拮抗剂治疗）。

其他尚有争议的瘙痒治疗药物还包括舍曲林、加巴喷丁和甲氰咪胺，但应在消胆胺和利福平治疗无效

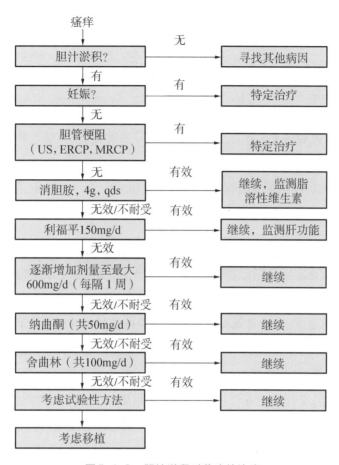

图 5-1-2　胆汁淤积时黄疸的治疗

US:超声,MRCP:磁共振胰胆管造影,ERCP:内镜逆行胰胆管造影

或不耐受时谨慎试用。此外,不建议使用抗组胺药、昂丹司琼和苯巴比妥(鲁米那),因为缺少疗效或有较大的不良反应。

有病例报道对顽固性瘙痒患者使用侵入性物理方法。这些方法包括:体外白蛋白透析、血浆置换和胆管引流。这些方法的侵入性特点使得它们仅适用那些对药物治疗抵抗的患者。移植对控制胆汁淤积性瘙痒有效,但增加那些本来不需要移植的患者的器官分配优先权问题和患者的风险。使用视觉模拟评分法对瘙痒程度分级有助于评估患者对干预的反应。使用物理检查方法评估抓痕使瘙痒客观化,是一种更准确的方法。事实上,作为一种研究手段,其使用非常有限。已经有胆汁淤积性肝病瘙痒治疗方面的系统综述。

推荐

(1)建议将消胆胺4g每天4次或其他树脂作为瘙痒症的一线治疗(Ⅱb/B1)。树脂应与熊去氧胆酸和其他药物分开使用,间隔至少4h(Ⅱc/B1)。

(2)利福平是二线治疗药物,剂量150mg并监测血清肝功能,其剂量最大可至600mg/d(Ⅰ/A1)。

（3）应考虑将口服阿片受体拮抗剂纳曲酮50mg/d作为三线治疗,其起始剂量低,为25mg（Ⅰ/B1）。仅在证实消胆胺或其他树脂和利福平治疗无效、不耐受或不良反应大时,才考虑应用该治疗（Ⅲ/C1）。

（4）对上述治疗无效的患者可考虑将舍曲林作为四线治疗（Ⅱb/C2）。

（5）对上述治疗无效的患者可考虑使用一些传闻证据的药物,或转入特定中心以考虑更为侵入性方法（Ⅲ/C2）。

（6）肝移植有效,但仅在证实上述所有可行的措施无效时才考虑使用（Ⅲ/C1）。

10.2 疲劳

PBC的特点是疲劳,疲劳的程度与潜在肝病的严重性无关。其他胆汁淤积性肝病与疲劳的关系也很少研究。在将疲劳归因于PBC之前,必需排除其他疲劳的相关或非相关性因素以利于采取特定干预措施。包括AIH样特点,这可能适合免疫抑制治疗。PBC的疲劳与抑郁相关性非常小,但与自主神经功能障碍(尤其是直立性低血压)和睡眠障碍(尤其是日间过度嗜睡)呈强相关。这些障碍本身可能需要特定干预(尤其现在已经有系列病例报道证据,支持莫达芬尼用于伴严重日间嗜睡的瘙痒患者的治疗)。目前尚无特定的干预措施能逆转PBC的疲劳,尽管临床辅助治疗或心理治疗能改善患者应付疲劳的能力。肝移植并不能显著改善疲劳,所以不适用于无其他指征的患者。

推荐

（1）与疲劳有关的疾病(如甲状腺功能低下、贫血、糖尿病和抑郁等)或药物都应积极排除（Ⅲ/C2）。

（2）应考虑支持性治疗,包括将危险因素如自主神经功能障碍(如过量服用抗高血压药物)和睡眠障碍(如夜间服用咖啡因)降低至最小（Ⅲ/C2）。随着心理学的发展,可考虑心理支持治疗（Ⅱb,Ⅱc/C2）。

（3）患者无其他指征存在时,肝移植不适合用于治疗疲劳（Ⅲ/C1）。

10.3 骨质疏松症

胆汁淤积性肝病患者发生骨质疏松风险增加的程度尚不清楚,且文献有相矛盾的报道。这很大程度上反映了不同中心病例的复杂性(年龄、疾病严重程度和胆汁淤积的程度)。一致的观点是:终末期肝病和(或)高度胆汁淤积患者发生骨质疏松的风险增加,且其他患者组的风险非常低。后组患者中确定的骨质疏松人群危险因素(吸烟、静息生活方式、低体重年龄和女性)高于任一胆汁淤积相关风险。与健康对照组相比,男性胆汁淤积性肝病患者发生疾病相关性骨质疏松的危险(尽管绝对危险降低)增加高于女性。流行病学资料支持补钙和增加维生素 D 的摄入(减少或逆转骨质流失的自然速度),但无试验数据支持或反对该观点。激素替代疗法对绝经后的女性有效。睾酮有诱发肝细胞癌的风险,因此,男性患者应避免使用。有证据支持二磷酸盐(尤其是阿仑磷酸盐)用于骨质疏松症的治疗。支持雷洛昔芬和氟化钠治疗的数据非常有限。骨密度测定(DEXA)有助于指导治疗,可能的话所有患者都应进行该检查,且根据结局和大体的骨质疏松发生风险,在后续的1~5年进行随访评估。

> **推荐**
>
> (1) 所有胆汁淤积患者都应临床评估发生骨质疏松的风险,强调可逆性危险因素和建议改变生活方式(Ⅲ/C2)。
>
> (2) 目前使用 DEXA 评估慢性胆汁淤积性肝病者的骨密度(Ⅲ/C2)。根据胆汁淤积程度或其他个体危险因素的情况,应每年重新筛查(Ⅲ/C2)。
>
> (3) 所有胆汁淤积性肝病患者都应补充钙(1000~2000mg/d)和维生素 D(400~800IU/d),但尚无证据支持(Ⅲ/C2)。
>
> (4) 阿仑磷酸盐或其他二磷酸盐的 T 评分<-2.5(DEXA)或用于病理性骨折和可能适合的 T 评分<-1.5(Ⅲ/C2)。

10.4 脂溶性维生素

脂肪吸收不良使胆汁淤积性疾病高度复杂化,尽管在轻度胆汁淤积患者中,其风险比之前考虑的情况要低(儿童除外,儿童脂肪吸收不良的程度显著升高)。明显胆汁淤积患者在进行侵入性治疗之前和有出血时,应预防性应用注射性维生素 K 补充剂。支持对血清脂溶性维生素含量进行检测以指导其补充,但该法尚未得到普遍使用和推广。

> **推荐**
>
> (1) 所有胆汁淤积患者应考虑肠内补充钙和维生素 D,作为骨质疏松预防措施之一(Ⅲ/C2)。
>
> (2) 明显胆汁淤积的成人、存在脂肪泻的临床症状或低脂溶性维生素水平者肠内补充维生素 A、E 和 K(Ⅲ/C2)。
>
> (3) 明显胆汁淤积患者和出血者在侵入性治疗之前,应预防性肠外补充维生素 K(Ⅱb/C1)。

10.5 静脉曲张和肝细胞癌

同其他的慢性肝病一样,静脉曲张和肝细胞癌发生于进展期胆汁淤积性肝病,且与不良预后有关。同其他慢性肝病一样,应采取筛查、预防和治疗措施。然而,在一项伴 PBC(>90%)和 PSC 的胆汁淤积患者的队列研究发现,血小板计数<200×10⁹/L、血清白蛋白<40g/L 和血清胆红素>20μmol/L 是食管静脉曲张的独立危险因素。总体来说,在胆汁淤积性肝病中,设立食管静脉曲张内镜筛查的标准可能对 PBC 患者更有依据和意义。

解读指南

European Association for the study of the liver. EASL clinical practice guidelines: management of cholestatic liver diseases. J Hepatol 2009, 51: 237-267.

附录一　临床实践指南的产生和应用

　　临床实践指南的定义是"根据特定的临床情况系统性产生的论述和指导性意见"，它能够协助医生和患者决定对特定临床状况进行恰当的健康护理。如美国肝病学会指南由美国肝病研究学会(American Association for the Study of Liver Diseases, AASLD)提供，代表该协会的立场，为疾病的诊断和治疗提供数据支持基础上的方法。他们基于以下来源的数据：①关于该主题最近发表的对世界来源文献(Medline检索到的相关文献)的正式综述和分析(医学索引)；②美国医师协会编写的评估保健及规划指南(Assessing Health Care Practice and Designing Practice Guidelines)美国大学内科医生手册—评估健康实践和设计实践指南；③指南方针，包括AASLD关于实践指南的发展和应用方针以及美国胃肠病协会对指南方针的陈述；④专家们在这一特殊主题方面的经验。

　　指南为疾病的诊断、治疗、预防性保健措施方面提供了倾向性的建议，供内科医生参考使用，可帮助医生、其他卫生保健人员及患者和对此感兴趣的人用于临床决策过程。与医疗准则(在每一位患者身上必须严格遵守的方针)相比，它们较为灵活。这些建议以相关出版资料为基础。为了进一步详细描述支持这些建议的证据的质量，学会需要对每一项建议的证据的分类(反映益处与风险)和分级(评估力量或确定性)进行分配和报告，如表1所示。

　　所有针对性的建议均基于已经公开发表的相关信息。为更好地描述这些现存的证据，AASLD、欧洲肝脏病学会(EASL)等指南委员会使用了分级标准(表2)。证据的强度分为强(1级)和弱(2级)。Ⅰ类证据主要来自高质量随机对照试验。证据质量可分为高(A级)、中(B级)及低(C级)。

　　临床指南是以循证医学为基础，由官方政府机构或学术组织撰写的医疗文件，将规范化医疗与个体化医疗相结合，对提高医疗质量有重要的推动作用，编制流程为成立工作组、收集文献和系统评价、征求专家意见进行介绍，并提出应考虑所形成的诊断治疗意见在实施过程中的政策问题和临床应用的实际问题，将形成的临床指南草稿向全国有关专家及有关机构征求意见,以获得对科学性与实用性的意见和建议。临床指南正式文件形成后,还需要定期修订,完善原订的版本等。肝病指南主要来自 AASLD、EASL、亚太肝病学会(APASL)、中华肝病学会(CASL)等。阅读和运用指南应注意指南的证据级别,以及实时动态的学术更新情况。

表1　用于确定证据分级和水平的评分系统

分类	说　明	证　据
Ⅰ类	有证据或获得共识认为现有的诊断性评估和治疗方法是有益和有效的	随机对照试验系统评价或meta分析(荟萃分析)
Ⅱa类	对现有的诊断性评估和治疗方法的有用性存在不确定的证据和一些不同意见	没有随机的对照试验
Ⅱb类	支持有用性的证据和意见具有权威性	队列或病例对照研究
Ⅱc类	证据和意见不能很好支持诊断性评估和治疗方法的有用性	多时间点、完全无对照的试验
Ⅲ类	有证据表明或获得普遍同意现有的诊断性评估和治疗方法是无效的甚至对某些患者是有害的	权威观点,描述性流行病学
证据分级	说明	
A级	来源于多随机临床试验或荟萃分析的数据	
B级	来源于单随机试验或非随机研究的数据	
C级	仅是专家、病例研究或护理标准的一致意见	

表2　推荐、评估、发展和评价分级(级别)

推荐强度	标　准	表　示
强	影响推荐强度的因素包括证据的质量、对患者预后的重要影响和费用	1
弱	偏好和重视有差别,或较不确定 较不确定的推荐,较高费用或耗费资源	2
证据的质量(Grade)	标准	
高质量	进一步研究不太可能改变所估计临床效果的可信性	A
中质量	进一步研究有可能改变所估计临床效果的可信性	B
低质量	进一步研究非常可能对所估计临床效果的可信性发生影响	C

附录二 临床检测正常参考值

D
电解质
钠:137～147mmol/L

钾:3.5～5.3mmol/L

氯:99～110mmol/L

二氧化碳:23～29mmol/L

阴离子隙:8～16mmol/L

G
肝功能
总胆红素:3.4～20.4μmol/L

直接胆红素:0.0～6.8μmol/L

总蛋白:65～85g/L

白蛋白:35～55g/L

前白蛋白:180～350mg/L

球蛋白:20～40g/L

白球比值:1.2～2.4

蛋白电泳 Alb:55.8%～66.1%

蛋白电泳 α_1:2.9%～4.9%

蛋白电泳 α_2:7.1%～4.9%

蛋白电泳 β:8.4%～13.1%

蛋白电泳 γ:11.1%～18.8%

丙氨酸氨基转移酶(ALT):7～40U/L

门冬氨酸氨基转移酶(AST):13～35U/L

碱性磷酸酶(AKP):50～135U/L

γ谷胺酰转移酶(GGT):7～45U/L

乳酸脱氢酶:109～245U/L

胆碱酯酶:5000～12 000U/L

肝炎病毒标志
甲肝病毒抗体 IgM:<1.0COI

戊肝病毒抗体 IgG:阴性

戊肝病毒抗体 IgM:阴性

乙肝病毒表面抗原<1.0COI

乙肝病毒表面抗体:<10mlU/mL

乙肝病毒e抗原:<1.0COI

乙肝病毒e抗体:>1.0COI

乙肝病毒核心抗体:>1.0COI

HBV-DNA:低于检出下限

丙肝病毒抗体:<1.0 COI

高敏感C反应蛋白:0.0～3.0mg/L

M
免疫球蛋白
免疫球蛋白 G(IgG):7.00～16.00g/L

免疫球蛋白 M(IgM):0.40～2.30g/L

免疫球蛋白 A(IgA):0.7～4.00g/L

免疫球蛋白 E(IgE):<200IU/mL

免疫球蛋白 G4(IgG4):0.03～2.00g/L

N
凝血功能
凝血酶原时间(PT):10.0～13.0s

凝血酶原时间比值:0.8～1.2

国际正常化比值:0.5～1.2

D-二聚体:0.61mg/L

注:正常范围根据不同时期检测方法不同有所差别,具体见文内。

S

肾功能

尿素：2.9～8.2mmol/L

肌酐：44～115μmol/L

尿酸：208～428μmol/L

T

糖代谢

葡萄糖：3.9～5.6mmol/L

糖化白蛋白：11.0%～16.0%

酮体：0.03～0.30mmol/L

铁代谢

铁蛋白：30.0～400.0mg/mL

铜代谢

铜蓝蛋白：0.2～0.6g/L

X

血常规

红细胞计数：RBC 3.80×10^{12}/L

血红蛋白：Hb 15～150g/L

血小板：PLT（125～350）×10^9/L

白细胞：WBC（3.50～9.50）×10^9/L

中性粒细胞百分比：40.0%～75.0%

淋巴细胞百分比：20.0%～50.0%

单核细胞百分比：3.0%～10.0%

嗜酸性粒细胞百分比：0.4%～8.0%

嗜碱性粒细胞百分比：0.0%～1.0%

中性粒细胞计数：（1.8～6.3）×10^9/L

淋巴细胞数：（1.1～3.2）×10^9/L

单核细胞数：（0.1～0.6）×10^9/L

嗜酸性粒细胞数：（0.02～0.52）×10^9/L

嗜碱性粒细胞数：（0.00～0.06）×10^9/L

血清淀粉样蛋白A：0.0～6.4mg/L

Z

脂代谢

总胆固醇：增高 5.20～6.20，很高>6.20，适宜<5.20
mmol/L

三酰甘油：增高 1.70～2.30，很高>2.30，适宜<1.70
mmol/L

低密度脂蛋白胆固醇：增高 3.40～4.10，很高
>4.10，适宜<3.40mmol/L

非高密度脂蛋白胆固醇：增高 4.10～4.90，很高
>4.90，适宜<4.10mmol/L

高密度脂蛋白胆固醇：>1.04mmol/L

载脂蛋白A-I：1.10～1.70g/L

载脂蛋白B：0.80～1.55g/L

载脂蛋白E：29～53mg/L

脂蛋白（a）：0～75nmol/L

肿瘤标志物

甲胎蛋白（AFP）：<20ng/mL

癌胚抗原（CEA）：<5ng/mL

糖类抗原19-9（CA19-9）：<34U/mL

糖类抗原125（CA125）：0～25UmL

细胞角蛋白19片段：<3.3ng/mL

神经元特异性烯醇化酶：<16.3ng/mL

鳞状上皮细胞癌抗原：<3.0ng/mL

自身抗体

抗核抗体：阴性

抗线粒体抗体：阴性

抗平滑肌抗体：阴性

抗线粒体M2亚型抗体：阴性

抗可溶性肝/肝胰抗原抗体：阴性

抗肝溶质抗原I型抗体：阴性

抗肝肾微粒体I型抗体：阴性

中性粒细胞胞质抗体（胞质型）：阴性

中性粒细胞胞质抗体（核周型）：阴性

蛋白酶3：<2.00RU/mL

髓过氧化物酶：<2.00RU/mL

抗双链DNA抗体：<100IU/mL

抗核小体抗体：<20RU/mL

抗RNP抗体：阴性

抗Sm抗体：阴性

抗SS-A抗体：阴性

抗SS-B抗体:阴性

抗SCL-70抗体:阴性

抗JO-1抗体:阴性

抗PM-Scl抗体:阴性

抗着丝点抗体:阴性

抗PCNA抗体:阴性

抗组蛋白抗体:阴性

抗核糖体P蛋白抗体:阴性

抗核小体抗体:阴性

附录三　英文缩略词表

英文缩写	英文全称	中文全称
AZA	azathioprine	硫唑嘌呤
6-MP	6-mercaptopurine anathioprine	6-巯基嘌呤
AASLD	American Association for the Study of Liver Diseases	美国肝病研究学会
ACLF	acute on chronic liver failure	慢加急性肝衰竭
AIH	autoimmune hepatitis	自身免疫性肝炎
AILD	autoimmune liver diseases	自身免疫性肝病
AIP	autoimmune pancreatitis	自身免疫性胰腺炎
ALP	alkaline phosphatase	碱性磷酸酶
ALT	alanine aminotransferase	丙氨酸氨基转移酶
AMA	anti-mitochondrial antibodies	抗线粒体抗体
ANA	anti-nuclear antibodies	抗核抗体
ANCA	anti-neutrophil cytoplasmic antibody	抗中性粒细胞胞质抗体
anti-LC1	anti-liver cytosol antibody type 1	抗肝细胞胞质1型抗体
anti-LKM	antibodies to liver kidney microsome	抗肝肾微粒体抗体
anti-LM	anti-liver microsome antibody	肝微粒体抗体
anti-SLA	antibody to soluble liver antigen	抗可溶性肝抗原抗体
anti-SMA	anti-smooth muscle antibody	抗平滑肌抗体
APASL	The Asian Pacific Association for the Study of the Liver	亚太肝脏研究协会
APC	antigen presenting cell	抗原呈递细胞
APECED	Autoimmune polyendocrinopathy-candidiasis-ectodermal dystrophy	自身免疫性内分泌、假丝酵母菌感染、外胚层营养障碍三联征

（续表）

英文缩写	英文全称	中文全称
ASGPR	asialoglycoprotein receptor antibody	去唾液酸糖蛋白受体抗体
AST	aspartate aminotranferase	门冬氨酸氨基转移酶
Bregs	regulatory B cells	调节性B细胞
BRIC	benign recurrent intrahepatic cholestasis	良性复发性肝内胆汁淤积
CA199	carbohydrate antigen 199	糖类抗原199
CASL	The Chinese Association for the Study of the Liver	中华肝病学会
CCA	cholangiocarcinoma	胆管癌
CD	crohn's disease	克罗恩病
CF	cystic fibrosis	囊性纤维化
CFALD	Cystic fibrosis-associated liver disease	囊性纤维化相关性疾病
CNI	calcineurin inhibitor	钙调神经磷酸酶抑制剂
CRC	colorectal cancer	结直肠癌
CREST syndrome	（Calcinosis, C），（Raynaud's syndrome, R），（Esophageal dysmotility, E）（Sclerodactyly, S），（Telangiectasis, T）	钙质沉着、雷诺现象、食管运动功能障碍、肢端硬化、毛细血管扩张
CsA	cyclosporine	环孢素
CT	computerized tomography	电子计算机断层扫描
CTLA4	cytotoxic T lymphocyte-associated antigen-4	细胞毒T细胞相关抗原4
CV	cardiovascular	心血管
DBDS	dominant bile duct strictures	显著胆道狭窄
DILI	drug induced liver injury	药物诱导性肝损伤
EASL	Eropean Association for the Study of Liver	欧洲肝脏研究协会
EGV	esophageal gastic varices	食管胃底静脉曲张
ERCP	endoscopic retrograde cholangiopancreatography	内镜逆行胰胆管造影
EUS	endoscopic ultrasonography	超声内镜
FISH	fluorescence in situ hybridization	荧光原位杂交技术
GGT	gamma-glutamyltransferase	γ谷氨酰转肽酶

（续表）

英文缩写	英文全称	中文全称
HAI	histological activity index	组织学活动指数
HAV	hepatitis A virus	甲型肝炎病毒
Hb	haemoglobin	血红蛋白
HBc	hepatitis B core	乙型肝炎核心
HBe	hepatitis B envelope	乙型肝炎外壳
HBeAg	hepatitis B envelope antigen	乙型肝炎E抗原
HBIG	hepatitis B immunoglobulin	乙型肝炎免疫球蛋白
HBs	hepatitis B surface	乙型肝炎表面
HBsAb	hepatitis B surface antibody	乙型肝炎表面抗体
HBsAg	hepatitis B surface antigen	乙型肝炎表面抗原
HBV	hepatitis B virus	乙型肝炎病毒
HBV-DNA	hepatitis B virus DNA	乙肝病毒脱氧核糖核酸
HCC	hepatocellular carcinoma	肝细胞性肝癌
HCV	hepatitis C virus	丙型肝炎病毒
HISORt	Histology, Imaging, Serology, Other organ involvement, Response to steroid treatment	组织学、影像表现、其他组织病变及对激素治疗反应
HLA	human leukocyte antigen	人白细胞抗原
IAC	IgG4 related cholangitis	IgG4相关性胆管炎
IAIHG	the international autoimmune hepatitis group	国际自身免疫性肝炎小组
IBD	inflammatory bowel disease	炎症性肠病
ICI	immune checkpoint inhibitors	免疫检查点抑制剂
ICP	intrahepatic cholestasis of pregnancy	妊娠期肝内胆汁淤积症
IDUS	intraductal ultrasonography	胆管内超声检查
Ig G	immunoglobulin G	免疫球蛋白G
Ig M	immunoglobulin M	免疫球蛋白M
IgG4-SC	IgG4 related sclerosing cholangitis	IgG4相关硬化性胆管炎

（续表）

英文缩写	英文全称	中文全称
IPAA	ileal pouch-anal anastomosis	回肠贮袋肛管吻合术
LLN	lower limit of normal range	正常值下限
MASH	metabolic steatohepatitis	代谢性脂肪性肝炎
MDM	multidisciplinary Meeting	多学科会议
MELD	Model for End-Stage Liver Disease	终末期肝病模型
MMF	mycophenolate mofetil	吗替麦考酚酯,麦考酚酯
MRCP	Magnetic Resonance Cholangiopancreatography	磁共振胰胆管造影
MS	multiple sclerosis	多发性硬化
NAFLD	nonalcoholic fatty liver disease	非酒精性脂肪性肝病
NASH	nonalcoholic steatohepatitis	非酒精性脂肪肝炎
NSAID	nonsteroidal anti-inflammatory drugs	非甾体抗炎药物
OCA	obeticholic acid	奥贝胆酸
pANCA	perinuclear anti-nutrophil cytoplasmic antibody	核周型抗中性粒细胞胞质抗体
PBC	primary biliary cirrhosis	原发性胆汁性肝硬化
PBC	primary biliary cholangitis	原发性胆汁性胆管炎
PD-1	programmed cell death protein 1	程序性死亡受体1
PD-L1	programmed cell death 1 ligand 1	细胞程序性死亡-配体1
PET	positron emission tomography	正电子发射断层成像
PFIC	progressive familial intrahepatic cholestasis	进行性家族性肝内胆汁淤积症
PLT	plaetlet	血小板
POC	proof of concept	概念验证
POCS	peroral cholangioscopy	经口胆道镜
POEMS syndrome	(polyneuropathy, P), (organomegaly, O), endocrinopathy, E), (monoclonal gammopathy, M), (skin changes, S)	多发性神经病变、脏器肿大、内分泌病变、单克隆γ球蛋白病、皮肤改变
PSC	primary sclerosing cholangitis	原发性硬化性胆管炎
PT	prothrombin time	凝血酶原时间

英文缩写	英文全称	中文全称
PTCD	percutaneous transhepatic cholangial drainage	经皮肝穿刺胆道引流术
PVT	portal vein thrombosis	门脉血栓形成
SLE	systemic lupus erythematosus	系统性红斑狼疮
SOC	standard of care regulatory approval	监管照顾标准通过
SS	Sjögren syndrome	舍格伦综合征，干燥综合征
SSC	secondary sclerosing cholangitis	继发性硬化性胆管炎
T1DM	type 1 diabetes mellitus	1型糖尿病
TB	total bilirubin	总胆红素
TCR	T cell receptor	T细胞受体
TPMT	thiopurine methyltransferase	巯基嘌呤甲基转移酶
Tregs	regulatory T cells	调节性T细胞
tTG	tissue transglutaminase	组织型谷氨酰胺转移酶
UC	ulcerative colitis	溃疡性结肠炎
UDCA	ursodeoxycholic acid	熊去氧胆酸
ULN	upper limit of normal range	正常值上限
US	ultrasonic	超声波检查